NANCY, IMPRIMERIE DE RAYBOIS ET C.ie, RUE SAINT-DIZIER, 125.

TRAITÉ ANALYTIQUE

DE LA

DIGESTION

CONSIDÉRÉE PARTICULIÈREMENT

DANS L'HOMME ET DANS LES ANIMAUX VERTÉBRÉS,

PAR N. BLONDLOT,

DOCTEUR EN MÉDECINE,

PROFESSEUR (ADJOINT) DE CHIMIE À L'ÉCOLE DE MÉDECINE DE NANCY,

PHARMACIEN ORDINAIRE DE L'HOSPICE DES ORPHELINES,

ANCIEN INTERNE EN MÉDECINE ET EN CHIRURGIE DES HÔPITAUX DE PARIS,

ANCIEN GRAND PRIX DE L'ÉCOLE PRATIQUE.

NANCY,

GRIMBLOT, RAYBOIS ET Cie, IMPRIMEURS-LIBRAIRES,

PLACE STANISLAS, 7, ET RUE SAINT-DIZIER, 123.

1843.

TRAITÉ

ANALYTIQUE

DE LA DIGESTION.

INTRODUCTION.

I.

NOTICE HISTORIQUE SUR LES PRINCIPALES THÉORIES ÉMISES
POUR EXPLIQUER LA DIGESTION.

L'élaboration par laquelle les aliments introduits dans
le tube digestif deviennent propres à la nutrition des différents animaux, constitue un des phénomènes qui ont
dû attirer tout d'abord l'attention des physiologistes.
C'est, en effet, le premier acte de cette grande métamorphose par laquelle les substances étrangères à
l'organisme individuel s'y incorporent graduellement,
en se substituant peu à peu, et par petites fractions,
aux matières décomposées et devenues impropres à
l'entretien de la vie ; car attirer à soi des matériaux
étrangers, favoriser leur action réciproque dans l'intimité
de l'organisme, s'approprier pour un temps une partie
du produit, l'expulser ensuite, quand, épuisé par des
combinaisons successives, il est arrivé à une sorte

d'indifférence chimique , tel est l'abrégé sommaire des phénomènes vitaux.

Or ces substances étrangères, ce *pabulum vitæ*, selon l'expression des anciens, peuvent être divisées en deux catégories bien distinctes, relativement à leur mode d'affinité, ou, autrement dit, à leurs propriétés électro-chimiques : d'une part, l'oxygène de l'air, et, de l'autre, des principes où dominent l'hydrogène, le carbone, et parfois l'azote ; c'est-à-dire, de part et d'autre, les élé-ments d'une véritable combustion, combustion lente, graduée, plus ou moins complète, ce qui, sans doute, fai-sait dire à Cuvier que la vie et la flamme ont cela de commun, que ni l'une ni l'autre ne peuvent exister sans air : ingénieux rapprochement, qui semble justifier, par les plus hautes données de la science, des expressions métaphoriques dont on se sert communément sans en apprécier toute la valeur.

L'air, qui environne de toute part les êtres organisés, n'a besoin d'aucune modification préalable pour s'intro-duire à travers l'enveloppe poreuse qui les revêt ; mais il n'en est pas toujours de même de l'autre élément, de l'élément combustible, si je puis m'exprimer ainsi.

Dans les plantes, la nourriture mêlée à l'atmosphère, sous forme gazeuse, ou entraînée vers les racines à l'état de dissolution dans les liquides qui abreuvent le sol, vient, en quelque sorte, à la rencontre de l'organisme, dans lequel elle pénètre telle qu'elle se présente. Dans les animaux, au contraire, elle est ou liquide ou solide, mais jamais à l'état de gaz. Il n'y a même que les orga-nismes tout à fait inférieurs où l'alimentation soit exclusivement liquide, et s'introduise, comme chez la plante, telle qu'elle résulte de la décomposition spontanée de différentes matières organiques. Dès les premiers degrés de l'échelle zoologique, aux liquides se mêlent, dans différentes proportions, des substances plus ou moins fermes et consistantes, qui ne peuvent, par cela même, s'infiltrer à travers l'enveloppe de l'économie, et arriver dans les canaux de transport qu'après avoir été modifiées dans leur nature, ou tout au moins dans le mode d'agrégation de leurs éléments constitutifs. Tel est le but de la digestion.

Il est certainement peu de sujets sur lesquels on ait fait plus de recherches, sur lesquels l'imagination des physiologistes de tous les temps se soit plus exercée. Que de systèmes édifiés et détruits tour à tour! Que d'erreurs renversées souvent par d'autres erreurs! Toutefois, hâtons-nous de le dire, déjà il existe sur ce point des vérités fondamentales, qui, pour être généralement admises, ne demanderaient qu'à être plus rigoureusement démontrées. Depuis un demi-siècle surtout, des savants d'un grand mérite, des expérimentateurs habiles ont fait de cette question l'objet de leurs recherches, et, bien que les vérités dont nous leur devons la connaissance, disséminées çà et là au milieu d'un grand nombre d'erreurs, soient loin encore de pouvoir former un corps de doctrine, il ne nous importe pas moins de prendre une connaissance sommaire de leurs travaux, dans le double but de profiter de leurs découvertes, et d'éviter les écueils contre lesquels leurs systèmes sont venus se briser.

Hippocrate désignait sous le nom de *coction* le phéno-

mène complexe, qui doit nous occuper, sans du reste attacher à cette dénomination un sens plus précis que
nous-mêmes aujourd'hui n'en attachons au mot digestion. C'était simplement, pour le père de la médecine,
une expression métaphorique, qui désignait par analogie un fait inconnu dans sa nature. Toutefois, les
commentateurs, qui, pendant des siècles, au lieu de chercher la vérité dans la nature, la cherchaient dans les
écrits des maîtres, prirent au sens littéral ce qu'Hippocrate n'avait dit qu'au figuré, et, pour donner plus de
précision à leur langage, substituèrent au mot coction
celui d'*élixation* (de *elixare*, cuire), c'est-à-dire qu'ils
assimilèrent les changements que les substances alimentaires subissent dans l'estomac à ceux qu'elles éprouvent en vases inertes par l'action du calorique : de telle
sorte que la marmite de Papin réalisait, en quelque façon, l'idée qu'ils se formaient des phénomènes digestifs.

Cette théorie, quelque invraisemblable elle nous paraisse aujourd'hui, ne laissa pas que de trouver des partisans à diverses époques. Les preuves spécieuses qu'ils
donnaient à l'appui étaient que la digestion s'effectue
plus rapidement dans les animaux à sang chaud que dans
ceux à sang froid ; qu'elle est favorisée par l'application
d'une douce chaleur à la région de l'estomac ; qu'elle se
continue même après la mort, pourvu que l'on conserve
au corps de l'animal sa chaleur habituelle, comme Spallanzani l'a observé dans ses expériences ; que, dans les
digestions de ce naturaliste, il a toujours fallu le concours d'une température de 12 degrés cent. au moins,
et qu'enfin ces digestions artificielles étaient d'autant
plus faciles, que la chaleur était plus grande, etc.

Lorsque la chimie naissante s'efforçait de ranger les phénomènes vitaux sous ses lois encore mal déterminées, on vit paraître un nouveau système sur la digestion. Ses auteurs, à la tête desquels il faut placer Van-Helmont, et Silvius de le Boé, admirent, pour les aliments reçus dans l'estomac, un mouvement intestin et spontané, une véritable *fermentation*, en vertu de laquelle ils passent à un nouvel ordre de combinaisons. Or comme on accélère le mouvement fermentatif en ajoutant à la matière qui l'éprouve une certaine quantité de la même matière qui a déjà fermenté, quelques-uns de ces auteurs ont supposé dans l'estomac un levain toujours existant formé, selon les uns, d'un acide subtil, et consistant, selon d'autres, dans la petite quantité d'aliments restés de la digestion précédente. A l'appui de cette opinion, ils invoquaient, d'une part, la facilité avec laquelle se digèrent les substances susceptibles de fermentation, et de l'autre, la propriété acide que manifestent tous les aliments ingérés depuis quelque temps dans l'estomac. Mais on ne manqua pas de leur objecter que la fermentation exige le repos et un espace plus ou moins vaste pour le développement des gaz, conditions que l'estomac ne présente pas ; que ce développement de matières gazeuses est inséparable de toute fermentation, et que, s'il s'en développe quelquefois dans l'estomac et le tube intestinal, cela n'a jamais lieu dans les bonnes digestions ; que l'esprit subtil versé dans l'estomac n'était qu'une chimère et les restes d'aliments auxquels on fesait jouer le rôle de ferment, une pure supposition, puisqu'il est constant que l'estomac complétement vide n'en digère que mieux les aliments nouveaux qu'on y ingère.

Une autre secte iatro-chimique attribuait la digestion à une simple *putréfaction*. Ses partisans en donnaient pour preuve la nature altérable des aliments, la température et l'humidité auxquelles ils sont soumis dans l'estomac, l'odeur putride que contracte, dans quelques circonstances, l'haleine de certains animaux carnassiers tels que le lion, l'aigle, etc., mais surtout celle des vents et des matières stercorales. A ces arguments basés sur de simples inductions, on objectait qu'en supposant que l'estomac présentât les conditions les plus favorables à ce mode de fermentation, les aliments n'y prolongent pas assez leur séjour, pour éprouver ce genre d'altération; et que, loin d'accélérer la fermentation putride, l'action propre du ventricule paraît y mettre obstacle, d'après les expériences de Spallanzani.

L'école iatro-mathématique vint à son tour exercer son influence sur la théorie de la digestion, en assimilant les changements que les aliments subissent dans l'estomac à ceux qu'éprouve une substance triturée dans un mortier. Soutenue par Borelli, Archibald Pitcarn, Hecquet, et même par Boherhave, cette théorie de la *trituration* acquit bientôt une grande célébrité, et sembla quelque temps dominer toutes les autres, avec lesquelles cependant quelques auteurs moins exclusifs essayèrent de l'associer. L'argument le plus spécieux qu'on ait fait valoir en sa faveur est basé sur l'action énergique qu'exercent sur les aliments les estomacs musculeux de certains oiseaux et particulièrement des gallinacés. Mais les adversaires de ce système objectaient que l'estomac des gallinacés, loin de pouvoir établir une règle générale, n'était qu'une anomalie, puisque, chez presque tous les autres animaux, cet organe est formé de parois membraneuses incapables d'exercer aucune action triturante. On faisait aussi observer qu'il est des animaux qui, à cette débilité des parois stomacales, joignent l'absence complète d'organes masticateurs et avalent en conséquence leur nourriture sans la diviser, tels sont la plupart des reptiles et des poissons, les oiseaux de proie, etc., et pourtant les exemples ne manquent pas pour prouver que, dans ces cas, la digestion n'est ni moins prompte ni moins complète.

Frappés de l'insuffisance de ce système, quelques physiologistes cherchèrent à y suppléer en admettant l'existence d'un *dissolvant* particulier, auquel ils donnèrent le nom de suc gastrique. Le premier germe de cette théorie paraît remonter jusqu'à Van Helmont, qui admettait dans l'estomac un suc acide, une *espèce d'eau forte animale*, à laquelle il attribuait la propriété de dissoudre les aliments, et même d'attaquer certaines substances inorganiques, telles que le verre, par exemple. Ces idées développées plus tard par Wepfer, Viridet, Valisnieri, devinrent le principe d'une nouvelle doctrine, selon laquelle la digestion s'effectue par l'action dissolvante que le suc gastrique exerce sur tous les aliments, à peu près comme l'eau régale attaque et dissout tous les métaux.

Tel était l'état compliqué de la question, lorsqu'un des savants dont la France doit le plus s'honorer, Réaumur entreprit de la résoudre, non pas comme ses devanciers, par des subtilités, et de vaines discussions, mais directement par des expériences pratiquées sur des animaux vivants.

Il choisit particulièrement les oiseaux pour sujets de ses expériences, parce que, dans cette classe d'animaux, on trouve des estomacs éminemment musculeux, qui paraissent très-propres à la trituration, tandis que d'autres, d'une texture délicate, sont tout à fait inaptes à cet office.

L'estomac des gallinacés et des palmipèdes appartient, comme on sait, à la première catégorie, leur gésier étant pourvu de muscles très-épais, et garni intérieurement d'une substance cornée plus ou moins dure. Pour mettre leur puissance à l'épreuve, Réaumur fit d'abord avaler des boules de verre, ou mieux encore des tubes de fer-blanc soudés, à des coqs et à des dindons : or, l'animal étant mis à mort quelques heures après, il trouvait chaque fois ces tubes aplatis, déchirés, fendus en différents sens. Il prit ensuite des tubes en plomb capables de résister par leur épaisseur aux pressions exercées par les gésiers les plus vigoureux. Dans plusieurs de ces tubes, qui avaient sept à huit millimètres de diamètre, dont deux seulement étaient laissés à celui de leur cavité, il introduisit différentes graines céréales avec ou sans leur écorce; dans d'autres, il mit de petits morceaux de chair de veau, espérant que, s'il existait dans l'estomac une liqueur dissolvante, elle attaquerait ces diverses substances en s'introduisant dans les tubes par les extrémités laissées ouvertes. Ayant donc fait avaler ces tubes à des canards, qu'il fit tuer douze heures après, il retrouva les tubes dans leur gésier, mais sans que la chair eût été dissoute : d'où il conclut que, dans les animaux pourvus d'un gésier, la digestion est en grande partie le résultat d'une trituration.

Il répéta ensuite les mêmes expériences sur des oiseaux à estomac membraneux. S'étant procuré une buse de la grosse espèce, il lui fit avaler un tube en fer-blanc, au centre duquel il avait suspendu un petit morceau de viande, à l'aide d'un fil, qu'il avait ensuite disposé à chaque extrémité du tube, de manière à en former une espèce de grillage. Or le tube ayant été vomi vingt-quatre heures après, il vit que la viande était réduite au huitième de son poids primitif, et que ce qui en restait avait tellement perdu sa consistance, que la moindre agitation le convertissait en une sorte de pâte molle ou de bouillie. Il répéta plusieurs fois cette expérience avec le même succès ; puis ayant substitué à la viande des fragments d'os plus ou moins durs, il reconnut qu'ils finissaient aussi par se dissoudre. Enfin, ayant introduit dans ses tubes différentes espèces de graines, il constata qu'après vingt-quatre heures et plus de séjour dans l'estomac, elles n'avaient éprouvé d'autre altération qu'un ramollissement considérable. Du reste, dans toutes ces expériences, les tubes métalliques, quoique très-faibles, étaient restés parfaitement intacts : d'où il conclut que, si la digestion s'opère dans les gésiers sans l'intermédiaire d'aucun dissolvant, il n'en est pas de même pour les estomacs membraneux, qui, privés des moyens de trituration, y suppléent par un menstrue chimique.

S'étant procuré une certaine quantité de ce suc dissolvant à l'aide de petites éponges, qu'il introduisait dans ses tubes, il constata que c'était un fluide blanchâtre, un peu trouble, d'une saveur salée et manifestement acide au papier réactif.

Il eut ensuite l'heureuse idée d'essayer si ce dissolvant agirait sur des chairs soumises, hors du corps, à une chaleur artificielle. Ses premières tentatives ne réussirent qu'imparfaitement. Il se proposait de les répéter, lorsque la mort vint l'enlever aux sciences, qu'il cultivait avec tant de succès.

Ce fut l'abbé Spallanzani, savant non moins distingué par l'étendue de ses connaissances que par son sincère amour de la vérité, qui se chargea de poursuivre les recherches de Réaumur.

Il commença par répéter les expériences du physicien français sur les estomacs essentiellement musculeux des gallinacés. Après s'être assuré de leur force prodigieuse en leur faisant briser des boules de verre massives et différents autres corps, il essaya de leur faire digérer des graines céréales et de la viande enfermées dans des tubes ouverts par les deux bouts, ou, ce qui était préférable, dans des sphères métalliques criblées de trous. Il constata de cette manière que la digestion s'en opérait très-bien, et attribua l'insuccès de Réaumur au peu de temps que ces substances avaient séjourné dans l'estomac, et peut-être aussi à la difficulté que le suc gastrique éprouvait à pénétrer, par une ouverture étroite, au centre de ses tubes.

Passant ensuite à la digestion dans les estomacs purement membraneux, il acquit la certitude que, dans les animaux de toutes les classes, depuis les poissons et les reptiles jusqu'à l'homme, la digestion s'opère par le moyen d'un suc dissolvant et anti-sceptique.

Il en vint enfin aux *digestions artificielles* imaginées

par Réaumur. Ayant rempli de suc gastrique deux tubes de verre fermés par un bout, il mit dans l'un différentes graines, et dans l'autre de la viande crue, puis il les plaça sous ses aisselles, afin de les entretenir à une température à peu près égale à celle de l'animal d'où provenait le suc gastrique. Plus heureux que son devancier, il put constater qu'au bout de trois à quatre jours, les graines aussi bien que la chair étaient complétement réduites en une pâte molle et sans consistance, en un mot, en un véritable chyme. Du reste, il fait observer que, pour réussir dans ces dissolutions de matières animales ou végétales, il faut que le suc ne soit pas extrait de l'estomac depuis longtemps ; il croit aussi l'influence d'une certaine température tout à fait indispensable, sans quoi ce fluide n'aurait pas plus de vertu que de l'eau pure.

En dernière analyse, la digestion n'est à ses yeux qu'une dissolution opérée par le suc gastrique. Mais quelle est la nature chimique de ce dissolvant pour ainsi dire universel ? est-il acide, neutre, ou alcalin ? Spallanzani n'ose se prononcer. Certains faits le porteraient à croire qu'il est acide ; par exemple, différentes matières calcaires sont attaquées dans l'estomac de quelques animaux, le plus souvent les aliments à moitié digérés que ce viscère renferme ont une odeur et une saveur aigres, enfin la membrane interne de l'estomac de tous les animaux indistinctement paraît jouir de la propriété de faire cailler le lait, etc. Malgré ces preuves plus ou moins directes, il est porté à penser que le suc gastrique neutre par lui-même ne devient acide qu'accidentellement par suite d'une altération subie par les substances alimentaires.

Appuyée sur des expériences aussi nombreuses, aussi simples, et aussi concluantes en apparence, la théorie de la dissolution fut d'abord accueillie avec une sorte d'enthousiasme. Cependant les objections ne tardèrent pas à survenir.

On demandait quelle était la source du suc gastrique, et l'on s'étonnait qu'un liquide aussi important ne fût pas sécrété par un organe spécial bien distinct. On ne concevait pas non plus comment il pouvait se faire qu'un dissolvant aussi énergique ne fût pas doué de propriétés chimiques mieux caractérisées. En effet, tandis que Van Helmont, Viridet, Werner et Réaumur, soutenaient qu'il est acide, Spallanzani le croyait neutre.

Dumas, de Montpellier, crut concilier toutes les opinions en admettant que ce suc varie, relativement à son caractère acide ou alcalin, d'après la nature des aliments qui impressionnent l'estomac ; que, par exemple, il est acide chez les animaux qui se nourrissent exclusivement de substances animales , et alcalin , au contraire, chez ceux qui ne font usage que d'aliments végétaux. Il appuya même cette théorie sur des expériences , dans lesquelles des chiens auraient offert alternativement ce suc acide ou alcalin, selon qu'ils avaient été nourris de chairs ou de végétaux.

Cette nouvelle manière de voir avait, il faut en convenir, quelque chose de commode , et même de séduisant au premier aperçu. Toutefois, dès qu'on reconnaissait que le suc gastrique pouvait être alternativement acide ou alcalin, pourquoi n'aurait-on pas admis que ses autres propriétés pouvaient également varier avec celles

des aliments? C'est ce que Chaussier essaya de démontrer dans ses leçons à la faculté de médecine de Paris.
Il professait qu'au moment de la chymification, un suc
très-abondant suintait des parois de l'estomac, et con-
courait très-puissamment à cette opération ; mais il
établissait que ce suc, véritable dissolvant vital, n'était
versé qu'au moment où les aliments faisaient impression sur l'organe digestif, et que, loin d'être identique
pour chaque espèce d'animal, il ne l'était pas même pour
chaque individu, et se coordonnait dans chacun à l'aliment dont il devait opérer la dissolution.

Il est facile de voir que le suc gastrique ainsi méta-
morphosé ne ressemblait plus en rien à celui de Réaumur et de Spallanzani : c'était un être chimérique, une
espèce de Protée qui, n'ayant plus aucune qualité constante et saisissable, semblait aussi n'avoir plus rien de
réel. De cette manière vague de l'envisager à la néga-
tion absolue de son existence, il n'y avait qu'un pas : ce
fut Montègre qui le franchit.

Dans un mémoire présenté à l'Institut, en 1812, ce
médecin produisit une série d'expériences tendant à
prouver que le suc gastrique n'est que de la salive altérée par son séjour dans l'estomac.

Il rapporte que, vomissant à volonté, il rendait le matin à jeun une certaine quantité d'un liquide tantôt neutre et tantôt acide, qu'il qualifie de suc gastrique. Or
ayant essayé des digestions artificielles sur diverses substances animales et végétales avec ce prétendu suc, il constata qu'elles entraient toutes en putréfaction en moins de
douze heures, lorsque le liquide était neutre; tandis qu'elles
se conservaient fort longtemps lorsqu'il était acide.

D'un autre côté, ayant soumis du pain mâché à l'action de sa propre salive, il s'assura qu'au bout de douze heures la matière rougissait la teinture de tournesol, et n'exhalait aucune odeur putridineuse ; d'où il conclut que le pain, en faisant passer le liquide à l'aigre, lui avait communiqué les mêmes propriétés anti-sceptiques qu'au prétendu suc gastrique.

Dans une autre expérience, il rejeta le plus de suc qu'il lui fut possible, et neutralisa ce qui en restait dans son estomac avec de la magnésie décarbonatée ; puis il mangea de la viande de mouton froide, sans pain, et sans autre boisson qu'un verre d'eau pure. Environ une heure après, la viande rendue ne donnait ni à la gorge, ni au papier réactif aucun indice d'acidité, et elle n'avait rien perdu de sa consistance. Une heure plus tard, elle commençait à être digérée, et se trouvait convertie en une bouillie homogène acide au goût, et rougissant fortement la teinture de tournesol. De ce fait Montègre tirait cette conséquence, que le suc gastrique, si réellement il existait, ayant été neutralisé par la magnésie, il fallait de toute nécessité reconnaître que l'acide avait été produit, dans ce cas, par une altération particulière des aliments, altération qui proviendrait d'une absorption vitale et élective exercée par les parois de l'estomac sur toutes les substances qui y sont ingérées, de telle sorte que le résidu se constituerait dans un état acide plus ou moins prononcé !

Nous verrons par la suite combien les expériences de Montègre sont peu rigoureuses, et l'on a déjà pu juger par cette courte analyse combien les conséquences qu'il en déduit sont en général peu logiques. Cependant son mémoire n'en fit pas moins sensation dans le monde savant; à tel point que les belles expériences de Réaumur et de Spallanzani furent généralement soupçonnées d'erreur ou au moins d'exagération.

Au milieu de ces controverses, quelques auteurs essayèrent de faire prévaloir une théorie fort singulière, selon laquelle l'électricité jouerait un rôle chimique dans la chymification.

Wilson Philipp, est, parmi les physiologistes, celui qui a soutenu cette opinion avec le plus de persévérance, en s'appuyant d'expériences nombreuses, dont voici la principale. Il coupa au col les nerfs pneumo-gastriques à deux animaux, après les avoir fait manger ; abandonna l'un à lui-même, et soumit l'autre à un courant galvanique parcourant la partie des nerfs qui allait à l'estomac. Chez le premier, la digestion fut abolie ; chez le deuxième au contraire, elle se fit comme si les nerfs n'avaient pas été coupés : d'où il conclut que l'influx de l'électricité nerveuse est indispensable à la production du suc gastrique.

Cette expérience curieuse fut répétée depuis par un grand nombre de physiologistes distingués; mais, tout en reconnaissant l'exactitude du fait énoncé par Wilson, ils constatèrent que la cessation ou le ralentissement des phénomènes digestifs provenait presque entièrement de la paralysie de l'estomac. D'ailleurs l'hypothèse de Wilson supposerait entre le fluide nerveux et le fluide électrique une identité qui est loin d'être démontrée.

Frappée sans doute de l'état d'incertitude et de confusion qui régnait alors sur un sujet aussi important que la digestion, l'Académie des Sciences de Paris mit au concours, pour l'année 1825, la question suivante : Déterminer, par une série d'expériences chimiques et physiologiques, quels sont les phénomènes qui se succèdent dans les organes digestifs durant l'acte de la digestion, chez les animaux vertébrés. Parmi les mémoires envoyés, deux méritèrent particulièrement les encouragements de l'Académie : ce furent, d'une part, celui de **MM.** Leuret et Lassaigne, et, de l'autre, celui de **MM.** Tiedmann et Gmélin.

Pour **MM.** Leuret et Lassaigne, la mastication et l'insalivation ne sont que des préliminaires purement accessoires de la digestion, la salive n'ayant d'autre usage que de ramollir les aliments et de favoriser leur déglutition. Arrivées dans l'estomac, les matières alimentaires y déterminent l'afflux d'un liquide abondant, qui est le suc gastrique. Ce fluide, sécrété par les villosités de la membrane muqueuse, est toujours acide, quel que soit l'animal sur lequel on l'examine. Son acide libre est de l'acide lactique. Du reste, ce suc agit, non pas en dissolvant les substances alimentaires, ainsi qu'on l'avait annoncé jusqu'alors, mais en opérant leur *dilution*, ou, autrement dit, en déterminant la séparation de leurs molécules, de telle sorte que celles-ci, arrivées à un certain point de division, prennent spontanément la forme globuleuse, telle qu'on l'observe dans le chyle et dans le sang, quand on les examine au microscope. En effet, **MM.** Leuret et Lassaigne se sont assurés que ces globules se montrent non-seulement dans les matières contenues dans le tube intestinal, mais aussi dans celles qui ont été chymifiées artificiellement, d'après la méthode de Spallanzani, et même dans celles qui n'ont subi qu'une simple macération dans l'eau. Une fois formés, ces globules ont une grande tendance à acquérir une vie propre et individuelle, tellement que, dans les animaux à sang froid, ils se convertissent en véritables *monades*.

Les métamorphoses dont il vient d'être question se manifestent principalement après que le chyme s'est mélangé à la bile et au suc pancréatique. Le premier de ces liquides est toujours alcalin : il a pour usage de compléter la chylification, qui n'est pour ainsi dire qu'ébauchée dans l'estomac ; aussi, la couleur, l'odeur et la saveur que le chyme prend en arrivant dans les intestins, sont-elles entièrement dues à ce fluide. Cependant, il n'est point absolument indispensable à la chylification ; en effet, les auteurs ont trouvé un véritable chyle dans le canal thorachique d'un chien, auquel ils avaient donné de la nourriture, après lui avoir lié le canal cholédoque, et avoir débarrassé ses intestins, à l'aide d'un purgatif, des matières qui y étaient contenues avant l'expérience.

Quant au suc pancréatique, il est également alcalin, et présente les plus grandes analogies avec la salive. Conjointement avec la bile, il contribue à neutraliser l'acide dont le chyme est imprégné, raison pour laquelle les matières alimentaires s'approchent de plus en plus de l'état neutre, à mesure qu'elles cheminent dans le tube intestinal.

L'ouvrage de MM. Tiedmann et Gmélin est, sans contredit, le travail le plus considérable qu'on ait entrepris de nos jours sur la digestion. Il est formé de quatre mémoires distincts, traitant séparément de la digestion dans les quatre classes d'animaux vertébrés. Chacun de ces mémoires commence par l'analyse chimique des divers fluides qui contribuent au travail digestif ; vient ensuite l'examen du tube digestif dans l'état de vacuité, et le reste est consacré aux expériences chimiques et physiologiques propres à déceler les changements que les différentes espèces de matières nutritives éprouvent à mesure qu'elles subissent l'action de ces fluides. Voici les principales conséquences qu'on peut déduire de ces recherches.

Dans la plupart des animaux, les aliments sont d'abord broyés par les dents et insalivés. La salive est un liquide particulier, qui doit à une petite quantité de potasse ou de soude sa propriété alcaline ; elle agit sur les aliments en les humectant, et en dissolvant plusieurs de leurs principes, tels que le sucre, la gomme, la gélatine, etc. Elle contribue aussi sans doute à leur assimilation, en leur communiquant la propriété de s'animaliser plus facilement, par l'abandon qu'elle leur fait de la matière salivaire et de l'osmazome que l'analyse y a découvertes.

Dès qu'elles arrivent dans l'estomac, les matières alimentaires provoquent la sécrétion du suc gastrique. Ce liquide, neutre et peu abondant chez les animaux à jeun, devient constamment acide, dès que l'estomac est stimulé d'une manière mécanique ou chimique. Cet effet est produit par la présence des aliments dans le ventricule, et le suc afflue alors d'autant plus abondamment, et avec des propriétés acides d'autant plus prononcées, que ces substances sont de nature à y déterminer une excitation plus vive : aussi le contenu de l'estomac est-il

toujours acide, chez tous les animaux indistinctement, à
raison du suc gastrique dont il est imprégné. Or, ce suc
doit lui-même son acidité, tantôt à de l'acide chlorhydrique, tantôt à de l'acide acétique, ou même à de l'a-
cide butyrique, et il ne paraît agir dans la digestion
qu'en vertu de la faculté dissolvante que ces acides exercent sur la plupart des principes immédiats qui entrent
dans la composition des aliments : d'où il résulte que la
digestion stomacale n'est qu'une véritable dissolution
chimique prise dans toute la rigueur de l'expression ; la
preuve en est qu'avec ces acides convenablement étendus, on produit des espèces de digestions artificielles analogues à celles qu'on effectue avec du véritable suc gastrique. Du reste, la dissolution des aliments est favorisée
par la chaleur et par les mouvements de l'estomac : aussi,
est-ce principalement à la cessation de ces derniers que
les auteurs attribuent le ralentissement du travail digestif
observé chez les animaux auxquels on a pratiqué la
section des nerfs pneumo-gastriques.

Quoi qu'il en soit, dès que le chyme est suffisamment
élaboré, il passe dans le duodénum, où il détermine une
sécrétion abondante de bile et de suc pancréatique.

De ces deux fluides, le premier est légèrement alcalin ; c'est un composé très-compliqué dont MM. Tiedmann et Gmelin sont parvenus à extraire un grand nombre de produits. Cependant, ils n'attribuent à la bile qu'un
rôle fort secondaire dans la digestion, et la considèrent
comme une matière excrémentitielle.

Le suc pancréatique leur a paru avoir une composition
plus simple que la bile. Il diffère de la salive par son

état acide, et par la grande quantité d'albumine qu'il renferme, au lieu de mucus.

En cheminant dans l'intestin, la pâte alimentaire perd peu à peu son acidité, soit par l'absorption de son acide, soit par sa neutralisation au moyen des alcalis de la bile et du suc intestinal. Toutefois, elle devient de nouveau légèrement acide dans le cœcum, par son mélange avec le fluide provenant de cet organe, que ces savants considèrent comme remplissant, dans quelques animaux, le rôle d'un second estomac.

A peu près à l'époque où parurent les deux mémoires que nous venons de parcourir, quelques recherches sur le même sujet étaient publiées dans le *Journal universel de Genève* (nov. 1824), par MM. Prevost et Le Royer.

Ces savants n'ont expérimenté que sur les herbivores exclusivement. Ils commencent par constater que, chez les ruminants, les deux premiers estomacs sécrètent un liquide alcalin, qui doit à de la soude la propriété d'extraire des substances végétales les principes albumineux qu'elles renferment, et de les *gélatiniser*, tandis que le quatrième estomac sécrète, au contraire, un suc acide, qui précipite cette matière gélatino-albumineuse sous forme de chyme. Ils établissent ensuite que l'estomac multiple des ruminants résulte d'un développement extraordinaire des différentes parties qui constituent l'estomac simple des autres animaux : d'où ils tirent cette conséquence que, dans ces derniers, la partie moyenne, qui correspond à la caillette des ruminants, extrait du sang un liquide acide, tandis que la portion cardiaque et la pylorique sécrètent un liquide alcalin, qui est le suc gastrique proprement dit.

Une dizaine d'années s'écoulèrent sans qu'aucun ouvrage important parût sur la digestion. Enfin, en 1834,
le docteur H. Schultz, professeur à l'Université de Berlin, publia un long mémoire intitulé : *De alimentorum
concoctione experimenta nova.*

L'auteur y établit que, dans l'état de vacuité, l'estomac offre une réaction alcaline, qui provient de la sécrétion muqueuse effectuée par ses parois, et il attribue
l'acidité que le contenu de cet organe manifeste constamment à une fermentation acide, qui est, toutes choses égales d'ailleurs, d'autant plus prononcée, que les
aliments contiennent une plus forte proportion de matière nutritive. Au surplus, ce n'est pas seulement dans
l'estomac que cette altération s'effectue, elle a lieu aussi
dans le cœcum, qui doit être considéré comme un second estomac propre à suppléer à l'insuffisance du premier, chez les herbivores particulièrement.

Il est évident, d'après cela, que le docteur Schultz n'admet point l'existence d'un suc gastrique comme fluide
spécial ; du reste, ce qu'il refuse à ce suc, il l'attribue en
grande partie à la salive : « *Omnis Reaumurii atque
Spallanzani opinio de succo gastrico nihil nisi vana
hypothesis videtur, utpote cum effectus , quos succo
gastrico imputaverant , soli potius salivæ tribuendi
sint.* » (p. 104).

La salive, en vertu de son alcalinité , anéantit les propriétés chimiques des aliments : delà son importance chez
les herbivores, qui se nourrissent de substances difficiles
à digérer. Cependant , lorsque les aliments sont très-al-
térables de leur nature, il paraît que la salive, devenant

au besoin acide ou alcaline, a pour effet de modérer, plutôt que d'exciter, le mouvement fermentatif.

Quant à la bile, sans nier qu'elle soit pour l'économie une voie de dépuration, il soutient qu'elle est un des agents les plus actifs de la digestion, en neutralisant l'acide du chyme, et en achevant ainsi d'anéantir les affinités chimiques de la matière alimentaire.

Vers cette époque, parut sur la même matière un ouvrage d'un autre genre intitulé : *Expériences et observations sur le suc gastrique et la physiologie de la digestion*, par le docteur Beaumont, chirurgien à l'armée des États-Unis. Une circonstance tout à fait fortuite engagea l'auteur à entreprendre ce travail, pour lequel elle lui offrait une rare facilité; voici le fait.

Un jeune Canadien ayant reçu accidentellement un coup de mousquet chargé à plomb, qui l'atteignit presque à bout portant dans le flanc gauche, dut à l'excellence de sa constitution, non moins qu'aux soins éclairés du docteur Beaumont d'échapper à une mort, qu'on aurait pu croire inévitable, à en juger par l'état de la blessure. En effet la cavité de la poitrine et celle de l'abdomen, ayant été ouvertes par une énorme plaie contuse, nonseulement une portion du poumon dilacéré, et une partie des viscères abdominaux s'échappèrent au dehors, mais, ce qui venait singulièrement aggraver le danger, c'est que l'estomac largement perforé laissait échapper les aliments du dernier repas. Le malade guérit; mais en conservant une plaie fistuleuse à travers laquelle on pénétrait aisément dans l'estomac. Cette ouverture irrégulière, et pouvant avoir de 35 à 40 millimètres de circon-

férence, laissa d'abord passer une partie des aliments;
mais peu à peu, et par une de ces ressources inespérées
que la nature seule possède, la membrane interne de
l'estomac vint à former un large repli qui, tombant à la
manière d'une soupape, finit par oblitérer si exactement
l'orifice anormal, que tout bandage devint inutile. Toutefois cette valvule, restée libre à sa partie inférieure,
était disposée de telle sorte, qu'en la soulevant, non-seulement on pouvait introduire différents corps dans l'estomac, mais aussi inspecter l'intérieur de cet organe, dans
l'état de plénitude et de vacuité. Dans ce dernier état, il lui
arrivait aussi quelquefois de sortir à travers l'orifice fistuleux, après s'être renversé, et de former au dehors une
tumeur volumineuse, à la surface de laquelle la membrane
muqueuse s'étalait aux regards.

Le docteur Beaumont, ayant compris tout l'avantage
qu'on pouvait tirer de ce cas pour des recherches physiologiques, prit le parti d'attacher à sa personne, en qualité de domestique, ce jeune homme, dont la santé générale, et les fonctions digestives en particulier s'étaient
complétement rétablies. Il le garda à son service pendant
près de sept années, durant lesquelles, il effectua un grand
nombre de recherches et d'expér ences, dont une partie
fut publiée dans le n° 29 du *Medical Recorder*. 1828.

Pour le docteur Beaumont, les modifications préliminaires que les aliments subissent par la mastication, l'insalivation, et la déglutition ne sont que de simples accessoires, et la digestion n'a d'autre agent que le suc fourni
par l'estomac. C'est un fluide *sui generis*, qui renferme
de l'acide chlorhydrique à l'état de liberté, et quelques

autres principes actifs, dont il n'indique pas la nature. Quoi qu'il en soit, le suc gastrique dissout les aliments en se combinant intégralement avec eux, de manière à former une sorte de *gastrate* de chaque aliment. Ce produit, ou, autrement dit, le chyme, est constamment fluide, trouble, avec une teinte laiteuse plus ou moins prononcée. Du reste, l'auteur admet que le suc gastrique est toujours essentiellement identique; qu'il dissout les aliments en procédant de la circonférence vers le centre; qu'il agit comme anti-septique, et que son action est favorisée par la chaleur et les mouvements de l'estomac.

Nous devons rapporter à la même époque les derniers travaux du docteur Prout, qui publia, en 1834, le complément de ses recherches sur ce sujet sous le titre de *Chimie, Météorologie, et Fonction de la Digestion.*

Pour ce médecin, il y a dans la digestion stomacale une action chimique et une action vitale: par la première, qui est complexe, les aliments sont dissous et chimiquement combinés avec une certaine quantité d'eau. Cette combinaison, qui fait perdre aux substances alimentaires la cohésion en vertu de laquelle elles constituent des corps solides, paraît due principalement à un liquide sécrété par l'estomac. Là ne se borne point l'*action chimique*; l'estomac possède, dans certaines limites, la faculté de changer l'un dans l'autre les principes alimentaires simples. Cette propriété est indispensable pour expliquer l'homogénéité du chyle, homogénéité sans laquelle l'existence des animaux ne pourrait être entretenue. Par la seconde, ou *action vitale*, la masse alimentaire est *organisée et vitalisée*, jusqu'à un certain point. Cette *vitalisation* ne peut être le résultat d'une opération chimique; elle est le produit d'une *action vitale*, dont la nature est complétement inconnue, etc.

Dans cette même année, parut en Allemagne, un ouvrage ex professo sur le même sujet, sous le titre de *Physiologie de la digestion tant naturelle qu'artificielle*, par le docteur Eberle, de Wurtzbourg.

Ce qui caractérise essentiellement ce travail, c'est la découverte d'un suc gastrique factice. Pour l'obtenir, il suffit de faire macérer dans l'eau une membrane muqueuse quelconque, celle de la vessie par exemple, à l'état frais, ou même après avoir été complétement desséchée. Le liquide ne possède alors aucune vertu chymifiante, et les matières animales qu'on y tient plongées ne tardent pas à se corrompre; mais si on l'acidifie très-légérement avec quelques gouttes d'acide acétique ou chlorhydrique, il acquiert la propriété fort singulière de convertir les aliments en chyme, et d'empêcher leur putréfaction. Du reste, pour cet auteur, la chymification ne consiste pas seulement dans la dissolution des aliments ; elle produit aussi leur conversion en osmazôme et en ptyaline, etc.

Les expériences du docteur Eberle, répétées et variées, à Berlin, par le docteur Schwann et par le professeur Muller, ont conduit le premier de ces savants à attribuer la propriété digestive des sucs gastriques naturels et artificiels à un principe digestif particulier, fourni par l'organisme, et auquel il donne le nom de *pepsine* (de πέψις faim) ; employée seule, cette substance est complétement inerte, et elle ne développe sa vertu spécifique qu'en présence d'un acide.

4

Enfin, le 9 mai 1842, MM. Sandras et Bouchardat lurent à l'Académie des sciences un mémoire, dans lequel ils établissent que la digestion stomacale consiste essentiellement dans une dissolution effectuée par l'acide chlorhydrique, qui existe dans le suc gastrique à l'état de liberté, et que le *chyme* n'est autre chose qu'un résidu d'aliments non encore dissous. Cependant comme l'acide chlorhydrique, à l'état de dilution où il se trouve dans le suc gastrique, ne saurait dissoudre la fibrine, l'albumine, la caséine et le gluten, lorsque ces substances ont été durcies par la coction, ils admettent que, dans ce cas, il se passe dans l'estomac vivant quelqu'autre chose qui favorise cette dissolution. Ils reconnaissent aussi que la fécule se convertit, pendant la digestion, non point en sucre, ainsi que quelques auteurs l'avaient avancé, mais bien en acide lactique. Quant à la graisse, elle est simplement émulsionnée par la bile.

A l'exception de cette dernière, toutes les substances alimentaires sont absorbées par les veines de l'estomac et des intestins. Du reste, les auteurs n'accordent aux chylifères d'autres fonctions que d'absorber les matières grasses, et de sécréter un produit alcalin propre à neutraliser l'acide libre introduit dans le sang avec les aliments dissous par le suc gastrique.

Tel est le résumé succinct des principales théories émises jusqu'ici pour expliquer la digestion. En les parcourant, le lecteur a pu se convaincre du peu d'accord qui règne entre elles, non-seulement relativement aux vues générales, mais même relativement aux faits qui paraissent les plus simples et les plus faciles à constater.

Pour n'en citer qu'un exemple, nous demanderons ce que, d'après cet historique, on doit penser du suc gastrique ? Ce fluide existe-t-il réellement, ou bien le liquide acide, dont les aliments sont imprégnés pendant la digestion, provient-il d'une altération subie dans l'estomac par la salive ou par les aliments eux-mêmes, ainsi que l'ont admis Montégre et le professeur Schultz ? En supposant son existence démontrée, est-il neutre, comme le croyait Spallanzani ; est-il au contraire acide, comme le pensent MM. Leuret et Lassaigne, Tiedmann et Gmélin, Beaumont, etc. ? ou bien enfin se coordonne-t-il, relativement à son caractère acide ou alcalin, avec la nature des aliments, selon l'opinion de Dumas et de Chaussier ? Quel est l'acide libre qui y prédomine ? est-ce de l'acide acétique, de l'acide lactique, de l'acide chlorhydrique, ou même de l'acide butyrique ? Dans tous les cas, n'agit-il qu'en dissolvant les aliments à l'aide des acides qu'il renferme, comme ferait un simple menstrue chimique, ainsi que le veulent MM. Tiedmann et Gmélin, Sandras et Bouchardat ? ou bien constitue-t-il un fluide spécial, comme le prétendent un grand nombre d'auteurs? Dans cette dernière supposition, doit-il à quelque influence vitale l'énergie dont il est doué, ou doit-on attribuer sa vertu à quelque matière particulière, que l'on puisse isoler par l'analyse chimique, ou même produire artificiellement? On le voit, il n'est aucune de ces questions capitales sur lesquelles il soit possible de se prononcer, sans rencontrer des opinions contradictoires.

Il résulte de là que, dans le travail auquel nous devons nous livrer, nous ne saurions admettre aucun des

faits contestés sans leur faire subir auparavant une scru-
puleuse vérification. Démêler les vérités enfouies péle-
mêle avec les erreurs et les hypothèses dans les archives de la science, les soumettre de nouveau à l'épreuve
de l'expérience, les coordonner, combler les lacunes
par de nouvelles observations, de manière à pouvoir en
former un tout systématique, tel est le but difficile que
nous nous proposons.

Après avoir pris connaissance des tentatives infructueu-
ses entreprises par les auteurs distingués dont nous avons
parcouru les travaux, un tel projet semblera peut-être té-
méraire de ma part; et j'avoue que ce n'est pas sans
quelque hésitation que, seul et abandonné à mes propres ressources, j'ai osé me frayer une voie nouvelle à
travers des parages parsemés de tant d'écueils; toutefois, une considération m'a rassuré, c'est qu'il est quelquefois possible au plus chétif esquif d'arriver à la découverte des vérités les plus importantes, quand le pilote
a soin de prendre l'expérience pour boussole et l'analyse pour télescope.

II

CONSIDÉRATIONS GÉNÉRALES SUR LE TUBE GASTRO-INTESTINAL,
ET SUR LES DIFFÉRENTS PHÉNOMÈNES QUI S'Y PRODUISENT
PENDANT LA DIGESTION.

A l'extrémité la plus inférieure du règne animal se trouvent des êtres, dont l'organisation consiste en une cellule membraneuse, qui absorbe dans les liquides où elle est plongée les matériaux propres à sa nutrition : plusieurs infusoires et quelques helmentes nous offrent l'organisme ainsi réduit à sa plus simple expression ; mais, à mesure que celui-ci se perfectionne, la surface tégumentaire se développe de plus en plus, et, se repliant sur elle-même, constitue alors une ou plusieurs cavités borgnes, à une seule ouverture, qui livre passage à la fois aux substances nutritives et à leur résidu : tel est le sac des zoophytes. A un degré au-dessus dans l'échelle zoologique, le sac alimentaire est pourvu d'une contre-ouverture, qui aboutit également à un point quelconque du tégument externe ; d'où il résulte qu'à ce degré d'organisation, l'animal semble constitué par une espèce de tube ou de manchon plus ou moins allongé, dont la paroi externe forme la peau, tandis que l'interne, qui n'est réellement qu'une duplicature de cette dernière, constitue le canal digestif. Entre ces deux surfaces, qui limitent de toute part l'existence individuelle, des appareils extrê-

mement variés se logent et se développent, à mesure que
l'organisme se complique en se perfectionnant. Toutefois, le canal digestif, se développant d'une manière proportionnelle, conserve toujours dans l'économie une sorte
de prédominance à laquelle il doit d'être considéré par
la plupart des auteurs comme la base de l'animalité ;
d'autant plus que l'organe respiratoire, qui pourrait aux
mêmes titres revendiquer sa part de cette suprématie ,
n'est point comme lui le partage exclusif des animaux.

Quoi qu'il en soit, le tube digestif, dont la longueur,
dans les classes inférieures, n'atteint même pas toujours
celle de l'animal, acquiert, dans les classes supérieures,
une étendue qui peut aller de 28 à 30 fois celle du
corps ; dans ce cas, il se contourne sur lui-même et forme
un grand nombre de circonvolutions. En général, le canal digestif présente, dans la série des animaux, une étendue relative fort variable selon les espèces, mais en rapport, toute chose égale d'ailleurs, avec le genre de nourriture ; sa longueur est beaucoup plus grande dans les
animaux qui se nourrissent de substances végétales que
dans les carnassiers ; dans ceux qui sont omnivores elle
tient une sorte de milieu. Cette longueur est aussi plus
grande dans les mammifères que dans les autres classes,
et elle diminue, toujours relativement à celle du corps,
dans les oiseaux , les reptiles et les poissons.

De même que la longueur , la circonférence du tube
digestif varie dans les différentes espèces d'animaux avec
le genre d'alimentation : cependant , chez les animaux
qui se nourrissent des mêmes substances, elle est généralement dans un rapport inverse de la longueur ; de

sorte que, de ces deux dimensions compensées, il résulte une capacité relative à peu près équivalente. Du reste, le diamètre transversal est loin d'être uniforme dans toute la longueur du tube intestinal. Dans les animaux supérieurs, il présente constamment des renflements fort variables pour la forme et les dimensions relatives , mais à peu près invariables pour la position. Ils ont pour effet de prolonger le séjour des substances alimentaires là où elles doivent subir une modification particulière : tels sont la bouche, l'estomac, le cœcum et quelquefois le rectum. Indépendamment de ces dilatations, pour ainsi dire normales, il est des animaux qui en présentent de particulières à leur espèce, tels sont, par exemple, le jabot de certains oiseaux, et les trois premiers ventricules des ruminants.

A l'entrée ou à la sortie de ces différentes cavités existent des organes de reconnaissance , si je puis m'exprimer ainsi, qui font subir aux matières alimentaires une sorte d'examen avant que le passage leur soit permis : tels sont, pour la bouche, les sens du goût et de l'odorat, qui, placés au premier abord des aliments, avertissent avant tout l'animal du choix qu'il doit en faire. Toutefois les déterminations sont encore ici à peu près libres, au lieu que, dans les autres points, l'action qui admet ou repousse les matières est tout à fait involontaire. Le premier de ces points d'examen se trouve dans la réunion de toutes les parties qui forment l'arrière-bouche ; c'est là surtout que paraît être apprécié le degré de mastication ou d'insalivation que les aliments ont éprouvé. Le second est le pylore , qui a pour office de s'opposer au passage des aliments dans les intestins, avant qu'ils n'aient subi dans l'estomac une chymification complète. Plus loin se trouve la valvule iléo-cœcale, dont les fonctions, plus difficiles à déterminer exactement, paraissent cependant analogues à celles du pylore. Enfin l'extrémité inférieure du rectum semble aussi douée d'une sensibilité particulière en vertu de laquelle il apprécie en quelque sorte le degré d'altération des matières qui s'y accumulent.

La structure du canal digestif s'accorde parfaitement avec l'origine que lui assignent les lois de l'anatomie comparée, car on y retrouve les mêmes parties que dans la peau ou enveloppe externe, dont elle n'est qu'une répétition. Cette identité est tellement grande, qu'aux degrés inférieurs de l'échelle, on rencontre des animaux, tels que les polypes, qu'on peut impunément retourner, de manière que la surface digestive devienne cutanée et réciproquement. Dans les animaux plus parfaits, bien qu'une telle métamorphose soit tout à fait impossible, on retrouve cependant une analogie de structure extrêmement frappante. Dans l'un, et dans l'autre de ces organes, on peut en effet distinguer cinq couches ou tuniques principales, qui se correspondent par leur position respective, et offrent souvent entre elles une véritable continuité de tissu.

La plus profonde de ces tuniques est constituée par du tissu cellulaire plus ou moins lâche et quelquefois disposé en membrane : c'est elle qui unit la peau aux parties sous-jacentes de manière à lui permettre un léger déplacement. Dans le canal alimentaire, elle est représentée par la tunique séreuse ou péritonéale, qui remplit à son égard les mêmes fonctions que le tissu cellulaire sous-cutané , en fixant ses différentes parties dans leur position respective, de manière à leur permettre aussi de glisser l'une sur l'autre.

La seconde membrane est la musculeuse : c'est elle qui constitue les différents muscles peauciers , lesquels, peu développés chez l'homme, le sont bien davantage chez certains animaux, dont la peau est, comme on sait, susceptible de mouvements propres et volontaires. Dans le tube digestif, cette couche musculeuse existe aussi constamment , bien qu'elle y soit quelquefois réduite à une minceur extrême, et d'autant moins apparente que la fibre en est ordinairement décolorée ; il est cependant des parties où elle semble se condenser, et alors elle devient très-appréciable : c'est ce qui se voit surtout dans le gésier des gallinacés, dans la panse des ruminants, et dans l'œsophage d'un grand nombre d'animaux.

En troisième lieu, vient le chorion, qui constitue la partie la plus résistante de la peau; c'est une cellulosité serrée dont les lames, en s'entrelaçant, forment une espèce de feutre. Au tube intestinal, il est représenté par la membrane fibreuse, qui se continue avec la chorion à travers les ouvertures de la bouche et de l'anus.

La quatrième enveloppe cutanée est la membrane papillaire, dénomination qui lui vient des petites éminences vasculo-nerveuses dont sa surface est recouverte;c'est la partie la plus vivante de la peau, qui lui doit la grande sensibilité dont elle est généralement douée ; c'est aussi par elle que s'effectuent la transpiration et l'absorption cutanées. La membrane analogue dans le tube digestif est sans contredit celle qu'on appelle villeuse, ou muqueuse proprement dite ; c'est la membrane digestive par excellence, ainsi que nous le démontrerons par la suite. Beaucoup plus épaisse que la papillaire cutanée, elle offre généralement une teinte plus ou moins rouge qui indique son caractère éminemment vasculaire : ses papilles sont ordinairement aussi plus développées qu'à la peau ; elles sont plus longues et tellement nombreuses, qu'elles la recouvrent d'une sorte de velouté. La forme et la dimension de ces papilles varient singulièrement dans les différents animaux ; il est des espèces inférieures où elles existent à peine ; dans les grenouilles, par exemple, elles sont remplacées par quelques lignes striées dirigées en différents sens, tandis que, dans le chien, l'ours, et surtout dans la loutre, elles atteignent jusqu'à deux millimètres de longueur. D'après Lieberkuhn, qui a le plus contribué à les faire connaître, et la plupart des anatomistes modernes, elles offrent toutes à leur base une petite ampoule, qui, d'une part, communique avec les vaisseaux chylifères, et, de l'autre, s'ouvre au sommet de la villosité par un orifice unique. Lorsque nous parlerons de l'absorption chyleuse, nous reviendrons sur ce sujet intéressant.

Enfin, la cinquième et dernière tunique est l'épiderme, qui forme à la surface de la peau une couche ordinairement fort mince, mais susceptible de s'épaissir considérablement dans les points où il éprouve normalement ou accidentellement des pressions réitérées, comme le prouvent les durillons et les callosités que la peau des mains présente après de rudes travaux. Dans un grand nombre d'animaux, il s'incruste de carbonate calcaire et constitue alors les enveloppes des crustacés, des mollusques et autres ; c'est lui qui forme les poils, les plumes, les ongles, les cornes, etc., excroissances qui toutes ont pour but final de protéger l'organisme individuel contre les agents extérieurs. Dans le tube digestif, on remarque également un véritable épiderme, qui se continue, au travers des différentes ouvertures naturelles, avec l'épiderme cutané, dont il ne diffère que par une minceur plus grande ; cependant, de même que ce dernier, il se durcit, devient épais et calleux dans les endroits où il est exposé à de violents froissements mécaniques, par exemple, dans le gésier des oiseaux granivores ; pour la raison contraire, dans la majeure partie du tube intestinal, il devient d'une ténuité telle, qu'il paraît se confondre avec les mucosités qui tapissent la membrane papillaire ; véritable épiderme fluide, si je puis m'exprimer ainsi, le mucus remplit alors à l'égard de la surface intestinale le même usage que l'épiderme cutané : comme lui, il est un organe de protection contre les agents extérieurs à l'organisme ; comme lui, il se détache du corps, et se régénère avec la plus grande facilité ; enfin il est formé par l'élément chimique commun à tout le système épidermique et à ses nombreuses modifications, en sorte que cette substance rejetée de toute part à la périphérie du corps, s'y présente sur tous les points, mais sous différentes formes, avec le même caractère d'agent protecteur de l'organisme individuel.

Il résulte de ce parallèle que les différentes membranes qui constituent la peau se retrouvent dans

les parois gastro-intestinales ; seulement de part et
d'autre elles présentent des modifications en rapport
avec la diversité de leurs fonctions. Ainsi, à l'extérieur,
sensibilité, force, dureté, imperméabilité au calorique, telles sont les principales conditions réclamées de
la surface tégumentaire, conditions qui se trouvent remplies par le grand développement de l'élément nerveux
du corps papillaire, l'épaisseur du chorion et de l'épiderme. A l'intérieur, il fallait souplesse, mouvement
spontané, absorption énergique, conditions auxquelles
satisfont la minceur de la couche fibreuse, la constance
de la musculeuse, et le grand développement de l'élément vasculaire de la muqueuse. A l'extérieur, l'absorption est presque nulle, du moins dans les classes supérieures ; l'exhalation au contraire est très-abondante,
mais le produit d'une nature extrêmement simple, n'avait
pas besoin d'un organe compliqué pour en effectuer la
séparation ; ce n'est, pour ainsi dire, qu'un simple phénomène physique d'évaporation ; aussi la membrane
vasculaire de la peau est-elle bien moins développée que
celle du tube digestif. Dans ce dernier au contraire, la propriété absorbante est à son maximum, puisque c'est par
là seulement que, dans les classes supérieures, les substances alimentaires s'introduisent dans l'économie. Une
fonction de cette importance réclamait des organes
exclusivement chargés de la remplir : aussi les sécrétions,
destinées à verser leur produit dans le canal digestif,
sont elles effectuées, pour la plupart, par des appareils
distincts de la membrane elle-même, bien qu'on doive
les considérer comme en étant réellement une dépendance.

L'anatomie comparée prouve en effet que telle est l'origine, non-seulement des simples cryptes muqueux, mais des glandes salivaires elles-mêmes, du pancréas, du foie, etc.; puisque, en descendant l'échelle animale, on voit ces organes sécrétoires réduits, pour ainsi dire, à leur plus simple expression, être constitués par des rentrées de la muqueuse et probablement aussi des autres tuniques intestinales, véritables cœcums qui versent dans le réservoir commun les liquides spéciaux dont le sang leur fournit les éléments. C'est ainsi que, dans certains animaux, tels que les écrevisses, les crabes et quelques autres crustacés, les organes biliaires forment d'épais faisceaux de cœcums jaunes, qui remplissent la plus grande partie de la cavité abdominale, s'insèrent au commencement du canal intestinal, et y versent une bile de saveur amère; quelquefois même ces sortes d'expansions sont tellement grêles, qu'on les considère comme appartenant au système angéial, et qu'on les désigne sous le nom de vaisseaux biliaires; le foie se trouve à cet état rudimentaire chez les cloportes et les scolopendres. Les organes salivaires offrent de même la forme de vaisseaux terminés en cul-de-sac dans la plupart des animaux articulés qui respirent l'air. Il résulte de là que les glandes qui versent leur produit dans le canal digestif sont formées par les éléments organiques qui entrent dans la composition des parois de ce canal, au milieu desquels toutefois doit dominer l'élément vasculaire artériel et veineux.

Quant à la structure et à la composition organique de chaque glande en particulier, nous y reviendrons, lorsque nous parlerons du rôle que le fluide sécrété par elle est appelé à remplir dans l'acte de la digestion; nous n'avons eu pour but, dans ces généralités, que de jeter un coup d'œil sur l'ensemble des appareils nombreux et compliqués dont nous aurons à étudier ensuite le mécanisme partiel.

Pour procéder avec méthode à une étude qui comprend des objets si divers, il est nécessaire d'établir d'abord une classification des phénomènes digestifs; les considérations précédentes lui serviront de base. Il résulte en effet de ces considérations que les parois du tube digestif, n'étant qu'une duplicature de la peau, avec laquelle elles se continuent sans interruption, et l'organisme individuel, ayant en conséquence pour limites cette double enveloppe, les substances ingérées dans la cavité digestive sont réellement en dehors de cet organisme; d'où il arrive qu'étant soustraites à l'empire immédiat des lois vitales, elles ne peuvent être modifiées que par les forces physiques et chimiques. Ainsi, bien que, d'une part, l'organisme fournisse les agents qui l'effectuent, et que, de l'autre, l'entretien de la vie elle-même en soit le but final, la digestion n'est point un acte essentiellement vital; la preuve en est que nous la verrons s'accomplir artificiellement dans des vases inertes, hors de la sphère d'activité de toute influence vitale.

En effet, de ce que l'organisme produise les agents qui opèrent la digestion, il ne s'ensuit en aucune manière que ces agents, une fois produits, ne puissent opérer qu'en vertu des forces vitales qui les ont créés; or ce qui constitue l'essence d'un acte, c'est la nature même des forces qui l'effectuent directement. Par exemple, de ce que la mastication exige un appareil plus ou moins compliqué, qui fait partie de l'organisme, et se trouve en conséquence sous la dépendance immédiate des forces vitales, la trituration exercée par cet appareil n'en est pas moins en elle-même une action toute mécanique, qui offre si peu un caractère spécial, qu'elle pourrait être remplacée au besoin par un agent inorganique ; de sorte que l'écrasement de la matière alimentaire effectuée entre les dents par les efforts de la mâchoire n'est pas plus une action vitale, que si cet écrasement eût été produit dans un mortier par les efforts du bras.

Il en est absolument de même relativement à l'action chimique des différents liquides destinés à agir sur les aliments. La sécrétion du suc gastrique , par exemple, est bien évidemment sous la dépendance de l'organisme tout entier, mais une fois ce menstrue sécrété , l'action qu'il exerce sur les aliments est tout à fait indépendante de la vie ; et, lors même que nos connaissances actuelles ne nous permettraient pas d'expliquer sa manière d'agir, cette action n'en resterait pas moins exclusivement subordonnée aux lois générales de la chimie. La comparaison suivante fera ressortir ma pensée. On sait que la diastase jouit de la propriété singulière de convertir la fécule en sucre ; or la diastase se produit pendant la germination de certaines graines ; ce principe est donc subordonné aux forces vitales, quant à sa formation ; car la germination est un phénomène éminemment vital ; cependant, de ce que la diastase ait été produite par une action vitale, la saccharification de la fécule par la dias-

tase n'en est pas moins une action purement chimique ;
et, bien que, jusqu'à ce jour, la manière d'agir de la diastase n'ait encore pu être dévoilée, il n'est venu à l'esprit
de personne d'en faire un agent vital. Le même raisonnement peut s'appliquer en tout point aux produits des
différentes sécrétions qui concourent à la digestion.

Si telle est la manière d'agir des fluides qui proviennent de l'organisme, à plus forte raison, doit-il en être de
même des altérations spontanées que les matières ingérées dans le tube digestif éprouvent par la réaction des
éléments divers qui les constituent. Lorsque ces diverses
métamorphoses ont lieu, elles doivent s'y effectuer d'a-
près les mêmes affinités chimiques qui les produiraient
en dehors du corps , dans les mêmes conditions de
température et d'humidité.

D'après ces principes, nous pourrions, dès à présent,
définir provisoirement la digestion : *L'opération physico-
chimique en vertu de laquelle les aliments subissent dans
le tube digestif certaines altérations qui les rendent
propres à fournir à l'absorption les éléments nutritifs.*

Quant à cette absorption elle-même, elle ne fait réellement point partie des phénomènes digestifs. En effet ,
pour les physiologistes qui admettent , avec les anciens,
que le chyle se forme dans le tube intestinal, la chylose
est bien manifestement l'acte immédiat de la digestion,
ou plutôt, c'est la digestion elle-même parvenue à son
dernier période; mais pour ceux qui pensent que le chyle
ne préexiste point à son absorption, la chylose est une
opération à part, c'est une fonction exécutée directement
par un appareil organique soumis aux lois spéciales de

l'économie vivante. D'après cette dernière manière de voir, que nous partageons entièrement, la digestion et la chylose sont deux opérations distinctes; toutefois elles sont si étroitement liées, que l'étude de l'une ne peut se faire sans l'étude de l'autre; c'est pourquoi nous consacrerons un chapitre à l'absorption chyleuse considérée seulement sous le point de vue relatif à notre sujet.

Des considérations précédentes, on doit tirer cette conséquence, que la digestion proprement dite se compose de différents actes, que l'on peut diviser en deux grandes catégories relativement à la nature des forces sous l'influence desquelles ils s'exécutent, savoir : des actes *physiques*, et des actes *chimiques*. Les premiers comprennent la mastication et les mouvements péristaltiques du tube gastro-intestinal. Les seconds se divisent en deux ordres, savoir : ceux qui résultent des altérations spontanées que les aliments sont susceptibles d'éprouver dans le canal digestif par la réaction réciproque des éléments qui les constituent, absolument comme ils le feraient dans des vases inertes, sous les mêmes conditions de température, d'humidité, etc. ; l'autre ordre est relatif à l'action plus ou moins importante que les différents fluides deversés par les parois du tube digestif ou les organes qui en dépendent exercent sur les aliments avec lesquels ils sont mélangés. Le tableau suivant présente la classification des phénomènes digestifs coordonnés d'après ces principes.

CLASSIFICATION DES PHÉNOMÈNES DIGESTIFS.

PHÉNOMÈNES

PHYSIQUES
- Mastication.
- Mouvements péristaltiques.

CHIMIQUES

Altérations spontanées
- putréfaction.
- fermentation alcoolique.
- transformation acétique.
- ——— lactique.
- saccharification.

Action des fluides sécrétés
- sucs muqueux
  - mucus général.
  - salive.
  - suc pancréatique.
- suc mucoso-résinoïde (bile.)
- suc gastrique.

ABSORPTION DES ÉLÉMENTS NUTRITIFS ET FORMATION DES MATIÈRES FÉCALES.

Sans attacher à cette classification tout artificielle plus d'importance qu'elle n'en mérite, je crois qu'elle offre le grand avantage de présenter chacun des grands phénomènes de la digestion dans une sorte d'isolement qui permet de l'examiner sous toutes ses faces et dans tous ses rapports. Il est du reste facile de voir que, parmi les phénomènes réels de la digestion, nous en avons admis quelques-uns dont l'existence est au moins problématique. J'ai cru devoir le faire, parce que, dans l'étude critique à laquelle nous devons nous livrer, il ne suffit pas de démontrer en quoi consiste la digestion, mais il est également nécessaire de prouver pourquoi certains phénomènes, auxquels on a cru pouvoir y faire jouer un rôle, n'y prennent réellement aucune part. L'inspection de notre tableau fait voir en effet qu'à chacune de ses divisions principales correspond un des grands systèmes, qui, à différentes époques, ont été mis en avant pour expliquer la digestion. Ainsi, aux phénomènes physiques correspond le fameux système de la trituration ; aux altérations spontanées celui de la fermentation ; à l'action chimique des fluides sécrétés se rattache la théorie de la dissolution admise par la plupart des modernes, etc. En étudiant successivement chacune de ces divisions, nous aurons donc l'avantage de passer en revue chacun de ces systèmes, et de pouvoir apprécier la valeur des faits sur lesquels ils ont été basés.

Après cette étude analytique des actes élémentaires qui constituent la digestion, nous procéderons à leur synthèse, en suivant les altérations progressives que les aliments éprouvent par le fait de chacun d'eux, à me-

sure qu'ils cheminent dans le canal intestinal, à partir de
la bouche jusqu'à l'anus, ayant soin d'indiquer les modifications relatives à l'espèce d'alimentation dont les
différents animaux font usage. Procédant ainsi du simple
au composé, nous imiterons, autant que possible, la conduite d'un mécanicien, qui ayant à étudier le jeu d'une
machine compliquée, commence par en démonter toutes
les pièces, afin de compter les dents de chaque rouage,
la longueur de chaque levier, la puissance de chaque
ressort, puis, remettant ces pièces dans leur place respective, apprécie leurs rapports mutuels, et parvient
ainsi à connaître le mécanisme par lequel toutes ses
fonctions s'exécutent jusque dans leurs moindres détails.

PHÉNOMÈNES PHYSIQUES

DE LA DIGESTION.

Nous comprenons sous ce titre l'action purement mécanique que les différentes parties du tube digestif exercent sur les aliments ; elle a pour résultat d'opérer leur transport d'un bout à l'autre de l'appareil gastro-intestinal, et aussi d'en effectuer la division, de les atténuer, mais non de porter atteinte à leur composition chimique; en un mot, elle en détruit la cohésion , sans modifier l'affinité qui réunit leurs molécules constituantes.

Quelques physiologistes anciens s'en étaient considérablement exagéré l'importance, et de là était né ce fameux système de la trituration qui a longtemps prévalu dans les écoles. Nous ne répéterons point ce que nous avons dit à cet égard dans les notions historiques qui ont précédé : au point où en est aujourd'hui la science, il serait superflu de faire ressortir la fausseté de cette doctrine considérée d'une manière exclusive.

Nous diviserons ce chapitre en deux sections , non point d'après la nature de l'action en elle-même, car elle est identique, mais d'après la situation et le mécanisme des appareils chargés de l'effectuer : la première comprend la mastication et la seconde le mouvement péristaltique.

I

MASTICATION.

Chez la plupart des animaux, l'origine du tube digestif est armée d'un appareil plus ou moins puissant, destiné
à saisir et à diviser les substances qui doivent y être introduites. Le premier effet qui en résulte est la cessation
de toute existence individuelle dans la matière alimentaire qui en serait douée : ainsi commence la série d'actions diverses à l'aide desquelles l'économie procède graduellement à la destruction des êtres organisés dont elle
doit s'approprier les éléments constitutifs. Lorsque ceux-
ci appartiennent au règne animal, et que, stimulés par
l'instinct de conservation, ils sont capables d'opposer une
résistance active, une lutte doit nécessairement s'établir ;
aussi la bouche de tous les animaux, qui se nourrissent
d'une proie vivante, devenant, au besoin, un moyen d'attaque et de défense, se trouve-t-elle généralement garnie
d'une substance plus ou moins dure, osseuse ou cornée,
véritables armes que la nature a su modifier d'une manière admirable, selon la diversité de leur destination.

Dans les animaux supérieurs, ce sont les dents canines,
qu'elle a particulièrement destinées à cette œuvre de destruction ; aussi ces dents présentent-elles une force extraordinaire ; leurs racines solidement implantées dans
les os maxillaires sont à l'épreuve des efforts les plus
vigoureux, tandis que leur pointe aiguë et saillante présente les dispositions les plus favorables pour pénétrer
et lacérer les chairs. Cette destination toute spéciale se

remarque principalement dans les espèces où ces dents, prenant un accroissement extraordinaire, sortent de la bouche et s'avancent toujours prêtes au combat, comme on le voit chez le sanglier, l'hippopotame, le narwal, etc.

La mastication, en divisant les aliments, détruit leur cohésion, augmente leur surface, et multiplie ainsi les points de contact par lesquels ils seront mis en rapport avec les parois du tube digestif, et les agents chimiques destinés à les décomposer. Cependant elle n'est à proprement parler qu'une action préparatoire, dont la nécessité n'est point absolue ; car elle manque chez un certain nombre d'animaux, par exemple, elle est nulle chez beaucoup de reptiles et de poissons. Beaucoup d'autres animaux ne se servent de leurs dents que pour tuer ou saisir leur proie : le bec des oiseaux, entre autres, ne paraît propre qu'à cet office ; on sait d'ailleurs que la plupart des carnassiers, à quelque famille ils appartiennent, se contentent de déchirer et d'écraser grossièrement les chairs dont ils font leur pâture.

C'est principalement chez les animaux qui se nourrissent de végétaux que la mastication acquiert de l'importance, à raison de la nature moins altérable des matières végétales, de leur consistance plus dure, mais surtout à cause de l'épiderme qui les revêt, et qui, étant lui-même réfractaire à l'action des sucs de l'estomac, protégerait contre cette action les parties qu'il recouvre, si les dents ne le détruisaient préalablement. Par exemple, chacun sait que les fruits charnus ou amylacés, dont le parenchyme est le plus facile à digérer, deviennent d'une digestion laborieuse, quand l'enveloppe épidermique n'en a point été enlevée : c'est ce qui a lieu pour les pois, les haricots, les lentilles, et autres légumes de ce genre. On sait également que les graines de raisin, les cerises, etc., sont rendues par l'anus parfaitement intactes, quand la pellicule qui les recouvre n'a point été déchirée par la mastication. J'ai été à même de vérifier ce fait dans une circonstance assez extraordinaire.

Une jeune fille ayant avalé un sou, qui paraissait être arrêté dans les petits intestins depuis plusieurs mois, malgré l'emploi des bains, des lavements, et des purgatifs de tous les genres, j'imaginai lui faire avaler différentes substances végétales entières et sans être mâchées, telles que des haricots, des pois mal cuits, des olives, des cerises, et de petites prunes sèches, espérant que ces substances étant protégées par leur épiderme passeraient dans l'estomac sans être chymifiées, et qu'offrant ainsi une forme plus favorable à l'action expultrice des intestins, elles pousseraient devant elles la pièce de monnaie. Sans discuter ici la valeur de ce moyen thérapeutique, toujours est-il que, dans l'espace de vingt-quatre heures, tous ces fruits étaient rendus par l'anus parfaitement intacts, entraînant après eux quelques selles peu copieuses. La malade put continuer pendant une quinzaine de jours consécutifs l'usage de ce singulier purgatif, auquel je fus pourtant obligé de renoncer, parce qu'il commençait à fatiguer l'estomac.

Les herbivores proprement dits sont de tous les animaux ceux chez lesquels la mastication a besoin d'être la plus parfaite, parce que les moindres brins d'herbe sont partout recouverts d'épiderme. On doit à Réaumur et à Spallanzani des expériences qui mettent cette vérité dans tout son jour.

Le premier de ces expérimentateurs força un mouton d'avaler huit tubes de laiton, dont quatre étaient remplis avec de l'herbe fraîche et les quatre autres avec la même herbe desséchée. Avant d'introduire dans deux des tubes l'herbe fraîche et l'herbe sèche, il l'imprégna de sa propre salive, *mais sans la mâcher;* puis il fit avaler les huit tubes à un mouton, qu'il priva de tout aliment pendant trente heures, et qu'il fit tuer ensuite. Dans l'intervalle, l'animal avait rendu par l'anus la plus grande partie des tubes; quelques-uns seulement étaient restés dans la panse. Or l'herbe et le foin contenus dans les tubes qui étaient sortis avec les excréments n'avaient été digérés en aucune manière; en les tirant avec les doigts hors des tubes ils résistaient à se rompre, comme des brins d'herbe, qui n'auraient été que macérés.

Les mêmes expériences furent répétées par Spallanzani avec mêmes résultats. Toutefois ce judicieux observateur ne tarda pas à reconnaître, avec sa sagacité ordinaire, la cause qui empêchait la digestion de s'effectuer dans ces circonstances.

« Je soupçonnai, dit-il, que la conservation des herbes était produite par le défaut de rumination; mais pour pouvoir porter un jugement solide sur ce sujet, je vis qu'il était nécessaire de refaire les expériences des tubes, *après avoir trituré préliminairement* les herbes sur lesquelles j'avais fait les expériences précédentes, et je pensai que cette trituration n'était pas tellement dépendante de ces animaux, qu'elle ne pût être remplacée par la mastication qu'un homme pourrait en faire. Je donnai donc à ces herbes cette préparation, et je remplis trois tubes avec les herbes vertes : elles avaient toutes été également mâchées, mais on y reconnaissait toujours les débris d'herbes, les petites côtes, les petites nervures. Afin qu'elles ne sortissent pas des tubes, à cause de l'état de division où elles avaient été réduites, j'enfermai chaque tube dans une petite bourse de toile. Je fis avaler ces six tubes à un mouton avec six autres, qui contenaient les mêmes herbes *sans être mâchées*, afin de faire la comparaison. Le mouton rendit trois de ces tubes par la bouche, au bout de quatorze heures, et cinq par l'anus au bout de trente-trois heures ; je le fis tuer à la fin du second jour. Entre les quatre derniers tubes restants, il y en eut deux que je trouvai dans le quatrième estomac, et les deux autres étaient au bout du duodenum. La toile qui avait enveloppé ces douze tubes était entière. Ceux qui avaient été rendus par la bouche se trouvèrent plus ou moins froissés : deux d'entre eux contenaient l'herbe qui n'avait pas été mâchée, elle n'avait souffert aucune altération. Celle du troisième tube, qui avait été mâchée, donnait des signes certains de sa diminution ; la moitié du tube était vide, son goût était un peu acide. Je mis quelques-uns des brins d'herbe sur une carte, j'essayai de les rompre en les tirant par les deux bouts, mais je trouvai qu'ils n'avaient plus de consistance ; il n'y avait que les côtes qui fissent quelque résistance, lorsqu'on les étirait. Pour les cinq tubes sortis par l'anus, il y en avait deux dont l'herbe n'avait point été mâchée, et qui paraissait n'avoir rien

perdu de son poids, et de sa cohérence ; au contraire,
l'herbe des trois autres tubes, qui avait été mâchée, était
presque réduite à rien, et la petite quantité qui en restait, était composée seulement des côtes, qui formaient
le pédicule de la feuille et ses grandes ramifications ;
mais ces parties elles-mêmes étaient si macérées, qu'on
les rompait en les touchant. Enfin les deux tubes trou-
vés dans le quatrième estomac me firent voir l'herbe
qu'ils contenaient avec une couleur obscurément verte,
un peu macérée, mais elle n'avait rien perdu de sa fermeté, et ne paraissait pas avoir diminué de volume : elle
n'avait pas été mâchée, au lieu que celle des deux tubes
que je trouvai à l'extrémité du duodenum avait été mâchée : aussi je n'y observai plus que quelques-unes des
côtes les plus grosses, qui étaient devenues très-tendres
et à moitié défaites. »

J'ai moi-même vérifié les assertions de Spallanzani
sur des lapins, auxquels je faisais avaler de petits tubes
de laiton, remplis de différentes espèces d'herbes triturées
ou entières : or, les tubes étant rendus pas l'anus, je
trouvai chaque fois que ces dernières seules avaient été
chymifiées : au surplus, je reviendrai sur ce sujet, lorsque
je parlerai du suc gastrique.

Chez la majeure partie des animaux, la mastication
s'opère en une seule fois ; mais il en est quelques-uns
chez qui cette fonction s'effectue en deux temps, dont
le premier est particulièrement relatif à la préhension
des aliments, et le second à la mastication proprement
dite. Dans ce cas, il existe généralement, en un point
quelconque de la portion du tube digestif qui précède

l'estomac, des espèces de poches ou de diverticules, dans lesquels l'animal emmagasine ses aliments, pour ses besoins futurs, ou du moins jusqu'à ce qu'il ait le loisir de les mastiquer à son aise.

Au nombre de ces dilatations anormales, nous signalerons les abajoues que l'on rencontre chez plusieurs singes et rongeurs, et qui sont destinées à loger les aliments dont ces animaux s'emparent, jusqu'à ce qu'ils puissent les mâcher sans contrainte.

Nous citerons aussi le sac guttural impair de quelques oiseaux, en particulier du pélican ; on sait que ce sac pend au-dessous de la mâchoire inférieure, acquiert une dimension considérable, lorsque l'animal y accumule des aliments, et se vide au moyen d'un muscle spécial aidé du concours d'un tissu élastique situé à la face externe.

Nous placerons dans la même catégorie le jabot dont la plupart des oiseaux sont pourvus, mais qui est surtout développé chez les granivores. Ce ventricule n'est évidemment qu'une dilatation de l'œsophage destinée à recevoir provisoirement la nourriture, qu'il fait passer ensuite par petites portions dans le gésier, où elle doit être broyée ; en sorte qu'on peut le comparer à ces espèces de hottes, qui, placées au-dessus des meules de nos moulins, ne laissent échapper les graines dont elles sont remplies, que dans la proportion convenable, pour qu'elles soient triturées. Aussi, en général, cette faculté d'accumuler une provision de nourriture dans la partie de l'œsophage qui se trouve au bas du cou, et n'a pas encore pénétré dans la poitrine, paraît-elle appartenir, parmi les oiseaux de proie, à ceux qui ne l'avalent pas tout entière, mais qui la dépècent et la prennent par morceaux, et, parmi les frugivores, à ceux qui se nourrissent de graines dures. Selon la remarque de Cuvier, il serait possible que cette dilatation dépendit encore de la quantité de nourriture que leur appétit ou les circonstances leur permettent de prendre à la fois, et que l'œsophage se dilatât en jabot, momentanèment chez les uns, habituellement chez les autres, suivant les circonstances variables ou durables qui leur fourniraient l'occasion de se nourrir plus ou moins copieusement.

C'est surtout dans la classe des ruminants, que les dilatations œsophagiennes, dont il est ici question, parviennent à leur maximum de développement, et que la mastication se trouve partagée en deux temps bien distincts.

Les ruminants présentent trois dilatations de ce genre que les auteurs qualifient improprement du nom d'estomacs. Nous verrons par la suite que ces animaux n'ont en effet qu'un estomac simple et à type normal, comme les autres vertébrés; on le désigne sous le nom de *caillette;* quant aux poches œsophagiennes, elles sont, avons nous dit, au nombre de trois, savoir : la *panse*, le *bonnet* et le *feuillet.*

La *panse* est le plus vaste de ces ventricules ; il occupe une grande partie de l'abdomen, principalement du côté gauche, et communique largement par sa partie antérieure avec le *bonnet* qui parait n'en être qu'un simple appendice, en sorte qu'on peut considérer ces deux ventricules comme ne formant qu'une seule poche biloculaire. Leur structure parait également identique : on y remarque une membrane musculeuse très-épaisse, formée de fibres entre-croisées en différents sens ; la membrane fibreuse y est peu développée, et sert de moyen d'union entre la précédente et la papillaire; celle-ci est remarquable par des espèces de bourrelets saillants qui circonscrivent des polygones réguliers, ainsi que par la forme et les dimensions extraordinaires de ses papilles. Sa surface est partout recouverte d'un épiderme mince, qui s'enlève facilement par grands lambeaux, en conservant les moules des papilles : du reste on ne peut y découvrir aucun follicule, jamais elle n'est lubrifiée par des mucosités, et elle ne paraît propre à aucune espèce de sécrétion.

Le *feuillet* est le plus petit des trois ventricules œsophagiens ; il est placé au côté droit de la panse, en arrière du foie, et se trouve séparé du bonnet et de la caillette, ou de l'estomac, proprement dit, par des rétrécissements sensibles. Sa forme est généralement globuleuse, et, comme son nom l'indique, sa cavité est partagée par de larges feuillets formés par la membrane externe, dont la surface est partout hérissée de petites papilles coniques, et recouverte d'un épiderme semblable à celui des ventricules précédents. La membrane cellulaire y est très-mince, et la musculeuse beaucoup moins épaisse que dans la panse et le bonnet. L'intérieur de ce ventricule n'est jamais lubréfié par des mucosités, et, par sa structure, il paraît destiné à faire l'office d'un tamis, à travers lequel les matières liquides ou très-divisées peuvent seules se frayer un passage, tandis que les aliments plus grossiers sont retenus entre les nombreux feuillets qui le remplissent.

Ces trois ventricules communiquent entre eux, ainsi qu'avec la bouche et l'estomac, par le moyen de l'œsophage, dont ils ne sont eux-mêmes que des épanouissements. Ce canal offre à cet effet une gouttière longitudinale, à bords renflés, qui est l'entrée de la panse, et se trouve tellement disposé, que le bol alimentaire tend à s'y introduire, lorsqu'il est dur et volumineux, tandis que, dans le cas contraire, il continue sa route, et arrive directement dans le feuillet : celui-ci est de plus en rapport de communication avec le bonnet par un orifice rétréci, et il s'abouche d'autre part avec la caillette, au moyen d'une ouverture large, absolument dépourvue de valvule.

Le mécanisme de la rumination est généralement connu ; on sait que les aliments grossièrement divisés pénètrent d'abord dans la panse, à travers la gouttière que nous avons indiquée. Il paraît du reste que le degré de mastication que les matières nutritives ont déjà subi quand elles arrivent dans ce ventricule ne présente rien de constant, ainsi que je m'en suis assuré en examinant le contenu de la panse de plusieurs moutons, qui avaient mangé les mêmes substances : par exemple, de deux moutons nourris ensemble avec des carottes, et tués en même temps, l'un me présenta une masse pulpeuse presque aussi bien mastiquée qu'elle pouvait l'être après la rumination, tandis que, dans l'autre, les carottes étaient en morceaux volumineux, à peine mâchés.

Quoi qu'il en soit, après un séjour plus ou moins long dans la panse, les aliments sont poussés dans le bonnet, qui se contracte, et les dirige vers le feuillet, à travers

lequel la partie la plus fluide s'égoutte en quelque sorte,
et arrive directement dans la caillette, tandis que la partie grossière est ramenée vers la bouche par les contractions anti-péristaltiques de l'œsophage. Après avoir été
mâchée de nouveau, la matière alimentaire considérablement ramollie est avalée une seconde fois, et glissant
alors au-devant de la gouttière qui communique avec la
panse, elle arrive vers le feuillet, qui lui livre passage.

Quelques auteurs prétendent que les boissons n'arrivent jamais dans la panse ; c'est une erreur ; lorsque les
ruminants boivent à discrétion, l'eau pénètre dans tous
les ventricules : du moins, lorsqu'on leur donne de l'eau
colorée, et qu'on les tue immédiatement après, trouve-
t-on les trois poches œsophagiennes, ainsi que l'estomac,
plus ou moins remplies de liquide. J'ai même remarqué
à cet égard une particularité : c'est que, quand les ruminants sont soumis à un long jeûne, et qu'ils peuvent se
procurer de l'eau, ils en remplissent leur panse, de manière à délayer les restes d'aliments solides que le viscère ne pourrait expulser, parce que, selon toute apparence, ses parois trop épaisses ne peuvent se rapprocher
suffisamment. On sait, en effet, d'après les expériences de
Carminati, de Brugnone, de Tiedmann et Gmélin, etc.
que la panse des moutons et des bœufs ne se vide jamais
complètement, lorsqu'on les soumet à un jeûne absolu
pendant plusieurs jours.

Les cétacés carnassiers présentent aussi des ventricules analogues aux poches œsophagiennes des ruminants. D'après la description qu'en donnent les auteurs,
on ne saurait révoquer en doute la similitude de leurs
fonctions.

Il résulte des considérations précédentes que les phénomènes mécaniques de la rumination offrent une intime connexion avec ceux de la mastication proprement dite; toutefois ce serait, selon moi, commettre une erreur grave que de considérer l'appareil compliqué qui l'effectue comme ayant pour but principal de perfectionner cette opération préliminaire. On a dit, il est vrai, que les ruminants, n'agissant qu'avec une certaine lenteur, il leur faut plus de temps qu'aux autres herbivores pour mastiquer leurs aliments, qu'ils doivent y revenir à plusieurs reprises, et que leur organisation leur en fournit les moyens, en leur permettant d'entasser dans la panse les matières qui n'ont subi qu'une comminution incomplète. Cette explication ne saurait supporter un examen sérieux : et d'abord, si quelques animaux de ce type mettent de la lenteur dans leurs actions, il en est d'autres, et en grand nombre, qui au contraire, sont remarquables par leur agilité et la vivacité pétulante de leurs mouvements, tels sont, par exemple, le cerf, l'élan, le daim, la chèvre, etc. D'un autre côté, il ne faut pas croire non plus, avec quelques auteurs, qu'en définitive, les aliments soient mieux broyés, quand ils arrivent dans l'estomac (caillette) des ruminants, que dans celui des autres herbivores : il suffit, pour se convaincre de cette vérité, d'examiner comparativement le contenu de ce ventricule dans le bœuf ou le mouton, et dans le cheval ou le lapin.

D'après la manière de voir que nous combattons, on ne saurait expliquer pourquoi les ventricules œsophagiens manquent chez les cétacés herbivores, tandis qu'ils

existent d'une manière à peu près constante dans les espèces carnassières de cet ordre ; puisque, d'après ce que
nous avons vu précédemment, les matières herbacées
sont de toutes les substances alimentaires celles dont la
mastication doit être la plus parfaite, tandis que les matières animales n'ont pas ordinairement besoin de cette
division préalable pour être digérées.

Cette différence d'organisation entre les cétacés qui
se nourrissent de chairs et ceux qui se nourrissent d'herbages, me semble aussi devoir contribuer à infirmer
l'opinion des auteurs qui prétendent que les aliments
éprouvent dans ces poches des altérations importantes,
analogues à celles qu'elles subissent dans le véritable
estomac. C'est là en effet une erreur grave, bien qu'elle
soit généralement admise ; et nous démontrerons par la
suite que les matières alimentaires contenues dans les
ventricules œsophagiens, à demi mâchées, imprégnées
de salive, et mélangées à une proportion variable de boisson, n'éprouvent d'autres changements que ceux produits
par une macération plus ou moins prolongée à une douce température.

S'il en est ainsi, quel peut donc être le but de la rumination? Pour mon propre compte, je suis convaincu
qu'il faut en chercher la cause dans les mœurs des animaux à l'état sauvage, et considérer la panse et le bonnet
comme des espèces de besaces dans lesquelles les ruminants, guidés par une prévoyance instinctive, entassent
les aliments qu'ils peuvent se procurer dans les circonstances favorables. En effet, destinés par leur faiblesse
à devenir la proie des autres animaux, ils ne trouvent

ordinairement leur salut que dans une fuite incessante, qui les éloigne souvent des lieux où ils trouvent leur nourriture habituelle; d'un autre côté, la plupart d'entre eux habitent des contrées stériles , sous les latitudes les plus opposées ; de sorte qu'ils n'auraient pas manqué de succomber de fatigue et d'épuisement, s'ils n'eussent été pourvus d'un magasin portatif, dans lequel ils trouvent de quoi se sustenter et parer ainsi aux éventualités de leur existence. C'est ce qui explique comment ceux que nous élevons en domesticité ne font généralement qu'un seul repas en vingt-quatre heures, et peuvent se passer impunément de nourriture pendant un temps beaucoup plus long. Qui ne sait que le chameau en course à travers des déserts brûlants, peut se suffire à lui-même pendant plusieurs jours, à l'aide de l'approvisionnement en aliments solides, et surtout en boisson dont sa panse est pourvue ? Qui ne connaît aussi les longues privations que le renne peut supporter dans les expéditions aventureuses auxquelles il est employé par les peuples du nord ?

En définitive, il ne faut donc considérer les ventricules anormaux qui caractérisent les ruminants que comme des organes accessoires , des espèces d'entrepôts annexés à l'appareil de la mastication, mais n'ayant pour but , ni d'y apporter un perfectionnement quelconque, ce que nous avons, je crois , suffisamment démontré , ni d'agir chimiquement sur les matières alimentaires qui y sont contenues, à l'aide de quelque fluide sécrété, ce que nous démontrerons par la suite.

Nous terminerons ces considérations générales sur le but de la mastication dans les différentes espèces d'orga-

nismes par quelques mots sur l'importance de cette opération chez l'homme.

L'homme se nourrit d'aliments empruntés à tous les
règnes de la nature : il est, comme on dit, omnivore :
c'est ce que prouve l'examen, non-seulement de son système dentaire, mais aussi celui de tout son appareil digestif. Il possède les trois espèces de dents ; mais, chez
lui, ces osselets ont en grande partie perdu la forme caractéristique qu'ils présentent chez les autres animaux :
pour lui, l'instrument de préhension, c'est la main ; c'est
également la main qui lui sert de moyen d'attaque et de
défense ; aussi ses canines sont-elles loin de présenter ces
broches menaçantes que l'on trouve dans les carnassiers ;
ses incisives ne sauraient non plus représenter qu'imparfaitement les cisailles tranchantes des rongeurs ; et
ses molaires sont bien peu puissantes comparées aux
dents composées, à surface large et profondément ondu-
lées, telles qu'on les observe chez les herbivores.

Cependant la mastication n'en est pas moins chez l'homme une fonction importante, qui ne peut être supprimée
sans entraîner des troubles considérables dans l'acte digestif; on en a la preuve chez les personnes qui mangent avec
trop de promptitude, et avalent leurs aliments sans leur
avoir fait subir une mastication suffisante : on sait qu'a-
lors la digestion est souvent laborieuse et beaucoup plus
longue qu'elle ne l'est ordinairement, lorsque, par une
division convenable, les substances alimentaires offrent
plus de prise à l'action du suc gastrique ; c'est aussi l'inconvénient qui arrive lorsque, par les progrès de l'âge,
ou par suite d'accidents, les dents viennent à manquer,

de manière à ne plus se correspondre : dans toutes ces circonstances, l'estomac finit souvent par se fatiguer, et de là des irritations chroniques dont plus d'une fois on a méconnu la véritable origine. Il n'est pas de médecin qui n'ait rencontré de ces cas dans sa pratique; et, pour mon compte, je pourrais citer, entre autres, celui d'une dame, qui n'est parvenue à rétablir sa santé languissante depuis longtemps , qu'en se faisant poser un ratelier complet.

Chez l'homme, la mastication se fait en un seul temps, et ce n'est que par un étrange abus de mots qu'on a pu comparer l'espèce de régurgitation maladive, dont quelques personnes sont affectées, à la rumination qui s'opère chez certains herbivores. J'ai été à même d'observer un jeune homme affecté de cette dégoûtante infirmité , que les pathologistes désignent sous le nom de *mérycisme*. Quels que fussent les aliments dont il s'était nourri, et le soin qu'il eût apporté à la mastication, une demi-heure environ après le repas, il éprouvait le besoin de ramener à sa bouche les matières contenues dans son estomac, pour les mâcher de nouveau. Il leur trouvait alors une saveur aigre qui lui paraissait très-agréable. Son père et un de ses frères avaient été dans le même cas, et un autre frère plus jeune m'avoua que, plusieurs fois, il avait éprouvé des régurgitations de matières alimentaires qui étaient loin de lui déplaire. Il est évident qu'il ne faut voir dans tout cela qu'une dépravation du goût, qui finit par convertir en habitude ce qui n'était d'abord que le résultat passager de quelques contractions spasmodiques de l'œsophage, ou plutôt encore d'un défaut d'harmonie entre l'action dynamique de ce canal et celle de l'estomac, par suite d'une disposition acquise ou originelle.

MOUVEMENTS PÉRISTALTIQUES.

On entend par mouvement *péristaltique* (de περὶ antour et de στέλλω je resserre) le mode particulier de contraction à l'aide duquel un viscère creux expulse les matières qu'il renferme. Il offre pour caractère d'être soustrait à l'empire de la volonté, de s'effectuer avec une certaine lenteur, et de présenter des intermittences plus ou moins prononcées. Nous n'avons à nous occuper ici que du mouvement péristaltique qui s'exécute dans le tube digestif.

Considéré d'une manière générale, ce mouvement se confond avec celui qui effectue la mastication, à cela près, que ce dernier est toujours volontaire ; à part ce caractère, on ne saurait établir aucune ligne de démarcation tranchée entre ces deux modes de contraction, qui cependant paraissent au premier aperçu non moins dissemblables par leur nature, que par la forme et la position des organes qui les produisent.

En effet, si nous parcourons l'échelle zoologique, nous trouvons des animaux chez lesquels la préhension des aliments se réduit à un mouvement de succion opéré par les contractions péristaltiques de l'œsophage, ou même de la totalité du tube digestif : c'est ce qu'on remarque chez les annélides, notamment chez la sangsue , et chez certains poissons tels que la lamproie et autres cyclostomes. D'un autre côté, il est des animaux chez lesquels le mouvement péristaltique de l'estomac ou de l'intestin s'élève à la puissance des muscles masticateurs les plus vigoureux ; c'est ce qu'on voit particulièrement chez les oiseaux granivores.

Nous avons parlé, dans les notions historiques, des expériences qui constatent l'action comminutive exercée par le gésier de ces oiseaux : on se rappelle que Réaumur et Spallanzani leur faisaient briser les corps les plus durs, tels que des tubes métalliques, des lames d'acier, des billes de verre massives. J'ai moi-même répété plusieurs de ces expériences, qu'il est possible de varier à l'infini, et je les ai trouvées conformes aux résultats énoncés par leurs auteurs; il en est une surtout que chacun peut vérifier très-facilement : elle consiste à faire avaler des noix à des dindons, ou des noisettes à des coqs, ou même à des pigeons ; en appliquant l'oreille au devant de la poitrine de ces animaux, on peut percevoir le bruit produit par le brisement de chacune d'elles. L'action du gésier doit donc être assimilée en tout point à la mastication : c'est, à proprement parler, une mastication intérieure, dans laquelle les dents sont représentées par des plaques cornées, de formation épidermique, et aussi par les petites pierres que ces oiseaux avalent instinctivement.

Si, d'un côté, le gésier des gallinacés appartient bien évidemment à l'appareil de la mastication , d'un autre côté, le mouvement dont il est doué, se confond avec le mouvement péristaltique, puisqu'on passe par des gradations insensibles de ces ventricules en quelque sorte

renforcés aux estomacs moins robustes des palmipèdes,
et de ceux-ci aux ventricules purement membraneux,
tels qu'on les rencontre chez les oiseaux de proie, et en
général chez la plupart des animaux vertébrés. Or, s'il
est impossible de nier l'action comminutive des gésiers
granivores, il est également impossible de la refuser complétement aux estomacs membraneux, puisque, sous le
rapport de leur action dynamique, ils ne diffèrent entre
eux que par la quantité de force dont ils peuvent disposer. Aussi verrons-nous par la suite que la digestion stomacale est considérablement accélérée par le mouvement
péristaltique du ventricule chez tous les animaux indistinctement, attendu que cette force, quelque faible elle
paraisse, est pourtant suffisante pour désagréger les molécules organiques des substances alimentaires, dont la
cohésion a été préalablement rompue par l'action du suc
particulier que le viscère sécrète : de telle sorte que la
doctrine des triturateurs, prise dans ce sens large, n'est
peut-être pas aussi dénuée de fondement qu'elle pourrait le paraître d'abord.

Chez les mammifères, et, en général, chez tous les animaux qui ne possèdent qu'un estomac membraneux, la
portion pylorique est toujours plus épaisse, et par conséquent capable d'exercer une action dynamique plus énergique que le reste du viscère.

Le docteur Beaumont a eu occasion de s'assurer sur
l'homme lui-même que les contractions péristaltiques de
cette région ont lieu avec une certaine énergie, et de
manière à produire une espèce de broiement. Il a
remarqué, sur l'homme qui faisait le sujet de ses

observations, que ces contractions semblaient partir des fibres circulaires situées à dix ou quinze centimètres de l'extrémité du pylore, et que ces fibres, auxquelles il donne le nom de ligament transversal, produisaient alors une espèce d'étranglement. Lorsque, vers la fin de la digestion, il introduisait la boule d'un thermomètre dans cette région, il rencontrait d'abord une résistance due à un commencement de contraction, mais qui ne tardait pas à céder ; alors la boule était attirée de dix à quinze centimètres vers le pylore avec une certaine force, puis repoussée au dehors avec un léger mouvement de torsion, qui allait cependant quelquefois jusqu'à lui faire décrire une révolution entière. S'il laissait l'instrument libre, il le voyait pénétrer jusqu'à quarante centimètres de profondeur, par conséquent fort avant dans le duodenum, et il avait alors de la peine à le retirer ; mais, au bout de quelques minutes, le tube sortait spontanément de dix à quinze centimètres, et il devenait très-facile de le retirer tout à fait. Quand on l'enfonçait à gauche du ligament transversal, on pouvait le mouvoir aisément en tout sens, et il s'inclinait la plupart du temps vers le cul-de-sac, sans néanmoins y être attiré et retenu comme il l'était du côté droit. A droite, chaque mouvement vers l'intestin durait de deux à cinq minutes environ ; pendant le mouvement en sens inverse, dont la durée était la même, le ligament transversal se relâchait, et le chyme était poussé vers le cul-de-sac, où bientôt il recevait de nouveau une direction opposée. Ces mouvements se répétaient jusqu'à ce que l'estomac fût vide.

Si l'on ouvre l'abdomen à un animal vivant, immédiatement après qu'il a mangé, on voit que l'estomac resserré sur la masse alimentaire commence déjà à éprouver quelques contractions péristaltiques, qui ont évidemment pour effet de mélanger le fluide qui suinte de ses parois avec les matières à chymifier. Toutefois ces mouvements d'abord faibles et peu prononcés ne commencent à prendre du développement qu'une heure ou deux après le repas, c'est-à-dire quand les aliments ont déjà subi de la part du suc gastrique un ramollissement convenable. Alors, comme l'ont observé la plupart des expérimentateurs, l'estomac semble se partager en deux portions par un étranglement, savoir, une partie cardiaque, qui contient les matières les moins altérées, et dans laquelle le mouvement péristaltique reste peu prononcé, et une portion pylorique, dans laquelle ce mouvement acquiert une énergie telle qu'on pourrait croire que cette portion du viscère s'est alors convertie en un véritable gésier, qui broie et pétrit la matière chymeuse, pour en former une pâte homogène.

Ainsi que nous l'avons dit, le mouvement péristaltique a aussi pour effet la progression des matières alimentaires à travers les circuits plus ou moins longs du canal qui les renferme. A l'ouverture orale, ce mouvement commence graduellement là où s'arrête l'action de la volonté, et il finit à l'extrémité opposée en se combinant de nouveau avec le mouvement volontaire pour produire l'expulsion des excréments.

Il n'entre pas dans le plan de cet ouvrage d'étudier en détail les différentes modifications qu'il présente dans chacune des parties qui constituent ce canal ; c'est à la

physiologie générale et à l'anatomie comparée à faire
ressortir les avantages qui résultent de leur disposition
organique. Nous nous contenterons de quelques considérations sur la structure de la tunique musculeuse, à laquelle est particuliérement dévolu l'office d'exécuter les
mouvements péristaltiques.

Cette tunique est généralement composée de deux
ordres de fibres superposées : les plus intérieures sont
circulaires, ou plutôt spiroïdes, de manière qu'en se
contractant elles rétrécissent le diamétre transversal du
viscère, qu'en même temps elles tendent à raccourcir. Ce
dernier effet est surtout produit par les fibres extérieures,
qui sont longitudinales ; le plus ordinairement celles-ci
sont juxtaposées de manière à envelopper à peu près
uniformément la périphérie de l'organe ; mais, dans quelques circonstances, elles se groupent en faisceaux plus ou
moins nombreux, et plus ou moins puissants : c'est ce
qu'on remarque particulièrement dans le gros intestin de
l'homme et d'un grand nombre de mammifères ; il résulte
de là des bosselures, qui constituent des espèces de poches, où se logent les matiéres accumulées dans cet intestin. Du reste ces deux ordres de fibres, savoir, les
circulaires et les longitudinales, prennent leur point
d'attache à la membrane fibreuse, qui est, en quelque
sorte, la squelette du tube digestif.

Les observations que nous venons de faire sur la disposition des fibres qui forment la tunique musculaire se
trouvent confirmées par ce qui arrive dans les plaies des
intestins. M. Magendie a fait voir en effet que, dans les
plaies longitudinales, c'est-à-dire celles qui intéressent

les fibres circulaires, les parois de l'intestin rentrent et
se recoquillent, de manière que les séreuses viennent
se mettre en contact, tandis qu'au contraire, dans les
plaies transversales, les fibres longitudinales étant divisées, la plaie devient béante par la rétraction en dehors,
ou, autrement dit, par l'ectrophie de ses lèvres.

L'épaisseur et la puissance de la tunique musculaire
du tube digestif varient dans les différentes espèces d'a-
nimaux, à tel point qu'il est à peu près impossible d'é-
tablir rien de général à cet égard. Cette tunique ne
présente pas non plus le même développement dans
toutes les parties du tube digestif. Dans les mammifères,
c'est à l'œsophage qu'elle a le plus d'épaisseur. En effet,
cette partie qui, chez eux, à l'exception des cétacés,
est la portion la plus étroite du canal intestinal, avait
besoin d'une certaine énergie pour agir sur les matières
encore brutes, et plus ou moins volumineuses qui le
traversent ; d'ailleurs cet organe fait, en quelque sorte,
l'office d'une pompe foulante, en entassant les aliments dans l'estomac, avec lequel il entre ainsi en an-
tagonisme; aussi est-ce la contraction de ce canal qui empêche les aliments d'être rendus aussitôt leur ingestion ;
ce qui a lieu lorsque l'équilibre est rompu entre ces deux
forces, savoir celle de l'œsophage, d'une part, et de
l'autre, celle de l'estomac, aidée par la pression des muscles abdominaux.

Il y a rupture d'équilibre entre ces organes dans deux
circonstances qu'il faut bien distinguer : dans la première,
par suite de causes diverses, l'estomac se contracte avec
plus de force que de coutume, et secondé par la synergie

des muscles abdominaux , il force le passage violemment,
et en mettant l'économie tout entière dans un état de
perturbation momentanée : tel est le *vomissement*. Dans
l'autre cas, c'est l'œsophage qui joue le principal rôle :
tantôt il est entièrement passif, ainsi qu'il arrive dans la
paralysie de cet organe , qui survient quelquefois chez
l'homme à la suite de certaines attaques d'apoplexie, et,
chez les animaux, après la section des nerfs pneumo-gastriques. D'autres fois, le retour des aliments est dû à un
état spasmodique de ce canal, dont les fibres musculaires se contractent en sens inverse de ce qui a lieu dans
la déglutition : alors les aliments sont rendus sans efforts
de la part des muscles abdominaux , et sans trouble de
l'organisme : telle est ce que j'appelle la *régurgitation*,
à laquelle il convient de rapporter , non-seulement l'espèce de vomiturition particulière aux enfants à la ma-
melle, mais aussi la faculté naturelle ou acquise qu'ont
certaines personnes de rendre leurs aliments à volonté.

Après l'œsophage, c'est l'estomac qui, dans les mammifères, possède la tunique musculeuse la plus développée :
elle l'est surtout à la région pylorique , où l'on rencontre souvent un muscle particulier. Ainsi que nous l'avons
fait observer déjà , ce déploiement de force motrice n'a
pas seulement pour but d'opérer le simple mélange des
aliments avec le suc gastrique, et de provoquer plus tard
leur expulsion, il indique aussi que l'estomac est destiné
à exercer sur son contenu une action comminutive proportionnée à la faible résistance qu'il présente après que
le suc gastrique en a opéré le ramollissement.

Dans les intestins, comme il n'y a que peu de mouvements à produire , la couche contractile est réduite à son expression la plus simple : cependant, dans les gros intestins, elle se prononce ordinairement davantage, surtout à leur terminaison, c'est-à-dire dans le rectum , où elle acquiert souvent une épaisseur considérable.

La membrane musculeuse du tube digestif reçoit un grand nombre de vaisseaux sanguins d'origine différente; quant à ses nerfs, ils proviennent presque tous du grand et du moyen sympathique ; aussi le mouvement y est-il complétement soustrait à l'empire de la volonté. A partir de l'arrière-gorge jusqu'à l'anus , il nous est impossible d'effectuer la moindre contraction dans le tube digestif; la déglutition elle-même ne peut se faire à vide, c'est-à-dire en l'absence d'une matière quelconque qui aille solliciter la contraction de l'œsophage directement et sans notre participation.

Il nous resterait maintenant à examiner quelle part le systéme nerveux prend aux mouvements péristaltiques des différentes parties du tube digestif, et de l'estomac particuliérement. Ce sujet a occupé un grand nombre de physiologistes distingués : nous citerons , entre autres, MM. de Blainville, Wilson Philipp, Brachet, Breschet, Edowars et Vavasseur , Tiedmann et Gmélin , etc. Tous ces auteurs se sont attachés exclusivement à rechercher , dans différents buts, quelle peut être la nature de l'influence que le nerf pneumo-gastrique exerce dans la digestion. A cet effet , après avoir nourri copieusement différents animaux, tels que chiens, chevaux, lapins, cochons-d'inde, etc. , ils leur retranchaient une portion de ces nerfs , à l'aide d'incisions pratiquées sur les par-

ties latérales du col, puis examinant l'estomac après un
temps suffisant pour que la digestion ait pu s'opérer,
huit à douze heures par exemple, ils y retrouvèrent constamment les matières alimentaires parfaitement intactes,
selon les uns, et simplement ramollies à leur surface,
selon les autres. Dans tous les cas, l'estomac était para-
lysé et n'exécutait aucun mouvement, à moins qu'on ne
vînt à exciter les nerfs coupés, à l'aide d'un courant électrique ou de toute autre manière, car alors les contractions péristaltiques se rétablissaient, et l'estomac se vidait
presque comme dans l'état normal.

J'ai répété moi-même quelques-unes de ces expériences sur des chiens et sur des lapins, et j'ai obtenu des résultats parfaitement conformes à ceux que je viens d'é-
noncer; c'est pourquoi je crois inutile d'en faire ici une
mention spéciale. J'ai aussi vérifié le fait découvert
récemment par le docteur Longuet, savoir , que l'électricité ne parvient à provoquer des contractions énergiques de l'estomac qu'autant que ce viscère renferme des
matières alimentaires ; ce fait est remarquable, et doit
être rapproché d'autres faits analogues que nous rapporterons par la suite , et qui prouvent que les agents
purement mécaniques ou chimiques appliqués à la surface de l'estomac ne réussissent à provoquer la sécrétion
d'une quantité notable de suc gastrique qu'autant qu'ils
agissent concurremment avec des matières alimentaires.

En résumé, tous ces faits démontrent que les nerfs
pneumo-gastriques ne sont pas seulement destinés à établir entre l'estomac et le cerveau des relations sympathiques ; mais qu'ils servent aussi à transmettre à la tu-

nique musculeuse du premier de ces organes, le principe
de ses mouvements. Car évidemment cette section n'arrête ou ne ralentit la digestion qu'en empêchant le mélange intime du suc gastrique avec les aliments, et en
abolissant l'action triturante que la région pylorique
exerce sur ces derniers, lorsqu'ils ont été convenablement ramollis.

Quant aux intestins, il nous est à peu près inutile de
savoir sous l'influence de quels nerfs ils exercent leurs
contractions péristaltiques, et nous nous garderons d'a-
border cette question purement accessoire.

PHÉNOMÈNES CHIMIQUES

DE LA DIGESTION.

I.

ALTÉRATIONS SPONTANÉES.

La plupart des substances dont les différentes espèces
d'animaux se nourrissent ont déjà fait partie d'un être
organisé; par cela même presque toutes ont une constitution chimique telle que, dès le moment où elles ne
font plus partie de l'économie vivante, elles tendent sans
cesse à se décomposer, et subissent alors diverses métamorphoses dont il nous importe de prendre connaissance.

Ces altérations sont nombreuses : les principales sont
la putréfaction, la fermentation alcoolique, l'acétification
de l'alcool, la transformation lactique, et enfin la saccharification de la fécule.

Nous allons entrer dans quelques détails relativement
à chacune d'elles, afin d'apprécier en quoi elles peuvent
intervenir dans l'accomplissement des phénomènes digestifs et examiner les causes qui, dans le cas contraire, mettent obstacle à leur développement.

La putréfaction est une sorte de combustion lente, et à basse température, des éléments d'une substance organique en contact avec l'eau. Pour s'établir, elle exige d'abord le concours d'une certaine quantité d'air atmosphérique ; mais une fois en activité, elle peut achever de s'accomplir aux dépens de l'oxygène qui fait partie de l'eau et de la matière organique elle-même. Du reste, la moindre quantité d'un corps qui est en train de la subir suffit pour transmettre à d'autres une disposition plus ou moins grande à éprouver eux-mêmes un mode d'altération semblable ou analogue. Cette petite quantité de matière provocatrice porte généralement le nom de ferment.

La putréfaction suppose que l'équilibre des attractions qui agissent sur une molécule organique complexe se trouve détruit ; or cet équilibre est d'autant moins stable que la matière elle-même, étant composée d'éléments plus hétérogènes, se trouve influencée par des affinités plus diverses. A peu d'exceptions près, les substances organiques qui ne renferment que deux ou trois éléments, c'est-à-dire de l'oxygène, de l'hydrogène, et du carbone se putréfient difficilement, lorsqu'elles sont pures, tel est le cas du ligneux, de la fécule, du sucre, de l'alcool, des matières grasses, des acides, etc. Au contraire, les substances organiques qui, aux trois éléments précédents, joignent de l'azote, et, à plus forte raison, celles qui renferment en outre du soufre ou du phosphore, subissent la putréfaction avec une extrême facilité. Voici les phénomènes qu'elles présentent pendant cette métamorphose.

Après un laps de temps qui varie de quelques heures à plusieurs jours, une odeur désagréable, fétide, caractéristique, s'exhale de la matière ; des bulles de gaz s'en échappent : ce gaz consiste principalement en acide carbonique, en oxyde de carbone, et en hydrogène carboné, phosphoré, ou sulfuré. Plusieurs de ces produits, en se dissolvant dans le liquide ambiant, lui communiquent quelquefois une légère réaction acide ; mais bientôt de l'ammoniaque venant à se former, il acquiert un état alcalin plus ou moins prononcé, qui persiste ordinairement jusqu'à la complète transmutation de la substance organique ; il reste alors pour résidu une matière très-carbonée analogue à l'ulmine, et que l'on désigne sous le nom de terreau. Tel est l'abrégé des principaux phénomènes qui caractérisent la fermentation putride des matières azotées considérées d'une manière générale. On conçoit du reste qu'ils doivent éprouver des modifications nombreuses, tant dans l'ordre de leur succession que dans leur durée, selon la nature de la matière qui se putréfie, et les circonstances extérieures qui peuvent l'influencer. On sait en effet qu'il existe certaines substances qui jouissent de la propriété remarquable de ralentir ou même d'arrêter complètement la putréfaction, tels sont certains sels, l'alcool, les acides faibles, etc.

La formation successive des différents produits que nous venons de signaler s'explique facilement si l'on a égard au degré d'affinité respective des quatre éléments mis en présence dans la matière organique qui se putréfie. Ceux de ces éléments que l'affinité attire avec le plus de force sont sans contredit l'oxygène et l'hydrogène : de leur combinaison résulte de l'eau, qui reste confondue avec celle au sein de laquelle s'effectue la métamorphose ; viennent ensuite l'oxygène et le carbone, d'où l'oxyde de carbone et l'acide carbonique ; après eux arrivent l'hydrogène et le carbone, de là une multitude d'hydrogènes carbonés, qui, en se combinant, soit entre eux, soit avec d'autres produits, donnent naissance à ces émanations fétides qui caractérisent ce genre de décomposition ; enfin, l'hydrogène et l'azote, dont l'affinité réciproque est assez faible, comme on sait, se combinent en dernier lieu pour former de l'ammoniaque ; tandis que l'excès de carbone reste sous forme de terreau. On voit par là qu'il existe une grande analogie entre les phénomènes et les produits de cette espèce d'altération des matières organiques et ceux de leur distillation sèche s'effectuant l'une et l'autre sans l'intervention de l'air atmosphérique.

Il est évident que si les matières n'étaient point azotées, leur putréfaction, pas plus que leur distillation ne saurait engendrer d'ammoniaque. Au surplus, ces sortes de matières sont, avons nous dit, fort peu susceptibles de se putréfier spontanément, lorsqu'elles sont pures. Non-seulement, dans ce cas, elles ne se métamorphosent qu'avec une extrême lenteur ; mais, même dans les circonstances les plus favorables, presque jamais leur décomposition n'est aussi complète, aussi radicale, si je puis m'exprimer ainsi, que pour les matières azotées. Beaucoup d'entre elles ont en effet la plus grande tendance à se scinder en plusieurs produits secondaires moins composés, et par conséquent moins altérables. C'est ce qui a lieu particuliérement pour le sucre.

Le sucre pur en dissolution dans l'eau est peut-être de toutes les substances organiques que nous connaissons la moins susceptible d'altération spontanée ; mais, par une sorte de compensation, elle est sans contredit celle dans laquelle des influences étrangères déterminent le plus facilement des métamorphoses. Les produits qui en résultent sont, selon les circonstances, tantôt de l'alcool et de l'acide carbonique, et tantôt de l'acide lactique et de l'eau, ou de l'acide lactique et de la mannite. A proprement parler, ce sont là autant d'espèces de putréfaction du sucre ; toutefois, à raison de leur importance et des particularités qu'elles présentent, nous examinerons chacune d'elles dans un article séparé.

Les matières contenues dans le tube digestif sont-elles susceptibles de s'y putréfier ? telle est la question que nous devons maintenant nous proposer. Nous avons vu dans les notions historiques que certains auteurs l'avaient autrefois résolue affirmativement, et en avaient même fait la base d'un système sur la digestion. Ce système, à peu près complétement abandonné aujourd'hui, ne laissait pas que d'avoir son côté plausible : en effet, les matières organiques, dont la plupart des animaux se nourrissent, sont azotées, ou du moins il n'est pas d'animal qui n'ingère dans son estomac quelques principes azotés conjointement avec ceux qui ne le sont pas. D'un autre côté, les aliments se trouvent dans le tube digestif dans un état de division plus ou moins grand ; ils y sont continuellement humectés, tant par les boissons que par les différents liquides des sécrétions gastro-intestinales ; leur température y est de trente à quarante degrés, du moins dans les animaux supérieurs ; quant aux animaux à sang froid, la digestion ne s'effectue bien chez eux qu'autant qu'ils reçoivent des milieux ambiants un certain degré de chaleur. Enfin, s'il est démontré qu'en général les matières alimentaires ne font dans l'estomac proprement dit, qu'un séjour trop court pour s'y putréfier, il n'en est pas moins vrai que le temps qu'ils emploient à traverser la totalité du canal digestif est plus que suffisant pour qu'ils y subissent la fermentation putride ; et ce d'autant plus facilement qu'ils s'y rencontrent presque toujours avec quelque résidu des digestions précédentes, qui pourraient remplir le rôle de ferment.

Cependant cette putréfaction des aliments n'a réellement pas lieu ; la preuve en est que, dans l'état normal, aucun dégagement gazeux ne se produit pendant la digestion, et que ce dégagement est inséparable de toute putréfaction. Quant à l'odeur des matières contenues dans l'intestin, elle n'a rien de commun avec celle des substances organiques en putréfaction, et nous démontrerons par la suite qu'elle est uniquement due à une huile volatile sécrétée par l'organisme, et que l'on peut dissiper par l'application de la chaleur.

Deux causes s'opposent à la putréfaction des matières renfermées dans le tube digestif : la première est évidente ; c'est l'absence complète d'air atmosphérique, ou, pour mieux dire, d'oxygène à l'état de liberté ; car, lorsqu'il arrive de rencontrer accidentellement quelques gaz dans ce canal, l'oxygène qui s'y trouve y est toujours combiné au carbone à l'état d'acide carbonique ; or il est parfaitement reconnu qu'en l'absence de l'oxygène libre, les substances azotées les plus altérables se conservent pendant fort longtemps exemptes de toute putréfaction.

La seconde cause qui met obstacle à la fermentation putride dans le tube digestif est plus obscure, plus difficile à déterminer à priori ; c'est l'action anti-sceptique exercée par le suc gastrique sur les matières alimentaires. Comme ce n'est pas ici le lieu d'étudier en quoi consiste cette action toute spéciale, nous en poserons seulement par anticipation le principe général, nous réservant d'exposer ailleurs les preuves qui l'établissent. Or ce principe peut être formulé ainsi : *toute substance azotée qui a subi convenablement l'action du suc gastrique est préservée de la putréfaction pendant un temps qu'on ne saurait limiter, mais qui excède toutefois de beaucoup celui du séjour que les matières alimentaires font généralement dans les différentes parties du tube digestif.*

Ce qui prouve l'influence anti-sceptique que le suc gastrique exerce, c'est que la putréfaction peut réellement s'établir dans les parties des voies digestives qui précédent l'estomac, lorsque les aliments susceptibles de l'éprouver y font un séjour assez prolongé, ainsi que cela a lieu quelquefois dans le jabot des gallinacés, et dans la panse des ruminants.

Les aliments, avons-nous dit, font dans ces espèces de diverticulum de l'œsophage un séjour plus ou moins long, pendant lequel la sécrétion d'aucun fluide spécial ne s'oppose à leur putréfaction. Si ce genre de décomposition n'y a pas lieu généralement, ou ne s'y manifeste que d'une manière incomplète, cela tient à des circonstances particulières, qu'il sera facile de comprendre.

Et d'abord les graines, dont les gallinacés font leur principale nourriture, renferment toutes une certaine quantité de sucre, qui, en se convertissant en acide lactique, prévient ou retarde la putréfaction des matières azotées qui en sont susceptibles. D'un autre côté, le séjour que les aliments font dans cette poche ne paraît pas suffisant pour permettre, même à des matières purement animales, de se putréfier. Il résulte en effet des expériences de MM. Tiedmann et Gmélin, ainsi que des miennes propres, que la durée moyenne de ce séjour est de douze heures environ, ce qui ne saurait suffire, dans la plupart des cas, au développement de la putréfaction.

Cela étant, si, par un moyen quelconque, on parvenait à retenir dans le jabot, pendant un certain temps, des aliments azotés complétement exempts de sucre, ils devraient pouvoir y éprouver un certain degré de putréfaction. C'est en effet ce que prouve l'expérience suivante.

Je fis avaler à un pigeon adulte et bien portant une éponge sèche et comprimée, qui, lorsqu'elle était développée par l'eau, avait le volume d'une noix, et était à peu près ronde. Mon but était d'intercepter, à l'aide de ce corps étranger, la communication entre le jabot et le ventricule succenturié, l'expérience m'ayant appris qu'une éponge du volume et de la forme que je viens de décrire ne saurait passer dans l'ouverture étroite et peu dilatable qui sépare ces deux ventricules. Ayant donc introduit l'éponge dans le jabot du pigeon, je le forçai d'avaler cinquante à soixante grammes de bœuf bouilli, parfaitement sain, après quoi je le tins à un jeûne absolu. Au bout de quarante-huit heures, l'animal paraissant dépérir, je le pendis, avec la précaution de lui attacher aux pattes un poids suffisant pour l'empêcher de se soulever en se débattant; ensuite, sans le changer de position, je lui fis au devant du col une incision à l'aide de laquelle je parvins dans l'intérieur du jabot, que je trouvai distendu par la majeure partie de la viande avalée précédemment. Celle-ci, un peu décolorée, avait cependant conservé sa consistance; mais, ce qui est le point essentiel, elle exhalait une odeur infecte de putréfaction, n'ayant rien de comparable avec l'odeur aigre des aliments ordinairement renfermés dans cette poche. Du reste, l'ayant exprimée entre les doigts, je pus en extraire quelques grammes d'un liquide trouble, blanchâtre, qui bleuissait manifestement le papier rougi de tournesol. Quant à l'éponge, elle occupait le fond du jabot, et se trouvait tellement pressée contre l'ouverture de communication avec le ventricule succenturié par la viande accumulée au-dessus, qu'il était difficile à la moindre parcelle d'aliments de se frayer un passage. Je pus aussi en extraire un liquide alcalin semblable à celui que j'avais exprimé de la viande.

Nous pouvons appliquer aux ruminants ce que nous avons dit des gallinacés; car la panse des premiers est une dilatation de l'œsophage analogue au jabot des seconds.

Quand les ruminants ont fait usage d'aliments sucrés, tels que carottes, navets, orge, avoine, paille, etc., ces matières s'aigrissent dans la panse, ainsi que nous le démontrerons bientôt, et dès lors la fermentation putride est plus ou moins entravée ; mais, lorsqu'ils n'ont mangé que de l'herbe, ou des graines purement mucilagineuses, du pain d'huile, par exemple, leur panse exhale une odeur infecte de putréfaction, et contient toujours une certaine quantité des différents gaz qui caractérisent ce genre d'altération. Si même les herbages accumulés dans la panse renferment une forte proportion de principe azoté, ou autrement dit, d'albumine végétale à l'état frais, la putréfaction se développe quelquefois avec une telle énergie que cette poche peut être rompue par l'expansion des matières gazeuses. C'est, on le sait, ce qui arrive aux bestiaux qui ont mangé une trop grande quantité de trèfle ou de luzerne.

Comme chez les gallinacés et chez les ruminants, la fermentation putride ne se manifeste plus en aucune circonstance, après que les aliments ont subi l'action du fluide sécrété par l'estomac, nous devons conclure de là que ce fluide contribue puissamment à les préserver de la corruption. Au surplus, nous fournirons par la suite des preuves plus directes et plus positives de l'action antiseptique exercée par le suc gastrique.

En résumé, il résulte des faits et considérations précédentes que la putréfaction ne joue aucun rôle dans la digestion chez les animaux dépourvus de poches œsophagiennes, et que, chez ceux qui en sont munis, cette espèce de décomposition, ne se manifestant dans ces ventricules

anormaux que d'une manière incomplète et en quelque
sorte accidentelle, ne saurait , par cela même, exercer
qu'une influence insignifiante sur les altérations subsé-
quentes, que les aliments doivent subir dans le véritable
estomac et les autres parties du tube digestif.

FERMENTATION ALCOOLIQUE.

On désigne ainsi la métamorphose par laquelle le sucre se convertit en alcool et en acide carbonique. Elle
exige, pour s'établir, que la solution de sucre se trouve en
contact avec certaines substances azotées d'origine organique , dont les éléments commencent à se dissocier; ainsi
agit l'albumine animale ou végétale, la gélatine, la caséine , la fibrine, et la plupart des tissus animaux en putréfaction ; la levure de bière elle-même, ce ferment
par excellence, ne paraît propre à déterminer la métamorphose du sucre qu'en raison de la facilité avec laquelle elle se décompose.

La fermentation alcoolique peut être considérée comme
une véritable putréfaction du sucre, provoquée par celle
des matières azotées avec lesquelles il se trouve en contact. Que se passe-t-il alors, et comment se fait-il qu'un
corps en décomposition puisse entraîner ainsi le même
état dans un autre corps dont les éléments étaient en
équilibre auparavant? c'est ce qu'il serait difficile à l'esprit de se figurer : ce sont là de ces faits que l'observation a pu nous révéler directement, mais auxquels il ne
faut pas demander plus qu'on n'exige généralement de
tant d'autres faits sur lesquels les sciences exactes sont

établies. Voici du reste comment s'exprime à cet égard
M. Liebig, dont l'autorité fait foi en pareille matière. Il
est, dit ce savant, une cause d'action chimique dont on
n'a pas tenu compte jusqu'à présent, et qui est la source
des phénomènes de métamorphose qu'on désigne ordinairement sous le nom de corruption, de putréfaction et
de fermentation. Cette cause est la faculté que possède
un corps en décomposition ou en combinaison, c'est-à-
dire en action chimique, d'éveiller la même action dans
un autre corps, qui se trouve en contact avec lui, ou de
le rendre apte à subir l'altération qu'il éprouve lui-même.
Cette manière d'agir peut être comparée à un corps en
combustion, dont le contact avec un autre corps suffit
pour y provoquer la même action. (Annales de physique
et de chimie.)

Quoi qu'il en soit, dans la fermentation alcoolique, la
somme des deux produits est égale à celle des éléments
du sucre, ainsi que l'exprime l'équation suivante :

$$\underset{\text{Alcool.}}{C^6\ H^{14}\ O^4} \ + \ \underset{\text{Acide carbonique.}}{C^4\ O^8} \ = \ \underset{\text{Sucre.}}{C^{12}\ H^{14}\ O^{12}}$$

Quant aux produits de la putréfaction de la matière azotée, qui sert d'agent provocateur, ils sont les mêmes que
ceux que nous avons signalés à propos de la décomposition
de ces sortes de substances : c'est-à-dire que cette matière
fournit de l'acide carbonique, des hydrogènes carbonés,
de l'ammoniaque, et laisse pour résidu fixe une substance
plus ou moins carbonée analogue au ligneux, à l'ulmine
ou au terreau, selon la nature de la matière décomposée,
et selon aussi que la décomposition en a été poussée
plus ou moins loin.

A l'exception du professeur Mitscherlich, aucun auteur, que je sache, n'a eu la pensée de faire jouer à la fermentation alcoolique un rôle tant soit peu important dans l'accomplissement des phénomènes digestifs. Il est en effet certain que jamais ce genre de décomposition ne s'effectue dans le canal intestinal; autrement l'ingestion des matières sucrées devrait toujours provoquer un dégagement plus ou moins considérable d'acide carbonique, et déterminer la formation d'une certaine quantité d'alcool; en sorte que l'eau sucrée devrait occasionner l'ivresse, aussi bien que les boissons alcooliques, ce qui est contraire à l'expérience. Au surplus, quand on ouvre le tube intestinal des hommes et des différents animaux qui ont fait usage d'aliments sucrés, jamais il ne s'en exhale la moindre odeur alcoolique.

Ces faits étant à l'abri de toute contestation, il serait superflu d'y insister; mais on peut se demander *pourquoi* la fermentation alcoolique ne se développe pas dans le canal digestif, malgré le concours de la plupart des circonstances qui favorisent généralement cette espèce de métamorphose. En effet, presque tous les aliments d'origine végétale contiennent du sucre, et une certaine quantité de matière albumineuse, qui peut jouer le rôle de ferment; d'ailleurs la variété des substances dont l'homme et les autres omnivores se nourrissent habituellement, introduit sans cesse dans l'estomac un mélange de sucre et des matières azotées les plus propres à susciter la transformation alcoolique.

La cause qui s'oppose à la conversion du sucre en alcool, dans le tube intestinal, est facile à comprendre si l'on se reporte aux principes que nous avons établis précédemment. Nous avons vu en effet qu'une matière azotée quelconque doit être dans un certain état de décomposition pour jouer le rôle de ferment alcoolique ; or nous avons démontré que deux causes puissantes s'opposent à la putréfaction des matières les plus altérables , à partir du moment où elles sont arrivées dans l'estomac , savoir , d'une part, l'absence complète d'air atmosphérique ou d'oxygène libre, et, de l'autre, l'action spécifique que nous avons attribuée à priori au suc gastrique, de sorte que les mêmes causes qui s'opposent à la putréfaction des matières azotées s'opposent aussi à la transformation du sucre en alcool.

TRANSFORMATION ACÉTIQUE.

L'alcool placé dans certaines conditions, est susceptible de se transformer en eau et en acide acétique. Comme ces deux produits renferment ensemble plus d'oxygène que l'alcool, la métamorphose ne peut s'effectuer que par l'absorption de l'oxygène de l'air atmosphérique : c'est une véritable oxydation, dont équation suivante rend parfaitement compte.

$$\underset{\text{Alcool.}}{C^4\ H^{12}\ O^4}\ +\ \underset{\text{Oxigène.}}{O^3}\ =\ \underset{\text{Acide acétique.}}{C^8\ O^6\ H^{12}}\ +\ \underset{\text{Eau.}}{6\ H^2\ O.}$$

Pour que cette transformation ait lieu, il est donc nécessaire que l'alcool éprouve le contact de l'air ou de l'oxygène à l'état de liberté ; du reste, elle est considérablement accélérée par la présence de quelque matière étrangère contenant de l'azote, bien que cette matière n'éprouve elle-même aucune espèce de décomposition. L'addition d'une petite quantité d'acide acétique déjà formé favorise aussi singuliérement l'oxydation dont il s'agit, tandis qu'au contraire la plupart des acides minéraux produisent l'effet opposé, et empêchent plus ou moins complétement l'acétification.

Quoi qu'il en soit, l'alcool est la seule substance connue dont la décomposition spontanée puisse donner naissance à de l'acide acétique, et il est aujourd'hui parfaitement démontré qu'en avançant le contraire, la plupart des auteurs ont confondu l'acide acétique avec l'acide lactique, dont nous nous occuperons incessamment. Il résulte de là que le développement de l'acide acétique dans une matière quelconque, y présuppose la fermentation alcoolique, de même que celle-ci présuppose l'existence du sucre : de sorte que la production de l'acide acétique doit être considérée comme le résultat de deux métamorphoses successives du même principe.

Lorsque des boissons alcooliques sont introduites dans les voies digestives, sont-elles susceptibles de s'y acétifier? telle est la question que nous devons maintenant nous proposer. Presque tous les auteurs l'ont résolue affirmativement; nous citerons, entre autres, MM. Leuret et Lassaigne, qui observent avec raison que dans l'estomac se trouvent réunies la plupart des circonstances qui favorisent l'acétification de l'alcool, savoir, une température de trente à quarante degrés, de l'eau, des matières animales, et même un principe acide, le suc gastrique. D'autre part, on ne saurait objecter ici, comme pour la fermentation alcoolique, l'intégrité de composition de la matière organique ; car nous avons vu que, malgré cette intégrité, les matières animales ne sont pas moins efficaces pour favoriser l'oxydation de l'alcool.

Cependant, en partant des principes généraux que nous avons posés, il est impossible d'admettre la formation de l'acide acétique dans les voies digestives.

Et d'abord nous ferons remarquer que les boissons alcooliques, comme en général tous les liquides, ne tardent pas à être enlevées par l'absorption de la cavité gastrique; de sorte qu'elles n'auraient pas le temps de s'oxyder, même dans les circonstances les plus favorables. Nous ferons observer ensuite que, s'il est vrai qu'une faible proportion d'acide acétique favorise l'oxydation de l'alcool, il est loin d'en être de même des acides minéraux, qui, ajoutés en petite quantité aux liqueurs alcooliques, les préservent, au contraire, de l'acétification : or le suc gastrique, dont les aliments s'imprègnent aussitôt leur arrivée dans l'estomac, doit son acidité constante à un acide inorganique, ainsi que nous le démontrerons par la suite, de sorte que, loin d'accélérer l'acétification, il y met au contraire obstacle. Enfin, et cette cause est sans contredit la plus puissante, c'est que l'oxydation de l'alcool exige de toute nécessité la présence d'une certaine quantité d'oxygène libre, et que le tube gastro-intestinal n'en renferme jamais dans l'état normal. Il est donc de toute impossibilité qu'il se forme de l'acide acétique dans les voies digestives, lors même que de l'alcool est introduit dans l'estomac, et, à plus forte raison, lorsque les aliments ne renferment aucun liquide spiritueux.

TRANSFORMATION LACTIQUE.

La formation lactique consiste, avons-nous dit, dans la conversion du sucre en acide lactique et en eau, ou en acide lactique et en mannite. Dans ces deux cas, la somme des éléments simples renfermés dans les produits secondaires est égale à celle des éléments du sucre, ainsi que l'expriment les équations suivantes :

$$\overset{\text{Acide lactique.}}{2\,C^6\,H^{10}\,O^5} + \overset{\text{Eau.}}{2\,H^2\,O} = \overset{\text{Sucre.}}{C^{12}\,H^{24}\,O^{12}}.$$

$$\overset{\text{Acide lactique.}}{C^6\,H^{10}\,O^5} + \overset{\text{Mannite.}}{C^6\,H^{14}\,O^2} = \overset{\text{Sucre.}}{C^{12}\,H^{24}\,O^{7}}.$$

Pour que l'une ou l'autre de ces métamorphoses ait lieu, il faut que la dissolution sucrée soit en contact avec des matières azotées d'origine organique ; mais il n'est pas nécessaire que ces matières soient elles-mêmes en état de putréfaction, comme pour la fermentation alcoolique ; le simple contact de la matière organique dans toute son intégrité de composition peut suffire à la production du phénomène, de sorte qu'il faut assimiler la manière dont ces substances incitatrices agissent dans cette circonstance à l'action qu'elles exercent dans l'acétification de l'alcool.

Ce n'est pas qu'à l'état de décomposition putride les matières azotées ne puissent aussi déterminer la conversion du sucre en acide lactique ; il semblerait même au contraire que, dans cet état, elles agissent avec plus d'énergie encore, lorsque, surtout, quelque circonstance met obstacle à la fermentation alcoolique. Par exemple, lorsque la moindre quantité de matière putride se trouve en contact avec une dissolution de sucre de lait, celui-ci, qui ne peut, comme on sait, éprouver la fermentation alcoolique que dans certaines circonstances particulières, ne tarde pas à fournir de l'acide lactique. Souvent même, il arrive que la décomposition putride, la fermentation alcoolique, l'acétification d'une partie de l'alcool produit, et la transformation lactique s'effectuent simultanément. C'est ce qui a lieu notamment, lorsqu'une grande quantité de jus de betteraves, de navets, de carottes, etc, est abandonné à lui-même sous l'influence d'une température convenable. L'action est alors tumultueuse en raison des gaz qui se dégagent, et il se forme différents produits accessoires dont nous n'avons pas à nous occuper.

Pour étudier la formation lactique dans toute sa simplicité, et en quelque sorte à l'état d'isolement, il suffit d'exposer de l'eau sucrée à une température de 30 à 40 degrés, avec quelque matière animale parfaitement saine. On peut choisir à cet effet des matières solubles, telles que la gélatine ou l'albumine non concrétée ; mais il est préférable d'employer des matières solides, et particulièrement des tissus membraneux, tels que des morceaux d'estomac, d'intestin ou de vessie. Voici les phénomènes qui se manifestent dans le cours de l'expérience.

D'abord, pendant les six ou sept premières heures, on ne remarque dans la liqueur aucune espèce de changement, et elle conserve toute sa neutralité ; mais, à partir de la septième heure environ, elle commence à rougir le papier de tournesol, et acquiert en moins d'une heure son maximum d'acidité ; alors elle offre une saveur légèrement aigrelette, agace fortement les dents, et rougit le papier bleu à peu près comme ferait du petit lait. A la fin de l'expérience, la liqueur est devenue trouble en raison d'une certaine quantité de mucus cédé par la membrane, qui, du reste, est demeurée parfaitement intacte. Il n'est pas rare non plus d'y voir se déposer un léger précipité blanc, d'apparence cristalline, qui offre tous les caractères de la mannite. Au surplus, pendant toute la durée de l'opération, le liquide reste parfaitement calme, et aucune bulle gazeuse ne s'échappe de sa surface, soit que le vase reste fermé ou découvert; ce qui se conçoit facilement, puisqu'en jetant un coup d'œil sur les formules précédentes, on voit qu'il ne se produit aucune matière gazeuse, et que l'air atmosphérique n'intervient en rien dans la métamorphose.

Dans cette expérience, il n'est pas nécessaire que la solution de sucre soit concentrée, car il suffit comme je m'en suis assuré, que l'eau contienne moins d'un millième de sucre, pour que l'acidification arrive à son maximum, seulement alors elle exige plus de temps pour s'accomplir.

On conçoit d'après ces faits comment les matières végétales, qui renferment à la fois la plus faible proportion de sucre et une certaine quantité d'albumine, étant placées dans l'eau à une température convenable, ne tardent pas à s'aigrir sans absorber ou dégager de produit gazeux. C'est ce dont il est facile de s'assurer en soumettant à l'expérience la pulpe des différents fruits et racines sucrées, les graines céréales grossièrement concassées, la paille, etc.

Une particularité digne de remarque, c'est qu'un tissu

animal qui a déjà servi à une première acidification,
non-seulement peut encore servir à d'autres opérations
semblables, mais c'est qu'il a même acquis un nouveau
degré d'énergie, de sorte qu'il devient capable d'en effectuer une seconde ou une troisième en deux heures,
au lieu de huit. On ne saurait expliquer ce fait qu'en
admettant que, malgré les lavages, le tissu retient opi-
niâtrément une faible proportion d'acide, qui favorise la
métamorphose du sucre, comme un peu d'acide acétique
favorise l'acétification de l'alcool.

Si une très-faible proportion d'acide paraît activer la
métamorphose du sucre en acide lactique, le contraire se
manifeste, si on ajoute à la dissolution de sucre une
quantité d'acide suffisante pour communiquer au liquide
le maximum d'acidité qu'il est susceptible d'acquérir par
la décomposition de la matière sucrée. Alors en effet il
ne se forme plus un atome d'acide lactique; quelle que soit
la durée de l'expérience, le liquide conserve la même
capacité de saturation, et il est impossible d'y déceler, à
l'aide des réactifs, d'autre acide que celui dont on l'a
additionné. Du reste, il importe assez peu que l'acide
employé soit de nature organique ou inorganique, et j'ai
obtenu des résultats identiques avec les acides acétique,
lactique, sulfurique, phosphorique et chlorhydrique.
Comme l'acide lactique lui-même agit d'une manière
semblable, il est facile de comprendre pourquoi, lors de
la métamorphose du sucre, l'acidification du liquide
s'arrête constamment à un degré déterminé. Tous ces
faits sont, ainsi qu'on va le voir, d'une certaine importance relativement à leur application aux phénomènes
digestifs.

Comme les aliments renfermés dans l'estomac manifestent une acidité constante, un grand nombre de physiologistes tant anciens que modernes ont cru pouvoir attribuer cet effet à un acide qui se développerait par suite de la décomposition spontanée des matières alimentaires, et non au fluide sécrété par l'estomac. Telle était, entre autres, l'opinion de Montègre et de Spallanzani lui-même.

Au premier abord, on serait tenté de croire que cette doctrine n'est pas tout à fait dénuée de fondement, et que de l'acide lactique peut réellement se former dans l'estomac. En effet, la plupart des aliments d'origine végétale renferment à la fois du sucre et différentes matières azotées capables d'opérer la métamorphose de ce principe en acide lactique. Nous savons aussi que, chez l'homme et chez beaucoup d'autres animaux, l'estomac contient souvent un mélange hétérogène de substances sucrées et de matières animales. Il n'est pas nécessaire ici que le principe azoté qui, par sa seule présence, détermine la métamorphose, soit lui-même en état de décomposition putride ; l'intervention de l'air est aussi tout à fait inutile; enfin la conversion du sucre en acide lactique s'opère sans le moindre dégagement gazeux, ce qui annule, relativement à cette transformation, la plupart des objections qui nous ont fait rejeter les métamorphoses précédentes comme incompatibles avec les résultats de l'expérience. Il semblerait donc que le sucre peut se convertir en acide lactique dans l'estomac, sous l'influence des matières azotées qui y sont ingérées simultanément, et peut-être aussi, à leur défaut, sous l'influence des parois de l'organe lui-même.

Cependant, en examinant les choses de plus près, on acquiert la conviction que telle n'est point la source de la liqueur acide dont les aliments en travail de chymification sont imprégnés, et que la métamorphose lactique n'est pas plus capable que les précédentes de s'accomplir dans l'estomac. Je puis affirmer, pour mon compte, qu'ayant soumis à l'analyse la partie liquide exprimée des aliments après un séjour plus ou moins prolongé dans ce viscère, jamais je n'y ai reconnu la moindre trace d'acide lactique.

La raison de ce fait est facile à comprendre : dès que les aliments arrivent dans l'estomac, ils s'imprègnent du suc particulier qui est sécrété par cet organe, et qui doit à une certaine proportion d'un acide minéral libre une capacité de saturation au moins égale à celle des liquides au sein desquels la métamorphose lactique s'est accomplie. (Voir l'analyse de ce suc). Or nous avons établi en principe que, même à ce faible degré de concentration, tous les acides mettent invariablement obstacle à la transformation dont il s'agit.

Si telle est réellement la cause qui empêche les aliments sucrés de s'aigrir dans l'estomac, ils doivent pouvoir le faire dans les parties des voies digestives qui précèdent cet organe, c'est-à-dire avant qu'aucun acide sécrété par l'organisme ne soit encore venu les imprégner ; or tel est précisément le cas des matières contenues dans les poches œsophagiennes des ruminants et des gallinacés. Pour les mêmes raisons, ils doivent aussi le faire dans les parties de l'intestin où les matières chymeuses ne parviennent généralement qu'après avoir été neutra-

lisées, en supposant toutefois qu'elles renferment encore
quelque principe sucré qui aurait échappé à l'absorption : or c'est ce qui arrive fréquemment dans le gros
intestin, et particulièrement dans le cœcum. Nous allons
nous occuper successivement de ces deux cas.

Pour être en droit d'affirmer que, dans les circonstances accidentelles où les matières enfermées dans la panse
et le jabot manifestent une réaction acide, cela tient à
une altération subie par les aliments, à une véritable
formation lactique, il faut d'abord prouver qu'il
n'en est ainsi qu'autant que les aliments contiennent
du sucre. C'est ce que démontrent les expériences suivantes.

Je nourris six moutons, pendant quatre jours, avec du
foin exclusivement, ayant la précaution de ne point leur
donner de paille pour litière, de peur qu'ils ne vinssent à
en brouter ; après quoi, avant de les faire tuer, je les
soumis à un jeûne absolu pendant environ douze heures.
La panse ayant été ouverte, j'y trouvai une grande
quantité d'herbe grossièrement mâchée et imbibée d'un
liquide verdâtre, qui ramenait manifestement au bleu le
papier rougi de tournesol.

La même expérience fut répétée sur six autres moutons, en substituant de la luzerne sèche à l'herbe ordinaire, et j'obtins absolument les mêmes résultats,
c'est-à-dire que le contenu de la panse fut toujours alcalin.

Je nourris pendant quatre jours, deux moutons avec
du pain d'huile grossièrement concassé, et mélangé à
un peu de sel commun. Les moutons ayant été tués en-

suite, après douze heures d'abstinence, comme dans les cas précédents, je trouvai toujours le contenu de la panse manifestement alcalin.

Deux chevreaux de trois mois environ furent nourris pendant huit jours avec les pousses printanières du saule et de l'aubépine exclusivement. Ces animaux ayant ensuite été mis à mort, après douze heures d'abstinence absolue, je trouvai dans leur panse une grande quantité d'aliments grossièrement broyés, et délayés dans un liquide alcalin.

Des bœufs nourris pendant plusieurs jours avec de l'herbe fraîche exclusivement, m'offrirent de même le contenu de la panse constamment alcalin.

Le jabot des gallinacés va nous fournir matière aux mêmes observations.

Ayant laissé un pigeon à jeun pendant vingt-quatre heures, je lui fis avaler une éponge, qui, avant d'être séchée et comprimée, avait le volume d'une grosse noix. Huit heures après, je pendis l'oiseau, en lui passant autour du col un nœud-coulant, après lui avoir attaché aux pattes un poids suffisant pour l'empêcher de se soulever en se débattant ; puis, à l'aide d'une incision, je retirai l'éponge, que je trouvai gorgée d'un liquide blanchâtre, trouble et manifestement alcalin.

La même expérience répétée sur d'autres pigeons, ainsi que sur des poules et sur un dindon, donna lieu au même résultat.

Je fis jeûner un pigeon pendant vingt-quatre heures; après quoi, je le nourris, pendant quatre jours, de bœuf bouilli, parfaitement sain, que je lui faisais prendre forcément. L'animal ne faisait par jour qu'un seul repas, et, à chacun de ces repas, il avalait environ trente grammes de viande. Du reste, il était enfermé dans une cage spacieuse, ayant à sa disposition un vase rempli d'eau pure. Sous l'influence de ce régime, il continua à se bien porter, et ne perdit rien de son poids. Au bout de quatre jours, dix heures après son dernier repas, je le pendis avec les précautions indiquées précédemment. Immédiatement après, je pratiquai une incision au col, de manière à pénétrer dans le jabot, où je trouvai une partie de la viande. Elle avait une odeur fade, mais ne paraissait nullement ramollie ; les morceaux avaient même pour la plupart conservé leur forme. En l'exprimant entre les doigts, je parvins à en extraire environ deux grammes d'un liquide trouble et blanchâtre, qui ramenait au bleu le papier rougi de tournesol.

La même expérience répétée sur une poule fournit aussi un liquide alcalin, en tout semblable au précédent ; d'où je conclus que le contenu du jabot est alcalin, comme celui de la panse, lorsque les aliments sont complétement exempts de sucre.

Toutefois ces résultats étant en contradiction directe avec ceux qu'ont obtenus MM. Tiedmann et Gmélin, nous allons rapporter textuellement celle de leurs expériences qui a le plus de rapport avec les nôtres, afin qu'on puisse mieux apprécier une cause d'erreur dans laquelle ces auteurs sont tombés relativement à l'état des aliments dans le jabot des oiseaux granivores.

« Une poule renfermée dans une grande cage fut nourrie pendant quinze jours avec de la viande bouillie seu-

13

lement. Lorsqu'elle ne voulait pas en prendre d'elle-même, ce qui arrivait quelquefois, on la lui faisait avaler de force, coupée par petits morceaux. Au milieu de ce régime, elle demeura bien portante, et ne perdit pas de son poids. Le dernier jour, on lui fit prendre le matin, vers huit heures, une portion considérable de bœuf bouilli, et elle fut étranglée vers midi et demi. Le jabot contenait, 1° environ cent cinquante grammes de morceaux de viande non altérée, si ce n'est qu'elle était très-peu ramollie à la surface ; 2° quatre grammes d'un liquide aqueux d'un blanc grisâtre, avec de petits flocons muqueux, qui rougissait faiblement le tournesol, etc. (Ouvrage cité, exp. XVII, sur la digestion des oiseaux.) »

La différence des résultats obtenus par ces auteurs et par moi s'explique facilement en ayant égard à la manière dont ils ont procédé à leur expérience. En effet, ils ont, disent-ils, étranglé l'animal ; mais ils ne parlent pas de la position qu'ils lui ont donnée pendant son agonie et surtout après sa mort, pendant qu'ils en faisaient l'ouverture ; il est donc permis de penser qu'ils n'ont attaché aucune importance à cette particularité ; or il est aisé de voir que, si l'animal n'est pas constamment maintenu dans une position verticale, la tête en haut, le suc gastrique acide contenu dans le ventricule succenturié, et le gésier venant à s'épancher dans le jabot à travers l'ouverture béante qui réunit ces ventricules, ce suc communiquera plus ou moins aux matières du jabot la réaction acide qui lui est propre. Ce qui vient à l'appui de cette opinion, c'est que, dans l'expérience que nous venons de rapporter, on trouva dans le ventricule succenturié et dans le gésier huit grammes d'un liquide aqueux *très-acide*.

Pour ne laisser aucun doute sur la légitimité de l'interprétation que je viens de donner des résultats obtenus par MM. Tiedmann et Gmélin, je répétai l'expérience comme ils paraissent l'avoir exécutée : c'est-à-dire qu'après avoir étranglé l'animal à la manière ordinaire, je le laissai sur une table pendant quelques minutes, et l'ouvris dans une position horizontale, ainsi que cela se pratique habituellement; or, dans ce cas, la viande contenue dans le jabot rougit manifestement la teinture de tournesol.

La conséquence à déduire de tous ces faits est que, non-seulement il ne s'opère aucune sécrétion acide dans les poches œsophagiennes des ruminants et des gallinacés, mais que les aliments ne s'y aigrissent jamais, quand ils ne renferment aucun principe sucré.

Il s'agit maintenant de prouver que le contenu de ces poches est au contraire acide, lorsque les aliments renferment une substance sucrée susceptible de s'acidifier dans les circonstances que nous connaissons. Pour y parvenir, je fis les expériences suivantes.

Six moutons furent nourris pendant quatre jours de carottes fraîches exclusivement ; puis, après les avoir complétement privés de nourriture pendant douze heures, on les tua; or, sur tous les six, je trouvai le contenu de la panse manifestement acide.

Trois autres moutons nourris, pendant quatre jours, de pois en gousse, qu'on leur livrait à discrétion, furent tués, après douze heures d'abstinence absolue, et chez tous trois le contenu de ces poches présenta une réaction acide plus ou moins prononcée.

Cinq moutons qui avaient mangé des fèves de champ pendant plusieurs jours, mais qui n'avaient pris aucun nouvel aliment depuis vingt-quatre heures, me firent voir également le contenu de la panse d'une acidité manifeste.

Deux moutons qui, pendant trois jours, s'étaient nourris de beaucoup d'avoine et d'un peu de foin, ayant été tués après dix-huit heures d'abstinence, je trouvai que le contenu de leur panse réagissait de même à la manière des acides.

Au surplus, en parcourant les auteurs, on rencontre de nombreux exemples qui prouvent que, dans certaines circonstances, les matières, contennes dans ce qu'ils appellent improprement les deux premiers estomacs, acquièrent la propriété de rougir les teintures bleues végétales. Nous citerons, entre autres, MM. Tiedmann et Gmélin, qui ont constaté la présence d'un acide libre dans la panse de trois brebis, dont deux avaient été nourries d'avoine, et la troisième de paille seulement. Nous citerons aussi MM. Leuret et Lassaigne, qui ont trouvé acide le contenu de la panse chez plusieurs moutons auxquels ils avaient donné de l'orge.

En général, il est rare de rencontrer un acide libre dans le ventricule œsophagien, chez les ruminants, pour deux raisons : la première est que ces animaux, ne prenant ordinairement que des matières herbacées pour nourriture, ces substances, la plupart exemptes de sucre, ne peuvent s'acidifier spontanément ; la seconde est que les derniers aliments ingérés dans la panse, peu de temps avant la mort, étant imprégnés de salive alcaline, neutralisent souvent l'acide déjà formé ; c'est pourquoi, afin d'obtenir les résultats que nous avons énoncés, il est nécessaire de tenir les animaux à un jeûne rigoureux, pendant douze heures au moins, avant de les mettre à mort.

Si des ruminants nous passons aux gallinacés, nous voyons au contraire que le contenu du ventricule œsophagien se trouve presque constamment acide. La raison en est que ces animaux se nourrissant presque exclusivement de graines céréales, qui toutes renferment une certaine quantité de sucre, ce principe se décompose de façon qu'une partie de l'acide formé sature l'alcali des mucosités œsophagiennes, tandis que l'autre réagit à l'état d'acide libre. Aussi, presque tous les expérimentateurs ont-ils constaté l'acidité des matières contenues dans le jabot des oiseaux granivores, prétendant à tort qu'elle provient d'une liqueur sécrétée.

Toutefois, il faut l'avouer, ce témoignage est ici d'une faible valeur, parce qu'on a généralement négligé les précautions dont nous avons démontré l'importance : c'est pourquoi j'ai dû répéter moi-même les expériences, en ayant soin de maintenir l'animal dans une position verticale, de manière que le liquide du ventricule succenturié ne pût s'épancher dans le jabot. Or, ayant nourri pendant trois ou quatre jours des pigeons et des poules, de blé, d'orge, d'avoine, de maïs concassés, de viande imprégnée de sucre, etc., ne donnant à chacun qu'une seule de ces substances exclusivement, j'ai trouvé que chez tous, le contenu du jabot rougissait le papier de tournesol.

En récapitulant le résultat des expériences précédentes, nous trouvons que les substances devenues acides, tant dans la panse que dans le jabot, sont les carottes, l'avoine, les pois, la paille, la viande sucrée, l'orge, le maïs, etc., substances qui toutes renferment du sucre. Il existe donc une identité parfaite entre les matières qui s'acidifient dans ces poches et celles qui le font en vases inertes; or nous avons vu que, dans ces cas, l'acide produit est de l'acide lactique : c'est donc encore cet acide qui doit se produire dans la panse et le jabot. Du reste, ayant soumis à l'analyse le liquide contenu dans la panse des moutons nourris de carottes, j'ai constaté que l'acide produit était réellement l'acide lactique. L'analogie la plus simple conduit à admettre qu'il doit en être de même avec les autres aliments acidifiables.

Voyons maintenant ce qui arrive aux matières sucrées, lorsqu'elles séjournent dans le gros intestin, après avoir été neutralisées dans l'intestin grêle.

C'est un fait reconnu par tous les expérimentateurs que, quand les matières chymifiées dans l'estomac arrivent dans les intestins, elles perdent peu à peu leur acidité, et deviennent neutres, puis alcalines. Que ce changement provienne de leur mélange avec la bile, le suc pancréatique et les mucosités intestinales, ou bien encore qu'il soit dû à l'absorption du principe acide, c'est ce qu'il n'est pas nécessaire d'examiner ici. Pour le moment, il nous suffit d'énoncer le fait comme conforme à l'expérience de tous les auteurs et à la mienne propre.

Or, s'il en est ainsi, rien ne doit s'opposer à ce que les matières qui retiendraient encore la moindre quantité de sucre, lorsqu'elles parviennent dans le cœcum, s'y aigrissent par suite de la métamorphose de ce principe. C'est précisément ce que l'expérience prouve ; aussi n'est-il pas rare de rencontrer le contenu du cœcum et du gros intestin acide, lors même que celui de l'intestin grêle était neutre ou alcalin. Cette remarque avait déjà été faite autrefois par Viridet sur des lièvres et sur des lapins. Depuis, MM. Tiedmann et Gmélin, Schultz, Ebule, etc., ont pu la vérifier sur différentes espèces d'animaux, et moi-même, dans le cours de mes expériences, j'ai eu plusieurs fois occasion d'en constater l'exactitude. Or, en compulsant mes propres observations et celles qui ont été recueillies par les auteurs, j'ai acquis la certitude que ce phénomène ne se manifeste jamais que chez les animaux qui ont fait usage, pendant quelque temps, d'aliments sucrés. C'est ainsi, par exemple, que jamais le contenu du cœcum ne s'est montré plus acide que celui de l'intestin grêle chez les animaux qui avaient été nourris pendant un certain temps d'herbe ou de viande exclusivement, et qu'au contraire rien n'est plus fréquent chez ceux qui ont fait usage de lait, de graines céréales, de paille, de légumes farineux, etc. On conçoit toutefois à combien de circonstances fortuites l'apparition de cet acide est subordonnée, à raison de la promptitude plus ou moins grande avec laquelle les matières sucrées sont enlevées de la masse du chyme par l'absorption, et aussi à raison des propriétés plus ou moins alcalines des différents liquides versés dans le canal digestif : ce qui fait que l'acidité du contenu du cœcum n'est jamais qu'un phénomène accidentel et par conséquent sans importance.

Les circonstances que nous venons de signaler, relativement à la réapparition d'un acide libre dans les matières du cœcum, ne sauraient laisser de doute sur la nature et l'origine de cet acide. C'est donc bien à tort que certains auteurs ont cru pouvoir l'attribuer à un liquide dissolvant analogue au suc gastrique, sécrété par les parois du cœcum, que, pour cette raison, ils comparent à un second estomac. Nous démontrerons ailleurs qu'aucune sécrétion de ce genre n'a lieu dans le cœcum, et les considérations précédentes démontrent suffisamment qu'il est inutile de recourir à une semblable supposition pour expliquer l'apparition d'un acide libre dans cet organe.

En résumé, il résulte des faits et considérations que nous venons de développer que la formation lactique ne saurait s'effectuer dans l'estomac lui-même, du moins lorsque la digestion se fait régulièrement, mais que rien n'empêche qu'elle ne puisse avoir lieu dans les portions des voies digectives qui précédent ou qui suivent ce ventricule ; que toutefois, cette formation, n'y étant qu'accidentelle, elle ne saurait, par cela même, avoir une part tant soit peu importante dans l'accomplissement des fonctions digestives.

La fécule peut être convertie en sucre par deux procédés différents. Dans le premier, on met cette substance en contact, à une température convenable, avec certaines matières azotées d'origine organique, dont les éléments éprouvent un commencement de dissociation; tel est en première ligne, le corps particulier qui se développe pendant la germination de l'orge, et que l'on désigne sous le nom de diastase. Chauffée, à une température de 65 à 75 degrés, avec de la fécule et une suffisante quantité d'eau, la diastase jouit du pouvoir remarquable d'en détacher d'abord les enveloppes, et de mettre à nu l'amidon. Quand cette liquéfaction est opérée, si l'on maintient la même température pendant plusieurs heures encore, l'amidon est graduellement converti en gomme et en sucre. Toutes les matières azotées qui se putréfient exercent sur la fécule la même propriété que la diastase, mais à un degré beaucoup plus faible : ainsi l'albumine animale et végétale, la fibrine, la gélatine en putréfaction, opèrent, après vingt-quatre heures de contact, une liquéfaction plus ou moins complète, mais jamais, dans ce cas, la quantité de sucre formé n'est très-considérable.

Le second procédé pour saccharifier la fécule consiste à la faire bouillir, pendant plusieurs heures, avec certains acides étendus ; on neutralise ensuite avec du carbonate calcaire ou toute autre base, on filtre, puis on concentre à l'aide de la chaleur. Dans cette métamorphose de la fécule, l'acide employé ne subit aucune décomposition, ni même aucune combinaison ; de sorte qu'on ne saurait attribuer son action qu'à une influence de contact analogue à celle que les matières azotées exercent dans la conversion du sucre en acide lactique, et de l'alcool en acide acétique. La métamorphose de la fécule en sucre diffère cependant des précédentes par un point essentiel, la température ; car, tandis que celles-ci cessent de s'effectuer au-dessus de 50 degrés environ, la saccharification de la fécule par les acides ne s'opère bien qu'au-dessus de cette température, lors même qu'on emploie l'acide sulfurique étendu, qui est de tous les acides celui dont le pouvoir saccharificateur est le plus énergique.

La fécule peut-elle se transformer en sucre dans les voies digestives, ainsi que certains auteurs l'ont prétendu ? D'abord nous n'avons pas à nous occuper de la saccharification par la diastase, qui ne saurait s'y rencontrer que dans des cas tout à fait fortuits. Mais on peut se demander si les différentes matières azotées qui font partie des aliments ne seraient pas capables d'opérer cette métamorphose ; la réponse est facile. Pour que ces matières exercent le moindre pouvoir saccharificateur, il est nécessaire, avons nous dit, qu'elles éprouvent un commencement de décomposition ; or nous savons que toute putréfaction est impossible dans le canal intestinal ; de sorte que les mêmes causes qui s'y opposent à la fermentation putride et alcoolique s'opposent aussi à la transformation de la fécule en sucre.

Quant à la saccharification par les acides, il n'y a que le suc gastrique auquel on puisse attribuer ce rôle, et ce n'est point ici le lieu de s'en occuper. Disons toutefois que ce genre de métamorphose ne saurait encore avoir lieu ; d'abord parce que les aliments ne font pas dans l'estomac un séjour assez long ; ensuite parce que la température n'y est pas assez élevée ; enfin parce que la réaction acide y est trop peu énergique, et provient précisément, comme nous le verrons par la suite, de l'un des acides auxquels les chimistes refusent la propriété de convertir la fécule en sucre.

En principe, cette conversion ne saurait donc avoir lieu ; en fait, il est facile de voir que les expériences, sur lesquelles quelques auteurs se sont appuyés pour l'admettre, sont loin d'être démonstratives. Il nous suffira de citer la suivante, empruntée à MM. Tiedmann et Gmélin.

Une oie, auparavant bien portante, fut nourrie exclusivement d'amidon de froment pendant dix‑sept jours consécutifs, au bout desquels elle mourut, après s'être considérablement amaigrie. On recueillit à part le contenu du ventricule succenturié et du gésier, et, après l'avoir filtré, on l'évapora jusqu'à siccité. Le résidu fut traité par l'alcool bouillant, et la dissolution alcoolique évaporée laissa une matière extractive, qui, mise en contact à une douce température, avec de la levure de bière et de l'eau, dans un vase renversé sur le mercure, développa une quantité de gaz qui pouvait bien occuper l'espace de dix grammes d'eau. (Loc. cit., t. II, p. 225.) De ce fait, les auteurs se croient en droit de conclure que l'amidon se convertit en sucre dans le canal digestif ; mais qui ne voit combien une pareille expérience est incomplète ? En effet, n'est-il pas probable que le peu de gaz qui s'est développé dans ce cas provenait, soit de la levure elle-même, soit d'un peu de sucre formé sous l'influence de la diastase contenue dans la levure ? Au surplus, ces essais ont été reproduits dans ces derniers temps par MM. Sandras et Bouchardat, qui ont reconnu positivement, à l'aide de l'appareil si précis de M. Biot, que jamais il ne se forme de sucre dans les voies gastriques. De mon côté, j'ai vainement recherché la présence de ce principe, après que la fécule avait été soumise pendant plusieurs heures à l'action du suc gastrique, soit dans l'estomac, soit au dehors à une température artificielle. Du reste, nous aurons occasion de revenir sur ce sujet, lorsque nous parlerons de l'action que le suc gastrique exerce sur la fécule ; nous achèverons alors de démontrer que l'assertion avancée par les célèbres professeurs de Hédelberg, ne repose sur aucun fondement.

En définitif, les faits nombreux que nous avons exposés dans le cours de ce chapitre démontrent de la manière la plus péremptoire que, dans l'état normal, aucune des décompositions ou altérations spontanées, que nous avons passées en revue, ne joue de rôle essentiel dans l'accomplissement des phénomènes digestifs; qu'aucune d'elles ne saurait avoir lieu dans l'estomac lui-même ; et que, pour celles qui peuvent quelquefois se développer dans les parties des voies digestives qui précèdent ou qui suivent cet organe, elles y sont soumises à trop d'éventualités pour qu'on soit en droit d'attribuer une influence de quelque importance à leur intervention.

II.

ACTION CHIMIQUE EXERCÉE SUR LES ALIMENTS PAR LES
FLUIDES SÉCRÉTÉS DANS LE CANAL DIGESTIF.

Nous avons vu dans les généralités sur le tube digestif que des fluides sécrétés par les parois de ce canal, ou
par les organes qui en dépendent, sont mis successivement en contact avec les matières alimentaires. Il s'agit
maintenant de déterminer quel est le mode d'action chimique que chacun de ces fluides est capable
d'exercer sur elles. Pour y parvenir, il est nécessaire
avant tout d'en préciser l'origine et la nature.

Envisagés sous le premier point de vue, c'est-à-dire relativement à leur origine, les divers fluides qui se déversent dans le tube gastro-intestinal sont redevables des
différences qui les séparent, non point au volume, à la
forme extérieure, et à la position relative des organes
qui les produisent, mais bien à une modification intime
et insaisissable du tissu élémentaire dont ces derniers
sont constitués. En effet, réduits à leur état rudimentaire,
tous les organes sécréteurs ne consistent plus qu'en simples surfaces d'élimination, qu'il est impossible de distinguer les unes des autres autrement que par la nature du
fluide qui en découle. C'est ainsi que les organes salivaires, biliaires, et pancréatiques ne consistent plus,
chez certains animaux inférieurs, qu'en espèces de peti-

tes poches folliculaires , qui offrent entre elles la plus grande analogie sous le rapport anatomique, et qu'on peut considérer comme des prolongements de la muqueuse gastro-intestinale. A mesure que l'organe se développe et se perfectionne, ces follicules s'allongent, et constituent des appendices cœcales simples ou ramifiées, desquelles on passe, par des gradations insensibles, aux glandes les plus composées.

Il est facile de voir que le but essentiel de ces différentes modifications d'un même organe sécréteur, est d'en étendre de plus en plus la surface d'élimination, de manière à augmenter l'abondance du produit , sans en changer nécessairement la nature. La preuve en est qu'il n'est peut-être point d'organe sécréteur qui, examiné aux différents degrés de l'échelle zoologique, ne se trouve représenté ici par de simples follicules, là, par des appendices simples ou ramifiées, et ailleurs par de véritables glandes avec ou sans vésicule de dépôts : tel est notamment le cas du foie et du pancréas.

Ce que nous venons de dire d'un même organe, considéré dans les différentes espèces d'animaux, peut aussi s'appliquer à des organes différents considérés dans le même individu. On conçoit donc qu'un produit essentiellement identique puisse provenir de plusieurs organes simples ou composés, qui, étant constitués par une même trame organique, ne diffèrent entre eux que par la forme et la disposition de cet élément générateur.

Il résulte de ces considérations que c'est principalement à la nature des fluides éliminés, ou, autrement dit, à leurs propriétés physiques et chimiques qu'il faut avoir égard, lorsqu'il s'agit d'en décéler le but fonctionnel. En partant de ces principes, on peut diviser en trois espèces tous les fluides qui se déversent dans le tube gastro-intestinal.

A la première espèce nous rapporterons les produits formés par une certaine quantité d'eau tenant en dissolution différents sels à l'état basique ou alcalin, et une quantité variable de matière muqueuse. Nous désignerons ces produits sous l'expression générique de *sucs muqueux*, et nous y comprendrons le mucus proprement dit, la salive, et le suc pancréatique.

La seconde espèce sera formée par la *bile*, qui ne diffère des produits précédents que par l'addition d'une certaine quantité d'un principe résiniforme et d'une matière colorante.

Enfin la troisième espèce sera constituée par le *suc gastrique*, qui paraît ne différer des produits de la première espèce que, parce que les sels y sont avec excès d'acide, au lieu d'être avec excès de base, et aussi parce que l'aliment muqueux y a subi une certaine modification chimique, qui lui communique une vertu toute particulière.

On le voit, ces différents fluides ne sont pas moins comparables entre eux que les organes qui les sécrètent ; et, de même qu'une légère modification dans la structure intime de ces derniers suffit pour changer la nature du produit, de même aussi une modification légère dans la constitution chimique de celui-ci peut suffire pour changer complétement ses propriétés.

Chez tous les animaux indistinctement, des fluides muqueux plus ou moins abondants sont déversés dans le tube gastro-intestinal, surtout pendant le travail de la digestion. Les organes qui fournissent ce produit présentent différents degrés de développement, soit qu'on les considère dans la série animale, soit qu'on les compare dans un même individu. Ainsi la surface plane de la muqueuse intestinale fournit certainement des mucosités abondantes ; les cryptes folliculaires isolés ou agminés dont elle est pourvue en certains endroits en fournissent davantage encore ; les nombreux cœcums qui, chez un grand nombre de poissons, remplacent le pancréas, ont aussi pour office de sécréter ces amas de matières muqueuses, qui encombrent en quelque sorte les intestins de ces animaux ; enfin nous allons voir que les glandes salivaires et pancréatiques, telles qu'on les rencontre chez la plupart des mammifères, ne sont elles-mêmes que des organes mucipares.

On donne particulièrement le nom de *salivaires* à trois glandes plus ou moins volumineuses, qui, chez les animaux supérieurs, existent aux environs de la bouche, et y déversent, pendant la mastication, un fluide visqueux propre à les lubrifier. Ce sont, comme on sait, les parotides, les maxillaires, et les sub-linguales. Toutefois, indépendamment de ces glandes, il en est d'autres, qui, bien que plus petites, servent évidemment aux mêmes usages. Les unes forment de simples lobules rouges, aplatis, lenticulaires, dispersés dans l'épaisseur des lèvres et des joues, entre les muscles de ces parties et la membrane qui tapisse la cavité de la bouche ; elles portent le nom de molaires et de labiales. Les glandes de cette espèce ont de petits canaux excréteurs qui percent la muqueuse par un assez grand nombre d'orifices. Leur nature ne saurait être mise en doute, car il est des animaux chez lesquels elles se développent au point de surpasser le volume des parotides , et alors leur structure paraît essentiellement la même que celle des autres glandes salivaires : c'est ce qu'on remarque particuliérement dans les reptiles. (Cuvier.)

D'un autre côté, il est impossible de nier l'analogie de ces glandes accessoires avec les simples cryptes mucipares. En effet, dans l'homme et la plupart des mammifères, elles existent à un état tellement rudimentaire que plusieurs anatomistes les ont rangées parmi ces derniers organes. Le fait est qu'il n'y a réellement aucune ligne de démarcation entre les cryptes muqueux et les glandes salivaires proprement dites , en sorte qu'on arrive par une gradation insensible du simple follicule aux glandes salivaires les plus composées.

On a donné le nom de *pancréas* à une glande située dans la cavité abdominale , et dont le produit est versé, par un ou plusieurs conduits excréteurs , dans le commencement des intestins. La structure de cette glande offre avec les salivaires une analogie tellement frappante que plusieurs anatomistes lui ont imposé le nom de glande salivaire abdominale.

Dans l'homme, le pancréas est ordinairement simple. Son volume, fort variable, est à peu près équivalent à celui des deux parotides réunies ; sa forme est celle d'une languette charnue étendue en travers sur la colonne vertébrale entre les courbures du duodenum. De même que les glandes salivaires proprement dites, le pancréas est dépourvu d'une enveloppe fibreuse particulière. La couleur et la structure de son tissu intime sont également les mêmes que celle de ces dernières glandes : c'est-à-dire qu'il est composé de lobes et de lobules réunis par du tissu cellulaire ; les lobules se divisent eux-mêmes en petits grains, qui paraissent formés d'une petite cellule, dont les parois sont tapissées de vaisseaux sanguins, et qui semble l'origine d'une radicule du canal excréteur.

Dans les autres mammifères, ainsi que dans les oiseaux et dans les reptiles, le pancréas présente une structure évidemment semblable. Ses principales différences sont simplement relatives à sa couleur, à sa forme, à son volume, à sa réunion en une seule masse, ou à sa séparation en deux parties distinctes, qui ont chacune leur canal excréteur. Mais il n'en est plus de même dans les poissons : là, en effet, par ses dégradations successives, le pancréas décèle la véritable origine et le but fonctionnel de l'humeur qu'il sécrète.

Les raies et les squales sont les seuls poissons dans lesquels on trouve un pancréas d'une structure analogue à celui des trois classes précédentes ; encore faut-il observer que cette glande semble avoir déjà beaucoup perdu de son importance dans ces poissons, à en juger

du moins par son petit volume. Dans la famille des
sturoniens, il commence à prendre le caractère qu'il
montre dans la sous-classe des poissons osseux. Ce
n'est plus une glande ordinaire, dont la plus grande
partie de la masse serait composée de vaisseaux sanguins, d'un parenchyme particulier, et dont le canal,
sécréteur à la fois et excréteur, semblerait faire la plus
faible portion. Ici, cette dernière partie des éléments
d'une glande, sa partie essentielle, a pris un développement extraordinaire. Des cellules rondes, dont le nombre va en diminuant et le diamètre en augmentant de
la surface vers l'axe de la glande et des points les plus
éloignés de celui-ci, en composent toute la masse. Telle
est notamment la composition du pancréas dans l'estur-
geon : il n'y présente encore aucune division à l'extérieur. Dans le polyodon, les cellules deviennent des
tubes ramifiés, dont les divisions intérieures se voient en
partie à l'extérieur. On passe ainsi aux cœcums nombreux et ramifiés des scombres, et de ceux-ci aux appendices simples, entièrement séparés les uns des autres,
ayant chacun une embouchure distincte dans le commencement de l'intestin, tels qu'on les trouve dans l'immense
majorité des poissons osseux. Enfin, il y a quelques
poissons dépourvus d'appendices pyloriques, et chez lesquels les parois du canal intestinal n'ont pas d'apparence
glanduleuse, tels sont, entre autres, le tuyau de plume,
plusieurs coffres, plusieurs bandouillères, etc.

C'est ainsi qu'on arrive, par une dégradation insensible,
du pancréas glanduleux des mammifères à la simple
surface de sécrétion muqueuse qui le remplace dans la

grande majorité des poissons. Ainsi, tandis que, chez les premiers, il offre la ressemblance la plus frappante avec les glandes salivaires, chez les seconds, il est absolument confondu avec la membrane muqueuse de l'intestin. Or, s'il est vrai que deux choses semblables à une troisième sont semblables entre elles, il faut bien reconnaître que les organes sécréteurs de la salive et du suc pancréatique sont essentiellement identiques, puisque, à leur état élémentaire, ils se réduisent l'un et l'autre à une simple surface mucipare. Cette communauté d'origine conduit naturellement à penser que les fluides éliminés par ces trois modifications d'un même organe ne sont aussi que des variétés d'un même produit. L'examen que nous allons en faire, sous le rapport chimique, convertira en certitude cette simple présomption.

Quel que soit le degré de développement des organes dont ils proviennent, tous les fluides muqueux offrent pour caractères communs d'être plus ou moins épais et visqueux, ce qui fait qu'agités à l'air ils moussent à la manière des savons. Ils sont généralement incolores, mais quelquefois aussi ils acquièrent une légère teinte jaunâtre ou verdâtre, qui rappelle celle de la bile. Ils sont fades ou légèrement salés. Tous réagissent faiblement à la manière des alcalis, et ce caractère est d'autant plus prononcé que la sécrétion s'en est effectuée sous l'influence normale d'une stimulation plus active : c'est ainsi, par exemple, que la salive, qui, hors le temps des repas, est souvent neutre et même acide, devient constamment alcaline pendant la mastication, c'est à dire en présence des matières alimentaires.

Un fait qui est aussi fort remarquable, c'est que tous ces produits alcalins se sécrètent avec plus d'abondance au contact d'une matière acide, ce qui est parfaitement connu pour la salive, et n'est pas moins réel pour le suc pancréatique et les mucosités de l'intestin, qui n'arrivent jamais plus abondantes qu'au contact du chyme acide. Nous ferons par la suite une observation analogue, mais dans un sens inverse, relativement à la sécrétion du suc gastrique.

Quoiqu'il en soit, soumis aux réactions chimiques, tous les sucs muqueux présentent les caractères suivants.

La chaleur ni l'électricité ne les coagulent point; une douce température les dessèche, et les convertit en espèces de pellicules presque insolubles dans l'eau ; chauffés plus fortement, ils brûlent en se boursouflant, et en répendant l'odeur de la corne grillée. Mêlés avec de l'eau, ils lui abandonnent une faible quantité de matière organique, tandis que la majeure partie reste sans se dissoudre. Les acides et alcalis en dissolutions faibles n'exercent guère plus d'action sur eux que l'eau pure. L'alcool à l'état de concentration en précipite plus ou moins complétement la matière organique. L'infusion de noix de galle, le sous-acétate de plomb, et un grand nombre de sels métalliques y déterminent un précipité; mais le deuto-chlorure de mercure n'y fait naître aucun trouble.

Tous fournissent à l'analyse 1° de l'eau en proportion variable, 2° quelques sels neutres et alcalins tenus en dissolution dans ce liquide, 3° une matière organique, dont on peut distinguer deux espèces.

1° La quantité d'eau renfermée dans un fluide muqueux quelconque est facile à apprécier en le pesant avant et après l'évaporation. Cette quantité proportionnelle varie singulièrement , non-seulement dans les produits de différents organes comparés entre eux, mais aussi dans celui d'un même organe influencé par des circonstances diverses. Qui ne sait que la salive, par exemple, est plus ou moins épaisse dans les différents animaux , et que les mucosités sécrétées par un même organe sont loin d'être identiques sous ce rapport, dans l'état le plus normal ?

2° Les sels tenus en dissolution dans l'eau des fluides muqueux sont de différente nature.

On y reconnaît d'abord une certaine quantité de chlorure de sodium, sel que l'on rencontre également dans tous les fluides animaux. On peut l'y déceler de différentes manières : la plus simple consiste à concentrer le fluide par la chaleur, à traiter le résidu par l'alcool, et à évaporer la dissolution alcoolique préalablement filtrée. On y distingue alors à l'œil nu, et mieux encore au moyen de la loupe, un grand nombre de petits cristaux parfaitement caractérisés par leur forme cubique.

On y trouve aussi constamment du sous-phosphate d'ammoniaque et quelquefois de potasse qui, l'un et l'autre, communiquent aux fluides muqueux suffisamment concentrés la propriété de précipiter en jaune serein par le chlorhydrate de platine, et d'agir à la manière des alcalis.

Pour constater la présence du sous-phosphate d'ammoniaque dans les fluides muqueux, il suffit de les placer dans un vase à col large, et de les chauffer au bain-marie pendant un certain temps, en ayant soin de recouvrir le vase avec du papier rougi de tournesol, qui ne tarde pas à être bleui dans l'endroit qui correspond à l'intérieur du vase. On peut aussi distiller ces fluides au bain-marie dans une cornue dont le col plonge dans une capsule contenant un peu d'eau légèrement acidifiée par quelques gouttes d'acide chlorhydrique. Dès que les premières portions sont passées, on évapore le liquide de la capsule, et l'on ne tarde pas à reconnaître les cristaux en feuilles de fougère qui caractérisent la plupart des sels ammoniacaux. Il arrive souvent qu'après avoir été suffisamment concentré, le résidu de ces différentes opérations, c'est-à-dire le liquide resté dans l'appareil distillatoire, est devenu neutre et même légèrement acide, ce qui est le propre du sous-phosphate d'ammoniaque, qui, en perdant une partie de sa base, se convertit en phosphate acide.

Quant au sous-phosphate de potasse, on le reconnaît après l'incinération, à l'aide des réactifs ordinairement employés en pareille circonstance.

Ces deux derniers sels se rencontrent en proportion variable dans les fluides muqueux ce qui explique pourquoi, après leur évaporation, tantôt ils deviennent de plus en plus alcalins, et d'autres fois, au contraire, ils acquièrent une acidité plus ou moins prononcée. On comprend en effet que, si le sous-phosphate de potasse prédomine, l'alcalinité de la liqueur augmentera par la concentration, tandis que, si c'est le sel ammoniacal, elle deviendra acide par l'évaporation d'une partie d'alcali.

Il m'a semblé que les sucs muqueux des animaux herbivores sont particulièrement dans le premier cas, et ceux des carnivores dans le second.

Enfin tous les fluides muqueux renferment du phosphate neutre de chaux, dont on ne peut constater la présence qu'au moyen de la calcination ; on trouve alors que la cendre est en grande partie formée par ce sel. Comme il est insoluble par lui-même, on doit admettre qu'il se trouve ici dissous par l'intermédiaire des phosphates alcalins de potasse et d'ammoniaque, avec lesquels il forme des espèces de sels doubles , qui jouissent , comme on sait, d'une certaine solubilité.

Tels sont les sels que l'on rencontre ordinairement dans les sucs muqueux ; jamais je n'y en ai découvert d'autres, si l'on en excepte des traces insignifiantes de sulfate alcalin. On conçoit toutefois que, si l'on vient à soumettre à l'action du calorique les fluides qui renferment ces différents sels en dissolution, ceux-ci se décomposeront réciproquement, de manière à fournir de nouveaux sels, qu'on a considérés à tort comme existant normalement dans ces produits. Nous citerons, entre autres, le chlorure de sodium, et le phosphate d'ammoniaque, qui, en échangeant leur base, se convertissent en chlorhydrate d'ammoniaque et en phosphate de soude. Le premier de ces sels se volatilise en répandant une fumée blanche, et le second reste dans la cendre à l'état de sous-phosphate alcalin. C'est ce sel que la plupart des auteurs ont pris pour un carbonate préexistant à l'incinération ; mais il est positif qu'aucun carbonate alcalin ne saurait exister dans les sucs muqueux, puisque aucun de ces produits ne fait effervescence avec les acides, lorsqu'il est à l'état normal.

3° Tous les sucs muqueux renferment une matière organique particulière, qui les caractérise, et qu'on désigne généralement sous le nom de mucus ou de matière muqueuse. Les chimistes sont loin d'être d'accord sur les propriétés de ce principe, ce qui tient peut-être à ce qu'il n'est pas toujours parfaitement identique. Pour moi, je crois qu'il faut y distinguer deux matières probablement semblables sous le rapport de leur composition élémentaire, mais différentes, relativement à leurs caractères extérieurs et à quelques-unes de leurs propriétés chimiques. L'une de ces matières est soluble dans l'eau : le solutum soumis à l'action du calorique ne se coagule point, mais se transforme par la déssiccation en pellicules qui ne se dissolvent plus qu'imparfaitement dans ce liquide ; du reste, il n'est point non plus coagulé par l'alcool, ni par l'électricité ; mais il précipite plus ou moins par l'infusion de noix de galle, et par un grand nombre de sels métalliques. C'est évidemment cette même matière que certains auteurs désignent sous le nom fort impropre de ptyaline ou de matière salivaire, parce qu'on avait cru d'abord qu'elle était particulière à la salive, tandis qu'on la rencontre réellement dans tous les fluides muqueux. L'autre matière est tout à fait insoluble dans l'eau : c'est une substance molle qui, vue au microscope, après avoir été convenablement délayée dans de l'eau, présente un amas de globules plus ou moins volumineux et plus ou moins réguliers. C'est la quantité proportionnelle de cette matière qui donne aux différents fluides dont nous nous occupons leur degré de consistance; et l'on sait combien ils sont susceptibles de varier, sous ce rapport, selon une foule de circonstances accidentelles.

Des considérations nombreuses, qui ne sauraient trouver ici leur développement, portent à penser que la matière muqueuse est un véritable détritus dont l'économie se débarrasse; or je serais très-disposé à admettre que la partie soluble de cette matière provient de l'albumine qui existe dans le sang à l'état fluide, et que la partie insoluble provient, soit de la fibrine, soit de l'albumine, qui s'y trouvent à l'état concret, sous forme de globules. Dans tous les cas, on dirait des substances qui, après avoir subi dans l'intimité de l'organisme de nombreuses et profondes modifications, sont parvenues au dernier terme de leurs métamorphoses; en sorte que leur caractère le plus saillant est une véritable indifférence à la plupart des agents chimiques, ce qui les rend éminemment propres à remplir le rôle d'agents protecteurs, qui leur est particulièrement dévolu.

Nous venons d'indiquer sommairement la composition chimique des fluides muqueux considérés d'une manière générale. Il ne s'agit plus maintenant que de déterminer s'il existe réellement quelque différence de composition entre ces produits comparés entre eux.

La *salive* a été considérée par la plupart des auteurs comme un fluide particulier, renfermant différents principes organiques ou inorganiques auxquels on a cru pouvoir faire jouer un rôle plus ou moins important dans la digestion. Nous avons déjà exprimé notre opinion sur

la prétendue ptyaline ou matière salivaire. Quelques
chimistes ont aussi avancé que la salive tient de l'albumine en dissolution ; c'est une erreur dont il est facile de
se convaincre en faisant passer à travers de la salive
préalablement filtrée un courant électrique ; on voit
alors qu'il ne s'opère aucune espèce de coagulation à
l'extrémité des fils conducteurs ; seulement des bulles de
gaz provenant de la décomposition de l'eau, soulèvent
une mousse blanchâtre, qu'on pourrait prendre d'abord
pour de l'albumine concrétée, mais qui ne tarde pas à se
redissoudre spontanément, ou par l'effet d'une légère
agitation. Que penser de l'assertion émise par MM.
Tiedmann et Gmélin, relativement à la présence dans la
salive de l'acide hydro-sulfo-cyanique ? D'abord le fait
sur lequel ces auteurs s'appuient pour avancer cette opinion étrange, savoir , la coloration de la salive en rouge
par le perchlorure de fer , n'a pu être reproduit par la
plupart des auteurs qui ont voulu le vérifier, et je puis
affirmer, pour mon propre compte, que jamais cette expérience ne m'a réussi, ce qui porte à croire que les savants professeurs de Heidelberg ont été induits en erreur
par quelques circonstances accidentelles ou pathologiques. Quant au procédé qu'ils ont mis en usage à l'effet
d'isoler ce principe, il suffit, pour toute critique, de dire
qu'il consistait à distiller de l'extrait alcoolique de salive
avec de l'acide phosphorique médiocrement concentré.

On a prétendu aussi que la salive présente une composition différente selon les espèces animales. Je ne saurais
partager cette opinion , du moins en ce qui concerne les
animaux supérieurs. J'ai examiné la salive de l'homme,

expuée à jeun , en simulant la mastication ; j'ai aussi
analysé celle du chien, que je m'étais procurée, soit en
maintenant des éponges dans la gueule de cet animal,
soit en incisant le canal de sténon; enfin j'ai soumis à mes
recherches la salive de différents herbivores, tels que le
bœuf, le mouton et le lapin; or, à quelque différence près
dans la proportion des matières salines indiquées ci-dessus, j'ai constamment trouvé que j'avais affaire à un produit essentiellement identique.

Le *suc pancréatique* a été le sujet de recherches
moins nombreuses que la salive, à cause de la difficulté
qu'on éprouve à se le procurer. Le procédé qu'on emploie généralement à cet effet consiste à ouvrir l'abdomen d'un animal vivant, et à inciser le duodenum de
manière à mettre à nu l'orifice du canal pancréatique.
On peut alors recueillir une certaine quantité de suc,
soit en l'aspirant à l'aide d'une pipette, à mesure
qu'il en paraît une goutte comme M. Magendie con-
seille de le faire , soit en introduisant dans l'intérieur
du canal un petit tube, qui, d'autre part, va se rendre dans une fiole ou tout autre récipient. Ce dernier
procédé mérite la préférence, lorsqu'on agit sur un grand
animal, sur un cheval, par exemple ; mais il réussit difficilement chez les chiens et autres animaux de même
taille, parce que le tube ne tarde pas à s'obstruer à raison de l'étroitesse de sa cavité.

MM. Leuret et Lassaigne s'étant procuré sur un cheval, à l'aide de ce moyen, environ 109 grammes de suc
pancréatique, l'ont trouvé , sous le rapport de ses propriétés physiques et de sa composition chimique, abso-

lument semblable à la salive du même animal. Toutefois ils croient y avoir remarqué des traces d'albumine. MM. Tiedmann et Gmélin prétendent aussi qu'il existe de l'albumine dans le suc pancréatique du chien, du cheval et de la brebis ; mais lorsqu'on examine sur quels faibles indices ces auteurs ont basé leur assertion, on reste convaincu de son peu de valeur. C'est ainsi que M. Lassaigne considère gratuitement comme un mélange de mucus et d'albumine la matière organique qui reste sous forme de flocons, après que l'extrait du suc pancréatique a été traité par l'eau et par l'alcool. L'opinion de M. Gmélin ne paraît pas mieux fondée, lorsqu'il admet la présence de l'albumine dans le produit qui nous occupe, uniquement parce que quelques grammes de ce suc se sont troublés par l'ébullition; car il est évident que la simple évaporation de la partie aqueuse pouvait produire cet effet; d'ailleurs, comme le liquide sur lequel ce chimiste expérimentait contenait, de son propre aveu, une petite quantité de sang, il pouvait aussi se faire que le trouble observé provint de la coagulation de l'albumine qui fait partie de ce fluide.

Afin de vérifier le fait par moi-même, je me procurai trois ou quatre grammes de suc pancréatique sur un gros chien, par le procédé de M. Magendie , et, après l'avoir étendu de son volume d'eau, je le soumis à l'action d'un courant électrique sans qu'il s'y produisît la moindre coagulation, d'où je conclus qu'il n'y a pas plus d'albumine dans ce suc que dans la salive, à laquelle il ressemble du reste sous tous les rapports.

Quelques auteurs ont considéré le mucus des intestins

comme un suc particulier analogue au suc gastrique, et l'ont désigné sous le nom de *suc intestinal*. C'est une grave erreur : car, tandis que le suc gastrique est constamment acide et jouit de propriétés spécifiques, que nous ferons connaître plus tard, le mucus des intestins est toujours alcalin, comme on peut s'en assurer en y appliquant, sur un animal vivant, du papier réactif, ou mieux encore le conducteur d'un électromètre très-sensible, ainsi que l'a fait M. le docteur Donné. Nous ferons voir aussi par la suite que ce fluide est complétement dépourvu de la vertu chymifiante qui caractérise le suc gastrique.

Il reste donc démontré que, sous le rapport de leur composition chimique, les différents sucs muqueux offrent entre eux la même ressemblance que les organes par lesquels ils sont éliminés. Nous allons voir que, sous le rapport des usages qu'ils remplissent dans l'économie, c'est-à-dire sous le point de vue physiologique, ils présentent une analogie non moins incontestable.

Tous les fluides muqueux ont d'abord pour usage d'enduire les surfaces sur lesquelles ils se répandent, ainsi que les matières étrangères qui viennent se mettre avec elles dans un contact immédiat. Il résulte de là un double avantage : le premier est de protéger ces surfaces contre l'action mécanique ou chimique des matières venues du dehors ou de l'intérieur même de l'organisme ; le second est de favoriser le glissement et, par suite, la progression des unes et des autres. Cet effet ne saurait être révoqué en doute pour la salive, les mucosités buccales, œsophagiennes, intestinales, etc. On ne saurait

contester non plus que le fluide muqueux plus ou moins
abondant que le pancréas sécrété ne contribue à étendre
la bile, et à la rendre ainsi moins irritante.

L'office de protection et de lubréfaction dont il s'agit
est particuliérement dû à la matiére muqueuse ; aussi,
plus cet élément des fluides muqueux y est abondant,
plus aussi ils sont propres à le remplir efficacement.
L'eau, qui fait partie de tous les fluides muqueux,
peut, si elle s'y trouve en quantité suffisante, contribuer
à dissoudre quelques principes alimentaires naturellement solubles dans ce liquide : c'est ainsi que le sucre, la
gomme, etc., commencent déjà à se dissoudre dans la
salive, pendant la mastication. Enfin les sous sels
alcalins tenus en dissolution dans tous ces sucs, paraissent aussi avoir un rôle à remplir relativement à
la digestion, rôle très-secondaire, il est vrai, mais qu'il
n'importe pas moins d'apprécier : c'est ainsi que la
salive, par exemple, à raison de l'alcalinité qui la caractérise, n'est pas sans influence sur la sécrétion du
suc acide que l'estomac fournit, ce que nous démontrerons par la suite. D'un autre côté, le suc pancréatique et
les mucosités intestinales sont, avec la bile, les causes
sans contredit les plus actives de la neutralisation plus
ou moins complète que le chyme subit à mesure qu'il
chemine vers le gros intestin, neutralisation que la plupart des auteurs considèrent comme fort importante,
mais qui, en réalité, n'est qu'un phénomène accessoire, et
n'ayant rien de constant.

En effet, lorsqu'on ouvre des animaux nourris avec
les mêmes substances, il n'est pas rare de rencontrer

dans les parties correspondantes de l'intestin grêle les matières encore acides chez les uns, tandis qu'elles sont neutres ou alcalines chez les autres. J'ai souvent vérifié ce fait sur les bestiaux que l'on met à mort aux abattoirs ; au surplus il est d'accord avec ce que la plupart des auteurs ont observé sur différents animaux, et l'on peut notamment consulter sur ce point les expériences nombreuses exécutées par MM. Tiedmann et Gmélin, (loc. cit., t. I., p. 582.) Dans tous les cas, il est clair que les sous-phosphates alcalins des sucs muqueux qui se déversent dans l'intestin sont les seuls agents de la neutralisation dont il s'agit, ce qui explique pourquoi elle a lieu sans aucun dégagement gazeux.

Les usages fort secondaires que nous venons d'attribuer aux sucs muqueux, sont les seuls qui soient d'accord avec l'expérience. Toutefois il n'est pas inutile d'indiquer succinctement les principales hypothèses dans lesquelles on a fait jouer à ces sucs différents rôles plus ou moins importants.

Un des premiers chimistes de notre époque, le professeur Liebig a récemment avancé que la salive, en raison de la propriété qu'elle possède de mousser à l'air, emprisonne avec les aliments une certaine quantité de ce gaz ; pendant la mastication, de manière à introduire dans l'estomac l'oxygène nécessaire pour que, suivant les idées de l'auteur, le suc gastrique déploie son action spécifique sur les substances à chymifier.

Il y a là une double erreur : la première est qu'il s'introduise de l'air dans l'estomac. Déjà elle avait été avancée par Chaussier, et il est étonnant que deux auteurs d'un aussi grand mérite se soient accordés pour soutenir une erreur aussi facile à constater. En effet, si l'on tue subitement un animal pendant le travail digestif, et qu'on examine son estomac, on en trouve les parois resserrées sur les substances alimentaires, dans lesquelles il est impossible de reconnaître aucun mélange gazeux. Au surplus, il suffit d'examiner une bouchée d'aliments, au moment où elle va être avalée, pour se convaincre qu'elle est absolument privée d'air ; il y a plus, c'est que, loin d'imprégner les aliments d'air atmosphérique, la salive parait destinée au contraire à l'en expulser, en s'introduisant dans leurs pores ; c'est ainsi qu'un morceau de pain, par exemple, renferme évidemment de l'air avant d'avoir été mâché et insalivé, tandis qu'il n'en contient plus après qu'il a été délayé dans la salive. Quant à la seconde erreur, savoir que l'oxygène est nécessaire à la mise en jeu de l'action spécifique exercée par le suc gastrique, nous ne nous en occuperons pas pour le moment. Disons toutefois qu'il résulte de nos propres observations et de celles qui ont été recueillies par les auteurs les plus recommandables, qu'il n'y a ni production, ni absorption d'aucune espèce de gaz pendant la chymification.

On a dit et répété sans examen que l'alcali qui prédomine dans la salive et dans le suc pancréatique dissout les matières grasses des aliments, en formant avec elles un véritable savon, sans songer, qu'en supposant même cet alcali à l'état d'oxyde ou de carbonate, sa quantité serait infiniment trop faible pour exercer une action de ce genre, surtout dans le court espace de temps qui précède sa neutralisation par le suc acide de l'estomac.

On a dit aussi que ces sucs contribuent à l'*animalisation* et à l'*assimilation* des aliments; mais ces assertions, qui ne reposent sur aucun fait, sont tellement vagues et si peu en harmonie avec les principes généraux de la science qu'elles échappent à la critique.

Enfin, dans ces derniers temps, on a essayé de faire prévaloir une opinion fort étrange relativement à un prétendu suc gastrique artificiel, qui résulterait de l'action exercée sur la plupart des matières muqueuses par certains acides convenablement étendus. Nous ne saurions maintenant aborder cette question, pour laquelle nous renvoyons au chapitre où nous chercherons à établir quelle peut être la nature et le mode spécial d'action du véritable suc gastrique. Nous démontrerons alors que cette opinion ne repose que sur une erreur de fait des plus faciles à constater.

En résumé, il reste démontré qu'aucun des différents sucs muqueux que nous venons d'examiner n'est destiné à prendre une part active dans les phénomènes digestifs; qu'aucun d'eux n'exerce sur les aliments une action chimique de quelque importance, et qu'ainsi la matière muqueuse, qui constitue la partie essentielle de ces produits, doit être considérée comme une espèce de détritus ou de caput mortuum, qui, expulsé sous différentes formes à la périphérie de l'organisme, lui rend encore un dernier service, en le protégeant contre les agents du dehors, à l'action immédiate desquels il est lui-même réfractaire.

La bile est sécrétée par le foie. Cette glande est, comme on sait, la plus volumineuse du corps de l'homme; chez les autres mammifères, et même chez tous les vertébrés, elle conserve encore une dimension relative trèsconsidérable. Un fait digne de remarque, c'est que le foie, comparé dans la série animale, se montre d'autant moins volumineux que les poumons le sont davantage : d'où l'on peut induire à priori qu'il existe une espèce de solidarité fonctionnelle entre ces deux organes si dissemblables en apparence. Ainsi, en général, le foie est moins développé chez les mammifères que chez les oiseaux; chez ceux-ci, moins que chez les reptiles; et chez ces derniers, moins que chez les poissons, ce qui est l'inverse de l'organe respiratoire.

La forme du foie est extrêmement variable, et paraît souvent dépendre des organes voisins, qui lui permettent de se développer dans un sens plutôt que dans un autre. Dans l'homme et la plupart des animaux supérieurs, il est unique, et ne présente que des scissures plus ou moins nombreuses, mais presque toujours incomplètes. De tous les organes sécréteurs, le foie est peut-être celui qui conserve le plus longtemps sa forme glanduleuse, à mesure qu'on descend l'échelle zoologique. Il faut arriver jusqu'aux mollusques et aux animaux articulés pour le voir se réduire à ses éléments constitutifs les plus simples.

Dans les gastéropodes, le foie est en général composé de grains réunis en grappes, et formant des lobes bien séparés, qui versent une partie de leur produit dans l'intestin et l'autre dans l'estomac. Dans les autres classes de mollusques, il ne se montre plus comme un organe distinct, et semble faire partie intégrante des parois de l'estomac, dans lequel il verse immédiatement l'humeur qu'il sécrète, par des culs-de-sac qui donnent les uns dans les autres, en devenant de plus en plus larges. Sa structure y paraît évidemment vésiculeuse ; ce sont des cœcums ramifiés, ou des vésicules ovoïdes, pédiculées, à parois minces et transparentes, qui se remplissent de l'humeur que leurs parois sécrètent, et prennent alors la couleur de cette humeur. Le foie des mollusques présente encore certaines ressemblances de forme et de structure avec celui des vertébrés. Dans les animaux articulés, ces ressemblances s'effacent de plus en plus, et l'organe hépatique finit même par se confondre avec les parois du tube gastro-intestinal.

Il en est donc de l'appareil sécréteur de la bile, comme des glandes salivaires et pancréatiques ; réduit à sa plus simple expression, il ne consiste plus qu'en vésicules ou en tubes vésiculaires, ou même en simples surfaces d'élimination, qui finissent par se confondre avec les parois intestinales ; ce qui semble indiquer qu'il doit exister aussi une certaine analogie de composition entre les produits de ces différents organes, dont les caractères distinctifs s'effacent, à mesure qu'ils se dégradent.

Dans les animaux supérieurs, la bile est toujours déversée dans la partie supérieure de l'intestin, tantôt plus près, tantôt plus loin de l'estomac. Il s'en faut en effet beaucoup que l'orifice du conduit biliaire soit à une même distance proportionnelle du pylore. Quelques physiologistes prétendent qu'il est d'autant plus rapproché de ce point que l'animal est plus carnassier ou plus vorace ; mais cette assertion, qui paraît exacte dans la généralité des cas, supporte cependant d'assez nombreuses exceptions.

Dans les classes inférieures, les rapports du foie avec le canal digestif présentent les extrêmes les plus opposés: ainsi, par exemple, dans les mollusques, la bile est généralement versée en totalité ou en partie dans l'estomac lui-même, tandis que, dans les insectes, il est très-commun de voir une proportion plus ou moins considérable de ce produit n'arriver dans le canal alimentaire qu'à sa terminaison.

Dans l'homme et les mammifères, la bile ne se déverse généralement dans l'intestin que par une seule embouchure: c'est celle du canal cholédoque, qui reçoit le cystique, lorsqu'il existe ; dans les oiseaux, les canaux hépatiques se réunissent en un seul tronc, qui se continue directement jusqu'à l'intestin , après avoir fourni plusieurs rameaux, qui aboutissent au fond d'un réservoir vésiculaire, d'où la bile s'échappe ensuite pour pénétrer dans l'intestin par un canal cystique complétement séparé du cholédoque. Dans les reptiles, la même disposition organique se remarque aussi fort souvent , mais elle est moins constante. Dans les poissons, les canaux hépatiques aboutissent tous à la vésicule, ou à son canal, qui conduit ainsi toute la bile dans l'intestin. Enfin, dans les invertébrés, la bile paraît arriver en général dans le tube digestif par des canaux d'autant plus nombreux que son organe sécréteur est à un état plus rudimentaire.

La bile est un des produits qui, avant d'être versés au dehors, s'accumulent souvent dans un réservoir spécial. Toutefois, s'il est de règle en anatomie comparée d'apprécier l'importance d'un organe d'après sa constance dans la série zoologique, la vésicule biliaire ne doit être considérée que comme un simple perfectionnement organique, qui n'a rien d'essentiel, puisqu'elle manque, non-seulement dans les classes inférieures, où pourtant on la trouve aussi quelquefois, mais encore dans les familles les plus voisines, et même dans les espèces d'un même genre. En général les quadrumanes, les carnassiers, les marsupiaux, et les édentés proprement dits, sont pourvus d'une vésicule ; beaucoup de rongeurs, de pachydermes et de ruminants en manquent ; tous les cétacés, à l'exception du genre steller, en sont dépourvus ; enfin la vésicule existe dans l'immense majorité des oiseaux, des reptiles et des poissons. Cet aperçu rapide suffit pour faire comprendre tout ce qu'il y a d'accidentel dans l'existence de ce diverticule.

Nous terminerons ces généralités anatomiques par quelques observations sur les connexions plus ou moins intimes qui existent entre le foie et le pancréas. Ces rapports sont tels que, de tout temps, on a considéré le produit de ces deux organes comme destiné à se mélanger. En effet, le plus ordinairement, les canaux excréteurs de ces glandes se réunissent en un canal commun avant d'arriver dans l'intestin, ou, lorsque cette réunion

n'a pas lieu, ils s'abouchent séparément dans le duodenum à une si faible distance que cette disposition équi-
vaut presque à la précédente pour le résultat ; aussi
n'est-il pas rare de rencontrer tantôt l'une et tantôt l'autre , non-seulement dans les espèces voisines, mais encore dans la même espèce ; quelquefois aussi, lorsque le
canal pancréatique est double , une de ses branches
s'unit au cholédoque, tandis que l'autre s'abouche isolément dans le duodenum. Dans tous ces cas, on ne
saurait méconnaître l'intention manifestée par la nature,
d'effectuer le mélange immédiat des deux produits , et
d'établir ainsi entre le pancréas et le foie une connexion
fonctionnelle tellement intime qu'on peut regarder le
premier de ces organes comme le complément du second.

Il résulte des considérations dans lesquelles nous venons d'entrer qu'en s'en rapportant exclusivement aux
données fournies par l'anatomie comparée , on serait
amené à confondre la bile avec les divers fluides muqueux que nous avons examinés dans le chapitre précédent. Cependant il est incontestable que ces produits
diffèrent considérablement sous certains rapports, à n'en
juger même que par leur couleur et leur saveur. Ces différences indiquent nécessairement certaines modifications
dans la structure intime des organes qui les fournissent ,
modifications dont nos moyens actuels d'investigation ne
nous permettent pas encore de pénétrer le secret. Mais en
remontant de l'effet à la cause, du produit à l'organe producteur, on est forcé d'admettre une différence de structure organique entre une membrane mucipare et la plus simple surface de sécrétion biliaire. Ainsi là où s'arrête le

scalpel de l'anatomiste , là commencent les recherches du chimiste et les inductions du physiologiste.

La bile est un fluide dont les propriétés physiques et même, jusqu'à un certain point, la composition chimique varient singulièrement, selon une foule de circonstances, qu'il n'est pas toujours facile d'apprécier. Ces différences se manifestent, non-seulement d'une espèce d'animal à l'autre, mais aussi dans la même espèce, et jusque dans le même individu pris dans telle ou telle condition.

Considérée d'une manière générale , la bile est un fluide d'une couleur variable , depuis le blanc grisâtre jusqu'au noir foncé : tantôt elle est d'un jaune pâle, orangée, rougeâtre, tantôt brune, verte, et même bleue. Quelquefois elle n'est guère plus consistante que l'eau, mais généralement elle est épaisse, visqueuse, et filante comme du blanc d'œuf ou de la synovie, ce qui ne l'empêche pas d'être le plus souvent limpide et demi-transparente, comme cette dernière humeur. Sa pesanteur spécifique n'a rien de constant ; cependant, versée dans l'eau, elle en gagne ordinairement le fond ; agitée, dans ce liquide elle s'y dissout en toute proportion, et mousse à la manière des savons ou des fluides muqueux. Son odeur est fade, plus ou moins désagréable et nauséabonde. Sa saveur est amère, mais à des degrés variables ; souvent elle laisse après elle un arrière-goût légèrement sucré. Examinée au microscope , elle présente des globules semblables à ceux du mucus.

La bile réagit à la manière des alcalis, mais faiblement, en sorte qu'elle ne ramène au bleu le papier de tournesol qu'au bout de quelques minutes. Elle est décomposable à un haut degré, s'altère à l'air avec promptitude, y devient en peu de temps fétide, mais ne passe que plus tard à une putréfaction complète ; enfin la chaleur ni l'électricité ne la coagulent point. Tels sont les caractères généraux de la bile; il ne saurait y avoir de dissidence a leur égard; mais si pénétrant plus avant, on tente d'isoler les divers principes constitutifs de ce fluide c'est alors que les avis sont partagés ; et l'on s'entend d'autant moins que chaque auteur a cru pouvoir suivre une marche différente dans ses investigations.

La bile est assurément de tous les fluides animaux celui qui a été soumis au plus grand nombre d'analyses. Sans parler des anciens, tels que Boerhave, Baglivi, Burgrave, Hartmann, Macbride, Cadet, Fourcroy, etc. dont les travaux sont nécessairement incomplets, attendu l'état peu avancé de la science à l'époque où ils les ont entrepris, nous nous arréterons seulement aux recherches exécutées de nos jours par MM. Berzélius, Thénard, L. Gmélin, et Demarçay.

Analyse de M. Berzélius. Après avoir évaporé de la bile de bœuf jusqu'à consistance d'extrait , ce célébre chimiste traite le résidu par l'alcool, qui laisse sans le dissoudre une certaine quantité de *mucus*, qu'il considère comme provenant de la vésicule biliaire.

La solution alcoolique évaporée laisse pour résidu une matière soluble dans l'eau pure, mais insoluble dans l'eau acidulée par l'acide sulfurique. Lorsqu'elle a été précipitée de sa dissolution aqueuse par ce dernier acide, la liqueur perd complétement sa couleur et une grande partie de son amertume, d'où M. Berzélius conclut que c'est à elle que

la bile est redevable de ces deux propriétés caractéristiques ; aussi lui a-t-il donné le nom de *matière biliaire*.
C'est une substance qui offre l'aspect d'une résine molle ;
insoluble dans l'éther, qui se borne à lui enlever une
quantité insignifiante de matière grasse, mais soluble
dans l'alcool et dans les alcalis, elle présente pour caractère
particulier, qui la différencie des résines ordinaires, d'être
soluble dans l'eau non acidulée. Ainsi dissoute, elle est
précipitée par plusieurs sels métalliques, notamment par
ceux de plomb ; elle exhale l'odeur particulière de
la bile ; sa saveur est amère, et ensuite sensiblement sucrée ; sa couleur est le jaune verdâtre, mais
cette couleur ne lui est point inhérente, car on peut
l'en priver à l'aide des protoxydes de fer et d'étain. La
matière biliaire parfaitement desséchée est dure et cassante ; quand on la chauffe, elle fond en se boursouflant,
brûle avec une flamme brillante et fuligineuse, et laisse
un charbon poreux difficile à incinérer.

Si, au principe constituant que nous venons de décrire,
on ajoute les sels communs à la plupart des fluides animaux, on pourra comprendre comment le célèbre professeur suédois est parvenu à formuler ainsi qu'il suit la
composition de la bile.

Eau......................................	90 44
Matière biliaire (y compris la graisse)....	8 00
Mucus de la vésicule......................	0 30
Extrait de viande, chlorure et lactate sodiques	0 74
Soude....................................	0 41
Phosphate sodique et phosphate calcique....	0 11
	100 00

Cette analyse, sans être parfaite, comme l'auteur l'avoue lui-même, est, à mon avis, une des plus simples et des meilleures de toutes celles que la science possède ; c'est elle surtout qui m'a servi de guide dans mes propres recherches, dont j'exposerai plus loin le résultat.

Analyse de M. Thénart. Ce savant chimiste commence par précipiter, par le moyen de l'acide nitrique, la substance qu'il regarde dans la bile comme étant de l'*albumine*, ainsi qu'une certaine quantité d'une *matière colorante* jaune ; puis, après avoir filtré la liqueur, et y avoir ajouté de l'eau, il y verse une dissolution d'acétate neutre de plomb, d'où résulte un précipité insoluble dans l'acide nitrique, auquel il donne le nom de *résine biliaire*. Cette matière offre pour caractères d'être solide, verte, et douée d'une saveur très-amère : l'alcool et l'eau pure peuvent également la *dissoudre* : elle se dissout aussi dans les alcalis, mais les acides, particulièrement le sulfurique, en déterminent la précipitation, et la rendent insoluble dans l'eau.

La portion de la bile que l'acétate neutre de plomb n'a point précipitée, l'est ensuite par le sous-acétate de la même base ; le précipité dissous dans l'acide acétique est débarrassé du sel de plomb par le gaz sulfide hydrique, et la liqueur évaporée, après filtration, laisse une substance extractive amère avec un arrière-goût douceâtre, à laquelle M. Thénard donne le nom de *picromel*, (de πικρός, amer, et de μέλι, miel.) Ainsi obtenu, c'est une masse visqueuse, d'un jaune clair, et semblable à la térébenthine. Il est très-soluble dans l'eau et dans l'alcool, mais insoluble dans l'éther ; plusieurs sels métalliques le précipitent de ses dissolutions ; du reste, il n'est pas susceptible d'éprouver la fermentation alcoolique.

M. Thénard a trouvé que la bile contient si peu d'*alcali libre* qu'il suffit d'y ajouter la moindre goutte d'acide, pour lui communiquer la propriété de rougir le tournesol ; c'est pourquoi il admet que la résine biliaire n'est tenue en dissolution dans la bile qu'au moyen du picromel.

Quant aux *sels* il en constate la présence à l'aide des procédés ordinaires, après calcination dans un creuset de platine.

La bile de bœuf analysée d'après cette méthode est composée de :

Eau	87 56
Résine biliaire	5 00
Picromel	7 54
Soude	0 50
Phosphate de soude	0 25
Chlorure de sodium	0 40
Sulfate de soude	0 10
Sulfate de chaux	0 15
Traces d'oxyde de fer	» »
	100 00

La bile humaine analysée par le même auteur lui a paru composée d'eau, d'une petite quantité de matière colorante jaune, d'albumine, d'une sorte de résine, et des mêmes sels qui entrent dans la composition de la bile de bœuf.

La plupart des chimistes de notre époque ont suivi les traces de M. Thénard ; mais poussant sa méthode à l'extrême , ils sont parvenus à retirer de la matière biliaire une foule de substances hétérogènes, dont le bizarre assemblage fait de la bile le composé le plus incompréhensible qu'il soit possible de rencontrer. La savante analyse de M. Gmélin va nous en fournir la preuve.

Analyse de M. Gmélin. Après avoir traité la bile, à plusieurs reprises et alternativement, par la chaleur, l'eau, l'alcool, l'éther, l'acétate de plomb, et l'acide sulfurique, ce chimiste distingué est parvenu à en extraire un grand nombre de substances, dont la plupart sont remarquables par une sorte d'indifférence aux diverses réactions chimiques. C'est ainsi que la bile de bœuf lui a fourni outre l'eau, les matières suivantes : 1° *une substance ayant l'odeur du musc ; 2° de la cholestérine ; 3° de l'acide oléique ; 4° de l'acide margarique ; 5° de l'acide cholique ; 6° de l'acide résino-picromélique ; 7° de la taurine; 8° un principe sucré; 9° une matière colorante; 10° une substance analogue au gluten; 11° du caséum; 12° de la matière salivaire; 13° de l'albumine, 14° du mucus; 15° de l'osmazôme; 16 une substance extractive insoluble dans l'alcool; 17° différents sels,* savoir , du bicarbonate, de l'acétate, de l'oléate, du margarate, du cholate, du sulfate et du phosphate de potasse et de soude, et un peu de carbonate d'ammoniaque.

Lorsqu'on lit attentivement cette analyse on est frappé de la multiplicité des réactions auxquelles l'auteur n'a pas craint de soumettre un fluide aussi éminemment

altérable que la bile, et l'on reste convaincu que la majeure partie des produits obtenus proviennent de la décomposition des principes constituants qu'il s'agissait
d'isoler. Sur ce point, l'opinion des savants les plus
distingués est aujourd'hui unanime ; mais il nous suffira,
je crois, de rapporter celle de M. Berzélius, qui s'exprime ainsi dans son Traité de chimie (t. vii, page
181).

« Après avoir appris à connaître par l'analyse de Gmelin toutes les matières remarquables qu'il a retirées de
la bile, et comparé leurs propriétés chimiques avec celles de la bile dans laquelle elles se trouvent encore toutes mêlées ensemble, on tombe dans un labyrinthe d'où
il est difficile de sortir ; et si, d'un autre côté, l'on compare les produits obtenus par les acides dans l'analyse
de la bile avec ceux qu'on se procure par la précipitation des principes constituants de ce liquide au moyen
des sels métalliques, on n'en est pas plus avancé pour
cela. Mais il devient de plus en plus vraisemblable que
la composition de la bile est plus simple qu'il ne paraît
découler des résultats analytiques ; qu'elle contient les
substances albumineuses du sang, offrant à la vérité un
changement essentiel, mais dissoutes dans la même eau,
et mêlées avec les sels d'origine inorganique, qui existent
dans le sang ; enfin que le produit de ces substances albumineuses possède une si grande tendance à changer
de composition, que l'action de réactifs divers en produit
des corps différents, qui varient suivant les méthodes
analytiques employées, absolument de même que les
huiles et les graisses se convertissent en sucre et en aci-

des gras, par l'action même des oxydes plombique et zincique. On se persuade en même temps que cette facilité avec laquelle les éléments des matériaux de la bile se déplacent est peut-être une condition fort importante du rôle que ce liquide joue dans le travail de la digestion. »

Analyse de M. H. Demarçay. Persuadé avec raison que M. Gmélin et les chimistes de son école ont considéré comme parties intégrantes de la bile des produits de décomposition, ce savant s'est particulièrement attaché à ne mettre en jeu que des réactions faibles et incapables de dénaturer les véritables éléments de ce fluide. Sa manière de l'envisager offre au premier aperçu une simplicité séduisante, surtout lorsqu'on la compare à l'analyse précédente.

M. Demarçay considère la bile comme un savon à base de *soude*, dont l'acide, de nature résineuse, est désigné par lui sous le nom d'*acide choléique* (de Χολη, bile). Ce savon, facile à décomposer et à recomposer, constitue les neuf dixièmes environ de la bile de bœuf desséchée; l'autre dixième n'est autre chose que du *mucus*. Cette opinion n'est pas nouvelle : c'était, comme on sait, celle de Cadet, de Fourcroy, et en général des chimistes qui ont précédé notre époque. Voici du reste comment M. Demarçay procède à son analyse.

Après avoir précipité, à l'aide de l'alcool, la majeure partie de la matière muqueuse, il évapore la bile à siccité au bain-marie, dissout l'extrait dans dix parties d'eau acidulée avec deux parties d'acide sulfurique, et fait bouillir le tout jusqu'à réduction à moitié : par le refroi-

dissement, il se dépose une matière verdâtre, à laquelle
on enlève, en l'agitant avec de l'eau de baryte, l'acide
sulfurique libre dont elle est imprégnée, et que l'on débarrasse par l'éther de quelques principes gras, dont il
renferme ordinairement des traces insignifiantes. Ainsi
purifiée, cette matière constitue l'acide choléique : c'est
un corps jaune, d'une saveur très-amère, à peu près insoluble dans l'éther, soluble dans l'eau, mais moins que
dans l'alcool, rougissant la teinture de tournesol, et pouvant se combiner aux alcalis pour former des choléates
décomposables par les acides les moins énergiques, même
par l'acide acétique, qui pourtant est sans action sur la
bile. Du reste l'acide choléique convenablement desséché
à l'aide de la machine pneumatique devient spongieux,
friable et pulvérulent ; chauffé sur une lame de platine,
il fond, se boursoufle, produit une flamme très-fuligi-
neuse, et laisse un charbon volumineux, facile à brûler,
dont les cendres contiennent toujours de la baryte.

Les acides chlorhydrique, sulfurique et phosphorique,
à un certain degré de concentration, décomposent, à
l'aide de la chaleur, l'acide choléique en taurine et en
un produit nouveau que M. Demarçay désigne sous le
nom d'acide choloïdique. L'acide nitrique même peu
concentré le décompose aussi ; il se dégage du deutoxyde
d'azote, et il y a formation d'un corps blanchâtre particulier. Les alcalis caustiques le décomposent en acide
cholique et en ammoniaque.

Après avoir démontré d'une manière, sinon rigoureuse,
du moins plausible, l'existence de l'acide résineux, qui
entre dans la composition du savon biliaire, il restait à

mettre en évidence la nature de l'alcali qui lui sert de base ; mais ici l'auteur laisse beaucoup à désirer. Abandonnant la voie de l'analyse pour celle de la synthèse, il conclut à l'existence de la soude dans la bile par la ressemblance qu'il croit trouver entre ce fluide et le choléate de soude artificiel. On comprend qu'il y aurait beaucoup à dire sur cette manière de procéder ; mais nous préférons y revenir un peu plus loin.

Si maintenant nous récapitulons, et que, comparant les résultats obtenus par ces différentes méthodes analytiques, nous cherchions à mettre en parallèle ce qu'ils ont de commun, nous trouvons que partout on admet dans la bile.

1° Une certaine quantité d'*eau*.

2° Une *matière muqueuse*, provenant de la vésicule de dépôt, selon M. Berzélius, et faisant partie intégrante de la bile, selon la plupart des auteurs.

3° Les différents *sels neutres* ou *alcalins* qui se trouvent dans le sang.

4° Un *principe résinoïde*, désigné sous le nom de matière biliaire par M. Berzélius, sous celui de résine biliaire et de picromel par M. Thénard, de sucre biliaire et d'acide résino-picromélique par M. Gmélin, enfin d'acide choléique par M. Demarçay.

5° Une *matière colorante* distincte, mais difficile à isoler.

La tâche qui nous reste à remplir consiste à étudier séparément chacun de ces produits, à préciser leur nature mieux qu'on ne l'a fait jusqu'alors, à faire connaître les procédés les plus convenables pour les isoler, à examiner enfin les rapports et le mode de combinaison de ces différents principes entre eux.

1° L'*eau* se trouve dans la bile en proportion trop variable pour qu'on puisse rien indiquer de général à cet égard ; il est seulement à remarquer que la bile cystique doit renfermer d'autant moins de cet élément qu'elle a fait un plus long séjour dans son réservoir. Il en est de la bile comme des autres fluides qui ne sont pas expulsés de l'économie aussitôt après leur sécrétion : ils se concentrent de plus en plus par l'absorption de leur partie aqueuse, sans éprouver du reste aucune autre altération ; aussi, est ce bien à tort, selon moi, que plusieurs auteurs ont prétendu qu'il existe une différence chimique de quelque importance entre la bile hépatique et la cystique ; ce sont là des suppositions gratuites, que rien ne légitime, et que démentent au contraire les considérations anatomiques dans lesquelles nous sommes entrés précédemment.

On peut déterminer la proportion d'eau que renferme la bile à l'aide du procédé bien simple que nous avons fait connaître en parlant des fluides purement muqueux : c'est-à-dire qu'après avoir pesé une quantité déterminée de bile, on l'évapore au bain-marie jusqu'à siccité complète ; puis on pèse le résidu : la différence donne le poids de l'eau.

2° Le *mucus* se rencontre toujours dans la bile, en proportion plus ou moins considérable. La bile est en effet, une humeur essentiellement muqueuse ; il suffirait presque, pour s'en convaincre, d'examiner sa consistance et sa visquosité habituelles ; aussi les anciens chimistes n'ont-

ils pas manqué d'y signaler une matière glaireuse , mu-
cilagineuse, ou albumineuse, expressions vagues qui, tra-
duites dans le langage scientifique de notre époque équivalent évidemment à notre matière muqueuse ; car il est
hors de doute que la bile ne contient jamais d'albumine,
du moins dans l'état normal; la preuve en est que la chaleur ni l'électricité n'y déterminent aucune coagulation.

Le caractère essentiellement muqueux de la bile ne
paraît avoir été généralement méconnu des modernes
que parce qu'il est en quelque sorte masqué par la couleur et l'amertume extraordinaires de ce produit; d'ailleurs la plupart des auteurs préoccupés du désir d'y trouver quelque principe nouveau et caractéristique, n'ont
considéré l'élément muqueux que comme une substance
qui s'y rencontre d'une manière accidentelle. Tel est
surtout M. Berzélius, qui, ainsi que nous l'avons vu,
considère le mucus biliaire comme provenant de la vésicule de dépôt. Malgré tout le respect qu'on doit à ce
savant, on ne peut s'empêcher de reconnaître dans cette
manière de voir le résultat d'une opinion préconçue ; on
se rappelle en effet que M. Berzélius admet en principe que tout fluide de sécrétion est constitué par la
partie aqueuse du sang , avec ses différents sels , et
par une matière particulière, qui donne à chaque produit son caractère spécial : d'où la matière salivaire, la
matière biliaire , etc. Dans ce système, l'élément muqueux est généralement attribué à la sécrétion produite
par la membrane interne des canaux de transport. Cependant cette doctrine ne saurait se soutenir devant l'examen des faits. Et d'abord , il faudrait admettre que le

mucus n'est d'aucune utilité dans la bile , puisque, chez les animaux où la vésicule manque, cette humeur serait à peu près complétement dépourvue de matière muqueuse ; ce qui est d'autant moins admissible que, d'une part, ces deux dispositions différentes existent chez les espèces dont l'organisation se ressemble le plus, et que, de l'autre, la nature paraît attacher quelque importance à ce que la bile contienne toujours une certaine quantité de matière muqueuse, puisqu'elle a constamment annexé au foie un organe mucipare , le pancréas , qui peut en être considéré comme le complément.

Au surplus, un argument plus direct contre l'opinion de M. Berzélius résulte de l'examen anatomique de la vésicule biliaire elle-même , dont l'intérieur est tapissé d'une membrane qui diffère considérablement des véritables muqueuses , bien qu'elle soit en réalité la continuation de celle des intestins. Chez quelques animaux, notamment chez le cochon , cette membrane conserve encore une structure évidemment papillaire, mais on n'y trouve aucun crypte ; après qu'on a enlevé, en l'agitant dans l'eau, la couche de bile plus ou moins visqueuse qui adhérait à sa surface, elle reste tout à fait sèche et, en la pressant entre les doigts, il est impossible d'en exprimer la moindre quantité de matière muqueuse, contrairement à ce qui a lieu pour les membranes mucipares. Cette modification organique est encore beaucoup plus évidente dans la vésicule du bœuf : ici ce n'est même plus une membrane papillaire, c'est un tissu lisse et glabre, qui approche beaucoup de la nature des séreuses, le même qui tapisse intérieurement la plupart des

canaux exércéteurs des différentes glandes, et auquel M.
de Blainville a imposé la dénomination de tissu séro-mu-
queux. Il ressort de là que la surface interne de la vésicule biliaire, dans l'état sain, est aussi impropre que celle
des canaux hépatiques à fournir à la bile sa matière muqueuse ; d'où il faut absolument conclure que cette dernière fait partie intégrante de la bile, étant sécrétée,
comme ses autres éléments, par le parenchyme de la
glande elle-même ; en sorte que cette sécrétion de matière muqueuse effectuée par le foie rappelle l'espèce de
parenté anatomique que nous avons signalée entre cet
organe et les différentes glandes mucipares annexées au
tube intestinal.

On peut extraire la matière muqueuse de la bile, en faisant évaporer ce produit, et en traitant le résidu par l'alcool, qui enlève la substance résinoïde avec une partie des
sels et de la matière colorante ; le mucus reste alors sous
forme de pellicules minces, semblables à celles que laissent la salive et les autres fluides de même nature après
leur dessiccation.

Un autre procédé consiste à verser dans la bile une
petite quantité d'acide acétique, qui précipite immédiatement la majeure partie de la matière muqueuse. Mais
le moyen le plus simple sans contredit est de verser la
bile dans une suffisante quantité d'alcool ; on voit alors
le mucus se prendre en flocons plus ou moins grands
qui gagnent peu à peu le fond du vase, et quelquefois
en longs filaments qui nagent à la surface du liquide.

3° Les *sels neutres et alcalins* que l'on rencontre dans
la bile sont les mêmes que ceux qui font partie des flui-

dés muqueux, dont nous avons parlé dans le chapitre précédent. On y trouve un sel ammoniacal probablement un phosphate basique, dont il est facile de constater la présence en chauffant une certaine quantité de bile dans un matras au-dessus duquel on place un papier rougi de tournesol, absolument comme nous l'avons indiqué à propos de la salive. Les autres sels s'obtiennent des cendres, après calcination dans un creuset de platine.

4° Le *principe résinoïde* est l'élément spécial et caractéristique de la bile; aussi se retrouve-t-il, sous différentes dénominations, dans toutes les analyses de ce produit, et jusque dans celles où l'on ne saurait contester qu'il ait subi un certain degré de décomposition. Comme il présente quelques modifications selon la manière dont il a été obtenu, je vais indiquer d'abord la méthode fort simple que j'ai mise en usage pour l'isoler.

Je commence par étendre la bile d'environ deux à trois fois son poids d'eau ; puis je la fais bouillir avec une suffisante quantité de noir animal préalablement lavé à l'acide chlorhydrique ; je filtre ensuite la liqueur encore chaude, et je fais évaporer au bain-marie jusqu'à parfaite siccité, ayant soin de crever de temps à autre l'espèce de croûte qui se forme à la surface, et qui met obstacle au dégagement de l'eau ; le résidu est la matière résinoïde à l'état de pureté.

Ce procédé est d'une exécution extrêmement facile, et il offre sur ceux qui ont été employés jusqu'à ce jour le grand avantage de ne mettre en jeu que des réactions incapables d'exercer sur la matière biliaire aucune action décomposante; le charbon et une température de 100 degrés, voilà en effet les seuls agents dont il nécessite l'intervention, et il en est certainement peu d'aussi inoffensifs.

Il est évident que, dans cette opération, le noir animal s'est emparé, non-seulement de la matière colorante, mais aussi du principe muqueux ; de sorte que la liqueur qui passe à travers le filtre a complétement perdu sa viscosité, et ne conserve plus qu'une légère teinte jaunâtre, qu'il est impossible de lui enlever complétement.

La matière qui reste après l'évaporation, présente les caractères suivants : elle est jaunâtre et demi-transparente comme du succin ; complétement desséchée, elle devient dure et fragile ; mais lorsqu'elle renferme encore de l'eau, elle est visqueuse et peut être tirée en longs fils ; puis, à mesure qu'elle se dessèche, elle devient molle et se laisse pétrir entre les doigts comme de la cire ; on peut alors la réduire en feuilles minces et demi-transparentes, semblables à des lames de corne. Elle a une odeur d'ambre très-prononcée ; sa saveur est très-amère, avec un arrière-goût légèrement sucré.

Chauffée, elle se ramollit, et entre en fusion au-dessous de 100 degrés; chauffée plus fortement, au contact de l'air sur une lame de platine, elle se boursoufle, se décompose en dégageant l'odeur de la corne grillée, et brûle avec une flamme fuligineuse, laissant un charbon difficile à incinérer ; la cendre, peu abondante, est composée comme celle de la plupart des matières animales. Soumise à la distillation sèche, à l'abri du contact de l'air, elle fournit, entre autres produits, beaucoup de carbonate d'ammoniaque.

Elle est soluble dans l'eau complétement, en toutes

proportions, et à toutes les températures ; la dissolution est neutre ou très-légèrement alcaline ; abandonnée à elle-même, elle ne tarde pas à se troubler, devient d'un blanc opalin , puis d'un jaune verdâtre de plus en plus foncé ; alors elle exhale une odeur infecte de putréfaction et ramène énergiquement au bleu le papier rougi de tournesol.

La dissolution aqueuse de résinoïde donne un précipité blanc plus ou moins abondant par la plupart des acides organiques et inorganiques ; l'acide sulfurique surtout produit cet effet avec une grande énergie, tandis que les autres acides ont besoin d'être employés dans un certain excès pour effectuer cette précipitation : par exemple, si l'on verse quelques gouttes d'acide nitrique ou chlorhydrique dans le solutum de ce principe résinoïde, à l'instant même il se produit un précipité , qui se redissout par la moindre agitation, quoique la liqueur ait acquis un degré d'acidité très-prononcé; toutefois, l'addition d'une nouvelle quantité d'acide rend le précipité plus abondant, et l'empêche de se redissoudre. Dans tous ces cas, le précipité peut être complétement redissout à l'aide des alcalis employés en quantité suffisante pour neutraliser l'acide.

Malgré sa grande solubilité dans l'eau pure , la matière qui nous occupe ne peut se dissoudre dans ce liquide auquel on a ajouté une faible proportion d'acide sulfurique ; seulement il y devient opaque, et s'y ramollit au point de s'étaler au fond du vase comme du phosphore fondu sous l'eau. Si l'acide sulfurique était très-concentré , la matière biliaire serait dissoute complétement, même à froid, mais après avoir subi une décomposition

fort remarquable, par suite de laquelle elle passe successivement au jaune paille, à l'orangé, au rouge, au
violet, puis enfin au noir. La dissolution aqueuse du
principe résineux de la bile n'est précipitée par aucun
alcali, ni par aucun sel neutre à base alcaline. Elle
n'est point troublée non plus par le deuto-chlorure de
mercure, ni par la teinture de noix de galle. Au contraire, la plupart des autres sels y déterminent un précipité plus ou moins abondant de matière blanche, d'apparence caséeuse ou résiniforme : tels sont notamment le sulfate d'alumine, le sulfate de zinc, le sulfate de fer, le sulfate de cuivre, le chlorhydrate d'étain,
l'acétate de plomb neutre et basique, l'azotate d'argent,
le nitrate de mercure, etc. Non-seulement tous ces sels
précipitent la matière biliaire de sa dissolution ; mais, de
même que les acides, ils l'empêchent de se dissoudre
dans l'eau, par leur seule présence, et sans éprouver eux-
mêmes aucune décomposition. Par exemple, si, dans une
dissolution suffisamment concentrée de sulfate de zinc,
on introduit une certaine quantité de cette matière, elle
ne s'y dissout en aucune façon, à tel point que le liquide
n'acquiert même pas la saveur amère que la moindre
quantité de ce principe communique si facilement à l'eau;
cependant il s'y ramollit, mais sans devenir opaque, et
vient s'étaler à la surface comme de la cire fondue. Dans
cet état la matière résinoïde de la bile n'a subi aucune
altération, et peut être dissoute dans l'eau pure comme
précédemment. Tous les sels que nous avons cités ne
possèdent cependant pas au même degré la propriété de
précipiter cette matière de sa dissolution aqueuse, de

sorte que, lorsqu'un de ces sels n'y produit plus de précipité, un autre sel peut encore en déterminer : c'est ainsi que le sous-acétate de plomb, par exemple, fait encore naître du trouble dans une solution de matière biliaire, après que l'acétate neutre de la même base avait cessé d'y produire de l'effet.

La matière résinoïde de la bile est soluble dans l'alcool en toute proportion ; cependant, lorsque ce menstrue est très-concentré, elle paraît s'y dissoudre moins facilement que dans l'eau ; du reste, la dissolution alcoolique se comporte avec les différents réactifs à peu près comme la dissolution aqueuse.

Elle est complétement insoluble dans l'éther, dans l'essence de térébentine, et dans les huiles grasses. Elle conduit le fluide électrique.

Si, récapitulant les différentes propriétés physiques et chimiques du principe singulier que nous venons d'examiner, nous cherchons à en déterminer la nature, nous trouvons que, d'un côté, il se rapproche des résines par son aspect extérieur, sa mollesse, sa viscosité, sa fragilité, lorsqu'il est sec, par sa manière de se comporter avec le calorique, sa solubilité dans l'alcool et les alcalis, son insolubilité dans les acides ; mais que, d'un autre côté, il en diffère essentiellement par sa grande solubilité dans l'eau, par l'azote qui entre abondamment dans sa composition, et enfin par sa propriété conductrice de l'électricité. On serait par là disposé à admettre que c'est une matière résineuse rendue soluble par l'intermédiaire d'un alcali, avec lequel elle formerait une espèce de savon, ainsi que le pensaient les anciens, et comme M. Demarçay l'a avancé de nouveau dans ces derniers temps. Cependant il est encore impossible d'adopter cette manière de voir. Et d'abord, ce serait se faire une bien fausse idée des produits qui résultent de l'action des alcalis sur les corps résineux que de les comparer au principe résinoïde de la bile. En effet, lorsqu'on traite les résines par les alcalis, il en résulte une matière presque toujours foncée en couleur, qui se dissout dans l'eau, et que l'on a comparée à un savon ; la dissolution évaporée donne un produit qui ne conserve plus aucun des caractères physiques des résines : c'est une matière déliquescente, opaque, granuleuse, sans visquosité, se ramollissant à peine au feu ; chauffée fortement, elle brûle en laissant un charbon facile à incinérer, et une cendre abondante, dans laquelle on retrouve l'alcali employé ; distillée, elle ne donne point d'ammoniaque. La dissolution aqueuse de cette espèce de savon résineux est abondamment précipitée par les acides les plus faibles, qui s'emparent de la base alcaline, et mettent en liberté la résine qui jouait le rôle d'acide. Les sels métalliques y déterminent aussi un précipité, par suite d'une double décomposition, dans laquelle l'acide du sel s'étant emparé de l'alcali qui tenait la résine en dissolution, celle-ci se précipite avec l'oxyde métallique. Le bichlorure de mercure produit cet effet comme les autres sels ; enfin plusieurs sels à base alcaline, tels que ceux de chaux, de baryte, de strontiane et de magnésie, y donnent lieu au même précipité d'oxyde et de résine, etc. Or, si nous comparons ces résultats aux caractères que nous avons assignés à la matière résinoïde de la bile, nous trouvons qu'ils en diffèrent essentiellement sous une multitude de rapports, et qu'en conséquence ces produits ne sauraient être assimilés en aucune façon.

Qu'est-ce donc que le principe résinoïde de la bile ? c'est, selon moi, un produit à part, sui generis, qui ne peut entrer dans aucune des catégories arbitraires de nos classifications : c'est un corps intermédiaire, qui tient des résines par certains caractères, et qui s'en éloigne sous d'autres rapports. Quelle est son origine ? Provient-il directement des matières enlevées par l'absorption veineuse dans le tube digestif, ou bien des matières déjà incorporées dans l'organisme ? Quelque importantes que puissent être ces questions, on comprend que leur examen nous entraînerait hors de notre sujet, et je m'y arrêterai d'autant moins que j'espère pouvoir publier quelque jour, dans un mémoire spécial, mes recherches sur la sécrétion biliaire considérée dans ses rapports généraux avec l'économie.

Matière colorante. La bile présente, avons nous dit, des teintes qui varient depuis le blanc jaunâtre jusqu'au noir foncé. Cette coloration n'appartenant en propre à aucun des éléments dont nous avons constaté la présence dans ce produit, doit tenir à une matière particulière, qu'à la vérité on n'est pas encore parvenu à isoler avec certitude par la voie de l'analyse, mais qui, dans certaines circonstances pathologiques, se dépose quelquefois en si grande quantité dans la vésicule biliaire, qu'elle y produit une espèce particulière de calculs, au moyen desquels on peut étudier ses caractères à l'état d'isolement. M. Thénard a le premier fixé l'attention des sa-

vants sur cette matiére, qui entre pour une proportion
plus ou moins considérable dans presque tous les calculs
biliaires de l'homme, et constitue presque exclusivement
ceux du bœuf et des autres herbivores.

C'est une substance solide, pulvérulente, lorsqu'elle
est sèche, de couleur variable, comme la bile, inodore,
insipide et plus pesante que l'eau. Elle est insoluble
dans ce menstrue, ainsi que dans l'alcool, l'éther et les
huiles, et se dissout au contraire très-bien dans les alcalis. Décomposée par le feu, en vase clos, elle donne de
l'eau, de l'acide carbonique, de l'oxyde de carbone, de
l'hydrogène carboné, du carbonate d'ammoniaque, et
beaucoup de carbone, ce qui prouve qu'elle est formée
d'oxygène, d'hydrogène, d'azote, et d'une forte proportion de carbone; or ce sont, sans aucun doute, les rapports quantitatifs de chacun de ces éléments entre eux,
qui établissent les différences de coloration que cette matière présente; aussi tous les réactifs tant soit peu énergiques, en modifiant sa composition élémentaire, sont-
ils susceptibles de la détruire ou d'en changer les teintes:
tels sont, le chlore, les acides, le sulfate rouge de man-
ganèse, etc. J'ai constaté, par exemple, qu'il suffit d'agiter de la bile avec ce dernier sel, pour la décolorer à
l'instant.

Nous venons de passer en revue les différents éléments
qui entrent dans la composition de la bile à l'état sain;
or, je le déclare, ce sont les seuls que des recherches
persévérantes aient pu me faire découvrir dans ce liquide; et je considère en conséquence les autres principes
que différents auteurs y ont signalés, comme des résul-

tats de décomposition ou comme des produits morbides.

Il existe la plus grande dissidence parmi les physiologistes relativement à la coopération de la bile dans le travail digestif. Les uns prétendent qu'elle n'y contribue en rien, ou du moins qu'elle n'y contribue que d'une manière fort accessoire, tandis que les autres la considèrent au contraire comme un des agents les plus actifs des diverses métamorphoses par lesquelles les aliments se convertissent en chyle. Chacune de ces opinions compte en sa faveur des savants d'un grand mérite, et, s'il fallait décider la question sur l'autorité des noms, le cas deviendrait fort embarrassant : la première a pour elle **MM.** Tiedmann et Gmélin, Leuret et Lassaigne, B. Voisin et un grand nombre de physiologistes modernes, et la seconde est soutenue par Brodie, Prout, W. Beaumont, Eberle, Burdack, Haller et la plupart des physiologistes qui ont précédé notre époque. Il est vrai de dire que ces derniers sont loin de s'accorder sur la manière dont la bile intervient dans le travail digestif. Les uns prétendent, avec Haller, que ce fluide exerce une action dissolvante sur les aliments, et qu'il forme une sorte d'émulsion avec les parties grasses que ces derniers contiennent. Les autres admettent, avec Prout, que la bile concourt, par son mélange avec le chyme, à ce que de l'albumine se forme aux dépens des aliments. Enfin, Authenrieth, Werner, et ceux des physiologistes modernes qui attribuent à la bile un rôle essentiel dans la digestion, prétendent que ce fluide, en neutralisant l'acide du chyme, détermine la précipitation du chyle, ou, autrement dit, son départ d'avec la matière excrémentitielle. Il est inutile de multiplier ces citations : il faudrait des volumes pour reproduire les hypothèses plus ou moins hasardées que les auteurs de tous les temps ont émises pour expliquer la prétendue intervention de la bile dans le travail digestif. Il faut l'avouer, ces contes plus ou moins ingénieux, qui ont bercé l'enfance de la physiologie, ne sont plus guère propres aujourd'hui qu'à figurer dans les archives de la science. Aucun d'eux en effet ne saurait soutenir l'épreuve de l'expérience, ainsi que nous allons le démontrer.

D'après les recherches auxquelles nous nous sommes livrés précédemment, la bile ne doit être considérée que comme un simple mélange, en proportions variables, de mucus, de résinoïde et de matière colorante, le tout en dissolution dans une certaine quantité d'eau rendue légèrement alcaline par les sous-sels que renferment la plupart des fluides animaux. De tous ces éléments, la résinoïde est le seul auquel on puisse attribuer, avec quelque apparence de raison, un rôle essentiel dans les métamorphoses dont il s'agit. Or, dès qu'elle se trouve en contact avec le chyme, l'acide de ce dernier la précipite, et, dès lors, il lui est impossible d'exercer aucune action chimique, d'après l'axiôme : *corpora non agunt nisi soluta*. Une fois la résinoïde, pour ainsi dire, hors de cause, que peuvent produire les autres éléments de la bile ? Évidemment la matière colorante n'est ici d'aucune importance, et je n'en veux pour preuve que les variations extrêmes dont elle est susceptible. Quant aux autres éléments, savoir : le mucus, l'eau et les sels, ils constituent par leur réunion les sucs muqueux que nous avons étudiés précédemment; or ici, pas plus qu'ailleurs, ces sucs ne sauraient remplir le rôle d'agents chimiques.

Dire que l'alcali qui prédomine dans la bile agit en neutralisant l'acide de chyme, de manière à en précipiter le chyle, c'est, selon moi, soutenir une hypothèse à l'aide d'une erreur. En effet, même en admettant qu'il existe déjà du chyle tout formé dans le tube digestif, ce qu'il est au moins permis de révoquer en doute, comment se pourrait-il que la quantité si minime d'alcali que la bile renferme puisse opérer cette neutralisation? M. Thénard n'a-t-il pas montré qu'il suffit de quelques gouttes de vinaigre pour neutraliser toute la bile contenue dans la vésicule d'un bœuf? D'ailleurs, ne sait-on pas que les matières déversées de l'estomac dans le duodenum conservent, à peu de chose près, après leur mélange avec la bile, l'acidité qu'elles manifestaient auparavant, acidité qu'elles ne perdent que peu à peu, à mesure qu'elles cheminent dans le tube intestinal? Enfin si la bile était destinée à neutraliser l'acide du suc gastrique, d'où viendrait que, chez beaucoup d'animaux inférieurs, elle arrive directement dans l'estomac, de manière à anéantir les propriétés chimiques du fluide spécial que ce viscère sécrète, avant même que la chymification ne soit terminée? Il faut donc reconnaître que, si la bile contribue à neutraliser l'acide du chyme en raison de la faible quantité de sous-sels alcalins qu'elle renferme, elle ne peut prendre à cette neutralisation une part plus grande que les mucosités gastro-intestinales, et qu'en conséquence il n'y a en cela de sa part aucune action spéciale.

Il est difficile de concevoir comment des hommes sérieux et réfléchis ont pu laisser aller leur imagination jusqu'à admettre que la bile soit capable de dissoudre, à l'aide de son alcali, les matières grasses qui auraient échappé à l'action chymifiante du suc gastrique. Sans nous arrêter de nouveau à faire remarquer qu'ici, comme lorsqu'il s'est agi de la salive, à laquelle on a aussi attribué ce rôle imaginaire, l'alcali est en quantité si minime que son action serait encore illusoire, lors même que toutes les circonstances viendraient la favoriser, sans nous arrêter, dis-je, à cette remarque, qui a pourtant sa valeur, je dirai tout de suite que la bile, étant neutralisée aussitôt qu'elle a le contact du chyme acide, ne saurait plus dès lors agir sur les corps gras en qualité de fluide alcalin. Cette simple remarque réfute en deux mots l'opinion de W. Beaumont et de plusieurs autres physiologistes qui pensent que, quand les aliments renferment beaucoup de principes gras, la bile arrive dans l'estomac lui-même pour en opérer la dissolution.

Nous terminerons ces considérations par une remarque générale, qui domine en quelque sorte toutes les autres, c'est que, si la bile agissait dans la digestion à la manière d'un réactif chimique, son action devrait toujours être à peu près la même ; pourquoi donc alors la grande différence que l'on remarque dans les proportions respectives des différents éléments qui constituent ce produit, lorsqu'on l'envisage, non-seulement dans les espèces d'animaux qui se nourrissent à peu près de la même manière, mais aussi dans la même espèce, et jusque chez le même individu ? Et qu'on ne dise pas qu'il se modifie pour se coordonner en quelque sorte avec le genre d'alimentation

sur lequel il doit agir , car, chez la plupart des animaux,
ce produit, sécrété plus ou moins longtemps à l'avance,
s'accumule dans son réservoir, pendant que l'estomac
est vide , de manière qu'il ne peut exister de rapport
entre lui et les matières alimentaires avec lesquelles il
doit être mélangé.

Il est vrai qu'à tous les faits et considérations que
nous avons articulés jusqu'alors on peut objecter en définitive que l'état d'imperfection où la chimie organique
se trouve ne permet peut-être pas encore de comprendre la manière dont la bile intervient dans la formation
du chyle, mais que la science n'est pas en droit de répu-
dier un fait parce qu'elle ne peut l'expliquer. Qui sait,
dira-t-on peut être, si la bile n'agirait pas sur le chyme
par une de ces influences de contact qui jouent un si
grand rôle dans la chimie organique , et auxquelles M.
Berzélius a imposé la dénomination générique de force
catalytique? Le suc gastrique n'exerce-t-il pas sur la
matière alimentaire une action que , malgré tous les efforts de la science , il est encore absolument impossible
d'expliquer ? Qui sait, s'il n'en est pas de même pour la
bile, et si elle n'intervient pas dans le travail digestif par
quelque agent encore inconnu ? Au surplus, si la bile
n'était d'aucune utilité pour la digestion, d'où vient donc
qu'elle se déverse constamment, chez tous les animaux,
en totalité ou en partie dans la portion de l'intestin qui
fait suite à l'estomac ? Cet argument a paru à Haller
d'une grande importance, car c'est le seul qu'il oppose
aux auteurs qui déjà, de son temps, considéraient la bile
comme un produit purement excrémentitiel. « Bilem, si

natura voluisset de sanguine expurgare, effudisset in vicinia intestini recti, ne chylum suâ admissione temeraret. Sed in omnibus animalibus bilis in principium intestini adfunditur, ut nihil feré alimenti ad sanguinem veniat, quod cum eâ non mistum sit. » (Physiologie, t. VI, page 615.)

Pour répondre à ces objections, il n'est qu'un moyen : c'est de voir si, lorsqu'un obstacle quelconque empêche la bile de se mêler avec le chyme, le chyle continue à se former, ou, ce qui revient au même, si la nutrition générale n'est pas arrêtée par le fait de cette interruption. Les preuves de ce genre peuvent se classer en deux catégories : dans l'une, c'est la nature elle-même qui s'est chargée de faire l'expérience ; c'est ce qui a lieu dans les cas pathologiques où une lésion de l'appareil hépatique ou des parties voisines interrompt plus ou moins complétement le cours de la bile ; dans l'autre, c'est à l'aide de vivisections qu'on arrive artificiellement au même but. Nous allons donc examiner ce qui a lieu dans l'une et l'autre de ces circonstances.

Il existe un grand nombre de faits pathologiques qui prouvent que le cours de la bile peut être interrompu pendant un temps quelquefois très-long, sans que la nutrition soit suspendue, comme cela devrait être si la bile était réellement indispensable à la formation du chyle. Quelle que soit la cause qui empêche la bile de s'épancher dans l'intestin, le premier symptôme qui se manifeste ordinairement est la coloration en jaune de toutes les parties solides et liquides de l'organisme : c'est, comme on sait, ce qui constitue l'ictère. Les causes qui peuvent donner naissance à cette affection sont très-nombreuses ; les unes agissent directement sur le parenchyme du foie, dont elles arrêtent ou dénaturent la sécrétion ; telles sont les inflammations et les différentes dégénérescences de cet organe ; les autres n'atteignent que les canaux biliaires, de manière à empêcher l'excrétion de la bile, qui pourrait continuer à se sécréter, si le foie, surchargé d'un produit dont il ne peut se débarrasser, ne finissait lui-même par devenir impropre à exercer ses fonctions éliminatrices ; les causes de cette espèce sont le plus ordinairement des calculs biliaires engagés dans le canal cholédoque, quelquefois aussi la compression de ce canal par des tumeurs squirrheuses développées dans les organes voisins. Dans tous ces cas, la bile ne saurait parvenir dans l'intestin, comme le prouve la décoloration des matières fécales. Or, en parcourant les ouvrages de pathologie, on trouve des cas où cet état de chose a persisté des mois et des années, sans que la nutrition générale fût suspendue, comme cela devrait être si la bile était indispensable à la formation du chyle.

Les auteurs les plus véridiques assurent positivement, pour l'avoir observé, qu'il se présente des cas où il y a impossibilité physique absolue que la bile soit déversée dans le duodenum ; et cependant, suivant le rapport de ces auteurs, les malades, sujets de ces observations, ont vécu quelquefois assez longtemps, plusieurs mois, des années entières, sans cesser de se sustenter par des aliments, ainsi qu'il arrive dans les affections chroniques.

Qu'opposer, par exemple, à ce fait de Coïter où il est dit qu'une personne fut délivrée d'une jaunisse très-intense et de très-longue durée, en rendant un calcul biliaire avec ses excréments? Et à cet autre fait de Bezoldus, où un malade, après six ans d'ictère, n'en fut délivré qu'en rendant une pierre? A celui qui est rapporté par Morgagni, d'après G. Maurer, où l'orifice du canal cholédoque, et ce canal tout entier, étaient tellement oblitérés qu'ils ne permettaient plus le passage à un stylet extrêmement délié, et bien moins encore à une petite goutte de bile? (Morgagni, epis. 57.) Ce fut une altération organique de ce genre, qui, d'après Aurélius Palazoni, fit mourir Mauroceni, sénateur historien de Venise. Méad dit aussi avoir vu, après un ictère opiniâtre, le canal qui conduit la bile à l'intestin tellement rétréci qu'il ne pouvait recevoir un stylet, et qu'aucune portion de la bile qui distendait la vésicule et engorgeait le foie, ne pouvait se faire jour dans le duodenum. Dans ce cas, le rétrécissement paraissait avoir été occasionné par une tumeur squirrheuse des parties qui avoisinent le pancréas. Enfin, dans d'autres circonstances, c'est le foie lui-même qui est détruit, dégénéré, au point d'être tout à fait impropre à effectuer sa sécrétion. On trouve dans les auteurs beaucoup de faits de ce genre; nous allons en rapporter quelques-uns.

Un jeune homme de vingt-six ans était atteint de jaunisse, depuis trois ans, lorsqu'il se manifesta une hydropisie, des suites de laquelle il mourut. L'autopsie démontra que le foie était endurci, sec et squirrheux. (Lieutaud, obser. 623.)

Salmuth a trouvé, sur un enfant de douze ans, le foie dur comme une pierre. (Portal. p. 600.)

En 1828, on reçut à l'Hôtel-Dieu, dans une des salles de M. Récamier, un homme atteint d'ictère depuis un grand nombre d'années, et qui était entré pour se faire soigner d'une pneumonie intense. Après sa mort, on trouva, outre les traces de l'affection du poumon, le foie excessivement induré; la poche cystique était vide, ainsi que les canaux hépatique et cholédoque, qui représentaient de véritables cordons ligamenteux; aussi, n'y avait-il aucune trace de bile dans l'intestin. (B. Voisin. Physyologie du foie, p. 154.)

Une couturière, âgée de 42 ans, jusqu'alors bien portante, devint hydropique à la suite d'une chute dans laquelle la région du foie porta sur un bois pointu. La ponction ayant été jugée nécessaire, on retira de l'abdomen environ 16 kilogrammes de liquide; après quoi, sous l'influence d'un régime analeptique, la malade se rétablit dans l'espace de quelques semaines, à tel point qu'elle put de nouveau vaquer à ses occupations. L'abdomen, cependant, resta tuméfié, dur, et la digestion difficile. Au bout d'une année, la malade fut de nouveau obligée de s'aliter, et mourut quelques mois après, sans que l'hydropisie se fût reproduite. On trouva à droite, le diaphragme refoulé jusqu'à la seconde côte, à gauche, jusqu'à la quatrième. Poumons et cœur très-petits. Aucune trace d'épiploon ni de glandes mésentériques. Pancréas détruit. L'estomac, les intestins, la rate, les reins, l'utérus et la vessie étaient extrêmement petits. Le foie remplissait à lui seul le reste de cette énorme cavité abdominale ; la sérosité évacuée paraissait avoir été contenue dans le foie seul ; celui-ci était plus foncé qu'à l'ordinaire ; son lobe gauche était tellement tuméfié, qu'il s'étendait jusqu'à la quatrième côte gauche. La vésicule biliaire avait disparu et, à sa place se trouvaient des brides celluleuses, de petits ulcères, et quelques calculs biliaires gros comme des noix. Le conduit biliaire était obstrué. (Aug. Bonnet, Maladies du foie, p. 187.)

Un homme âgé de 50 ans entra à la Charité pour se faire traiter d'un ictère, qui durait depuis six mois. Les fonctions digestives ne présentaient d'autre altération qu'un défaut habituel d'appétit, et une constipation opiniâtre ; les selles étaient consistantes et tout à fait décolorées. Le malade étant mort inopinément, on trouva, à l'autopsie, le foie extrêmement petit, comme flétri, et d'une couleur grisâtre, etc. ; le canal cystique, ainsi que le cholédoque, dans toute son étendue, était transformé en un cordon ligamenteux, dans lequel la dissection la plus exacte ne put faire découvrir aucun reste de cavité. (Andral, Clinique, t. 4, p. 507.)

Il serait inutile de multiplier ces citations. Les faits que nous venons de rapporter suffisent pour démontrer que des affections essentiellement chroniques peuvent empêcher pendant longtemps la sécrétion de la bile, ou son arrivée dans l'intestin, sans que la digestion cesse pour cela de s'opérer ; d'où nous devons conclure que cette liqueur n'est point indispensable à la formation du chyle.

Ce que la nature produit spontanément dans quelques circonstances morbides, les physiologistes ont entrepris

de le déterminer artificiellement par la ligature du conduit biliaire, sur des animaux vivants. Ce fut Brodie qui,
en 1823, institua le premier ce genre d'expérience.
Le but du physiologiste anglais était d'examiner la part
que la bile peut prendre, non-seulement à la formation du
chyle, mais aussi à la chymification, attendu que chez nos
voisins d'outre-mer on croit assez généralement , avec
Englesfield Smith, que ce fluide pénètre dans l'estomac
pour contribuer à la digestion proprement dite. Ayant
donc lié le canal cholédoque sur de jeunes chats, qu'il
tua quelque temps après , il examina dans l'estomac et
les intestins l'état des aliments qu'ils avaient pris, et la
nature du liquide contenu tant dans les vaisseaux lymphatiques de l'intestin grêle que dans le canal thoracique. Or il prétend avoir constaté que la transformation
des aliments en chyme s'était faite comme dans l'état
normal, tandis que la chylification était complétement
interrompue. On ne trouvait , dit-il, aucune trace de
chyle, ni dans les intestins, ni dans les vaisseaux lactés ;
les intestins grêles contenaient une matière à demi fluide,
semblable au chyme renfermé dans l'estomac ; la consistance de cette matière augmentait peu à peu et devenait
solide près de la terminaison de l'ilon dans le cœcum.
Les vaisseaux chylifères contenaient un liquide que l'auteur regarde comme un mélange de lymphe et de la partie
la plus liquide du chyme.

Cet exposé sommaire des expériences de Brodie suffit
pour faire voir combien elles sont imparfaites. En effet
le point essentiel était de constater la nature du liquide
contenu dans les chylifères , non pas au moyen d'une

inspection superficielle, mais à l'aide de l'analyse chimique, qui eût sans doute démontré que ce que Brodie prenait gratuitement pour un mélange de lymphe et de chyme n'était autre chose qu'un véritable chyle.

La même expérience a été répétée depuis par un grand nombre de physiologistes, particulièrement par MM. Tiedmann et Gmélin, Leuret et Lassaigne, Magendie, et plus récemment par le docteur B. Voisin. Nous allons indiquer sommairement les résultats obtenus par chacun de ces auteurs.

MM. Tiedmann et Gmélin ont lié le canal cholédoque sur dix chiens. Immédiatement après l'opération, tous ces animaux éprouvèrent des envies de vomir ou des vomissements plus ou moins opiniâtres, de la soif et de la diminution dans l'appétit, phénomènes qu'on doit attribuer surtout à l'inflammation des parties lésées. Dès le second ou le troisième jour, la conjonctive se colorait en jaune clair, et l'urine en jaune foncé ; les déjections alvines, devenues plus rares, avaient une teinte d'un blanc grisâtre, argileuse, une grande consistance et une odeur très-désagréable. De ces dix chiens, un creva le troisième jour après l'opération, un, le quatrième jour, et un, le septième. Les autres furent tués, un, le quatrième jour, trois, le cinquième, un, le sixième, et un, le dixième. Enfin, chez deux chiens, les symptômes d'ictère se dissipèrent spontanément, ce qui fit présumer que le canal s'était rétabli. En effet, ces animaux ayant été tués un, le treizième jour, et l'autre, le vingtième après l'opération, on trouva qu'il s'était formé un conduit accidentel par la réunion des bords de la plaie, après la chute de la ligature.

22

Chez tous les chiens tués à jeun, le canal thoracique contenait un liquide clair, transparent, coloré en jaune, et en général peu coagulable ; chez ceux qui avaient mangé quelques heures avant d'être mis à mort, ce fluide était beaucoup plus riche en parties solides, et se séparait par le repos, en sérum et en caillot. Le sérum, généralement peu abondant était plus ou moins trouble, avec une teinte jaunâtre ; le caillot , qui constituait quelquefois la presque totalité du produit, était ferme, rougeâtre, semblable en un mot à celui que fournit le chyle des animaux dont le conduit biliaire n'a pas été obstrué. D'où les auteurs conclurent que la bile n'est point indispensable à la chylification.

MM. Leuret et Lassaigne ont également pratiqué la ligature du canal cholédoque ; et , s'ils n'ont pas répété l'expérience un aussi grand nombre de fois que les savants professeurs de Heidelberg, du moins, paraissent-ils l'avoir exécutée avec plus de précautions encore. Ayant choisi un grand chien lévrier bien portant , mais dont le peu d'embonpoint naturel à sa race devait rendre l'opération plus facile, ils lui lièrent le canal cholédoque à quelques millimètres au delà de son orifice. L'opération terminée, ils laissèrent reposer l'animal, et, au bout de quatre heures, ils lui firent avaler soixante grammes d'huile de ricin, qui déterminèrent l'évacuation de quelques excréments. Lorsqu'on jugea que les intestins ne devaient plus contenir d'huile ni de matière fécale, c'est-à-dire environ douze heures après l'opération, on présenta au chien une soupe au lait sucré, qu'il parut manger avec appétit. Le même repas fut renouvelé deux fois, à six heures de distance pour chacun, et, huit heures après avoir pris le dernier, l'animal fut pendu. — La poitrine ouverte immédiatement après la mort, et le canal thoracique mis à découvert, on trouva ce dernier distendu par un liquide demi-transparent et jaunâtre, qui rougit au contact de l'air, et ne tarda pas à se coaguler en un caillot rosé nageant au milieu d'une sérosité citrine. C'était évidemment du chyle, qui s'était formé nonobstant l'absence de la bile dans le canal intestinal. Cette expérience ayant été répétée plusieurs fois avec le même succès, les auteurs en conclurent que la bile n'est point indispensable à la chylification.

M. Magendie a aussi lié le canal cholédoque sur des chats, à l'imitation de Brodie, avec cette seule différence qu'il n'a expérimenté que sur des animaux adultes. La plupart sont morts des suites de l'opération. Cependant, dans deux cas où ils ont survécu quelques jours, cet habile observateur a pu s'assurer que la digestion avait continué, que du chyle blanc avait été formé, et des matières stercorales produites ; seulement ces dernières n'étaient point colorées comme à l'ordinaire. (Elém. de phys., 1825, t. 2, p. 118.)

Enfin, dans ces dernières années, le docteur B. Voisin s'est livré de nouveau à ce genre d'investigation. De dix chiens sur lesquels il pratiqua la ligature du canal cholédoque, cinq moururent peu de temps après l'opération, trois, au bout de six semaines, et deux, au bout de trois mois, après avoir présenté tous les symptômes des obstructions du foie et de l'engorgement des viscères abdominaux. Chez l'un de ces animaux, la sécrétion biliaire, continuant à s'effectuer, la vésicule du fiel, après avoir acquis des dimensions excessives, se rompit, et la mort arriva par suite de l'épanchement de la bile dans le péritoine. — A l'exception de cette membrane, qui était enflammée, tous les viscères parurent sains. L'estomac et l'intestin étaient encore remplis d'aliments presque complétement chymifiés, mais non colorés en jaune, comme dans l'état normal. Il y avait trois heures que l'animal avait mangé, lorsqu'il succomba. Les vaisseaux lactés contenaient du chyle, dont on put retirer quinze à seize grammes. Au surplus, il en fut de même chez presque tous les chiens soumis à l'expérience. Excepté un seul de ces animaux, qui fut tourmenté de vomissements chaque fois qu'il voulait prendre des aliments, et qui dépérit en peu de jours, chez tous, la mort ne fut point la conséquence prochaine de la suppression de la chylification. En effet, presque tous avaient commencé à manger, et, chez la plupart, on trouva dans le canal digestif des aliments parfaitement chymifiés et, dans les vaisseaux lactés, du chyle bien élaboré. (Loc. cit., p. 90.)

Certainement, il est difficile de trouver un point de physiologie expérimentale sur lequel les auteurs présentent un accord plus unanime. A l'exception du docteur Brodie, dont l'assertion contradictoire est purement gratuite, tous les expérimentateurs, quelle que soit l'école à laquelle ils appartiennent, tous, dis-je, proclament que du véritable chyle a pu se former, sans la coopération de la bile.

Quoique de nouvelles expériences sur ce sujet paraissent à peu près superflues, je ne m'en suis pas moins

assuré par moi-même de la légitimité des résultats émis
par les savants que j'ai cités. J'ai donc lié le canal cholédoque sur plusieurs chiens, en suivant la méthode employée par MM. Leuret et Lassaigne, qui me semble la
meilleure : c'est-à-dire qu'après avoir fait jeûner l'animal
pendant vingt-quatre heures environ, je faisais aux parois
abdominales une large incision, à l'aide de laquelle je
recherchais le canal cholédoque, qu'il est beaucoup plus
facile de rencontrer qu'on ne le croit généralement. Je
liais ce canal à huit ou dix millimètres du duodenum,
et j'en retranchais ensuite quatre à cinq millimètres,
m'abstenant de placer une seconde ligature du côté de
l'intestin , attendu que l'espèce de repli valvulaire que
le canal présente à son orifice suffit pour empêcher les
fluides intestinaux de s'épancher dans l'abdomen. Quelques points de suture réunissaient la plaie. L'opération
terminée, l'animal était laissé en repos pendant plusieurs
heures, durant lesquelles il paraissait abattu et éprouvait ordinairement quelques envies de vomir. Dès qu'il
semblait s'être un peu remis, je lui administrais six ou
huit gouttes d'huile de croton tiglium dans une cuillerée
d'huile de ricin, ce qui ne tardait pas à amener des évacuations alvines plus ou moins abondantes, et dont les
dernières, presque entièrement fluides, étaient tout à fait
décolorées.

L'intestin étant ainsi débarrassé , j'administrais des
aliments de différente nature , tels que de la viande, de
la soupe au lait, du fromage , etc., que l'animal man-
geait avec une certaine avidité. Au bout de cinq à six
heures, le chien étant assommé et ouvert immédiatement,

je retrouvais chaque fois du chyle blanc parfaitement élaboré dans le canal thoracique et dans les vaisseaux chylifères du mésentère.

J'ai répété quatre fois cette expérience, et quatre fois avec des résultats identiques. J'ai voulu aussi essayer ce qui adviendrait en abandonnant l'animal à lui-même après l'opération ; or tous les chiens que j'ai soumis à cette épreuve ont succombé du cinquième au dixième jour, en présentant tous les symptômes d'une péritonite aiguë survenue tout à coup. Chez tous, l'autopsie démontra qu'à la chute de la ligature, la bile s'était épanchée dans l'abdomen, le canal n'ayant pu s'oblitérer, ce qu'il est facile de comprendre en réfléchissant que ses parois, constamment écartées par la présence de la bile, n'avaient pu contracter adhérence. Du reste, chez tous, l'urine devint ictérique dès le second ou le troisième jour, mais la sclérotique ne se colora en jaune que dans un petit nombre de cas. J'ai répété cette expérience jusqu'à douze fois, dans un but particulier dont il est inutile de rendre compte ici.

Quoi qu'il en soit, il reste parfaitement démontré pour nous que la bile ne coopère en rien à la formation du chyle, et ne prend aucune part aux phénomènes digestifs.

De ce que cette humeur est presque toujours versée dans le tube digestif, à proximité de l'estomac, et se mélange avec la pâte chymeuse au sortir de ce viscère, il ne s'ensuit pas nécessairement qu'elle soit destinée à faire subir à cette dernière quelque modification chimique. Je suis persuadé que c'est au contraire le chyme qui doit décomposer la bile, en précipitant sa matière résinoïde, de manière à en détruire presque toute l'âcreté, ce qui répondrait à l'argument de Haller. Cette manière de voir est, il vrai, en contradiction avec l'opinion de la plupart des auteurs, qui prétendent que la bile, en vertu de son acreté, est destinée par la nature à stimuler l'intestin, à provoquer sa sécrétion, et à exciter ses mouvements péristaltiques. Selon moi, c'est encore là une erreur, et la bile n'est pas plus nécessaire pour que l'intestin exerce ses fonctions que la salive ne l'est pour que l'estomac sécrète son suc chymificateur et mette en jeu son action dynamique. Ce qui a le plus contribué à accréditer cette erreur, c'est la fausse interprétation d'un phénomène pathologique qui survient habituellement dans l'ictère. Dans cette maladie, il y a souvent constipation, et les matières, en même temps qu'elles sont décolorées, deviennent quelquefois sèches et comme argileuses, d'où on a conclu que les mucosités intestinales sont alors sécrétées en moindre abondance. Mais, comme ce phénomène est loin d'être constant, et qu'il peut très-bien s'expliquer par l'irritation d'intestin primitive ou consécutive qui accompagne presque toujours l'ictère, cet argument perd complétement sa valeur. Au surplus, contrairement à l'assertion des auteurs, j'ai constaté que chez les chiens auxquels j'avais lié le canal cholédoque, les selles, bien que complétement décolorées, n'étaient pas plus consistantes que dans l'état normal.

S'il en est ainsi, quel peut être le rôle de la sécrétion biliaire ? C'est ce qu'il n'est pas de notre sujet d'exa miner. Toutefois, puisque la bile ne prend aucune part directe ou indirecte aux phénomènes digestifs, il semble déjà démontré par là que c'est un produit entièrement excrémentitiel.

Cette opinion, qui est partagée par un grand nombre de physiologistes distingués de notre époque, paraît d'autant plus probable que la bile se retrouve à peu près intégralement dans les matières fécales, comme nous le verrons par la suite, et qu'elle est déversée dans le tube intestinal dans des circonstances où ce viscère n'a aucune fonction digestive à remplir, ainsi qu'on le voit chez le fœtus, et chez les animaux soumis au sommeil hibernal. Une autre considération qui conduit au même principe, c'est que, dans la série zoologique, le développement du foie est généralement dans un rapport inverse avec celui du poumon, ce qui semble indiquer que le premier de ces organes est destiné, comme le second, à éliminer du corps des matériaux inutiles, avec cette différence que l'un les expulse sous forme d'eau et d'acide carbonique, c'est-à-dire complétement brûlés, tandis que l'autre en débarrasse l'économie, lorsqu'ils renferment encore une forte proportion d'éléments combustibles.

D'après cette manière de voir, la bile, comme le mucus général, la salive et le suc pancréatique, serait aussi une sorte de détritus ou de caput mortuum auquel le canal intestinal servirait momentanément de réservoir. On sait qu'il en est de même pour l'urine, chez les oiseaux et les reptiles, dont la vessie urinaire peut être considérée comme une dépendance du rectum, avec lequel elle constitue le cloaque.

Sans nul doute, s'il en eût été de même chez l'homme et
en général chez les mammifères, les physiologistes n'auraient pas manqué de faire jouer à l'urine un rôle quelconque dans les fonctions digestives, d'autant plus que la
facilité avec laquelle ce fluide entre en putréfaction se
serait adaptée merveilleusement à quelques-uns de leurs
systèmes.

Le tube gastro-intestinal n'est donc pas seulement le
laboratoire où s'effectue la digestion, c'est-à-dire l'élaboration des aliments destinés à réparer les pertes que le
corps a subies, c'est aussi le réceptacle d'un grand nombre de produits excrémentitiels, véritable égout qui reçoit de distance en distance les immondices de l'économie
pour les transmettre au dehors; en un mot, c'est le rendez-vous commun des matières en quelque sorte usées
que l'organisme rejette, et des matières nouvelles qui
viennent prendre leur place.

Le suc gastrique est, comme son nom l'indique, un fluide particulier sécrété par l'estomac. Nous avons vu dans les notions historiques à combien de contestations il a donné naissance, et combien, même aujourd'hui, on est encore peu d'accord sur ses propriétés. Dans l'étude que nous allons en faire, nous suivrons la même méthode que nous avons adoptée pour les produits précédents : c'est-à-dire que nous étudierons d'abord l'organe sécréteur lui-même sous un point de vue général, ainsi que dans ses rapports sympathiques avec les autres organes de l'économie ; nous nous occuperons ensuite des procédés mis en usage pour se procurer ce suc, et des causes sous l'influence desquelles il se sécrète ; puis, après en avoir fait l'analyse chimique, nous examinerons les changements moléculaires qu'il détermine dans les différentes substances alimentaires ou médicamenteuses soumises à son action ; enfin, généralisant les données que nous aurons acquises, nous essaierons d'en déduire, sinon une théorie qui puisse les expliquer, du moins une formule qui les présente sous l'expression la plus simple ; et nous terminerons par quelques considérations pratiques sur la digestibilité relative des différentes matières alimentaires.

L'étendue du sujet et l'importance des considérations qui s'y rattachent exigent que nous partagions ce chapitre en plusieurs sous-divisions où chacun de ces points sera traité séparément.

I. DE L'ESTOMAC EN GÉNÉRAL. — SON CARACTÈRE ESSENTIEL. — SON DÉVELOPPEMENT. — SA CONFIGURATION. — SA STRUCTURE. — SES RELATIONS SYMPATHIQUES.

L'estomac est un organe dont les fonctions sont très-complexes; aussi, lorsqu'on l'examine dans les divers animaux, présente-t-il des différences extrêmes dans ses caractères selon la prédominance de l'une ou l'autre de ses attributions. Il n'est peut-être pas d'organe aussi variable que l'estomac, considéré dans la série zoologique. Tantôt, en effet, il offre une ampleur considérable et constitue à lui seul une grande partie du tube digestif; d'autres fois, il est réduit à de si faibles proportions qu'il semble disparaître; quelquefois, il diffère à peine, par sa configuration, des parties du tube digestif qui le précèdent ou qui le suivent immédiatement, ou bien il offre les formes les plus capricieuses et les plus bizarres en apparence; le plus souvent, il constitue le premier ventricule dans lequel les aliments séjournent après leur déglutition; d'autres fois cependant, il ne vient qu'en seconde ou en troisième ligne; enfin ses parois ont, chez la plupart des animaux, une structure purement membraneuse, tandis que, chez d'autres, elles acquièrent une épaisseur et une force qui dénotent qu'elles sont destinées à exercer une action mécanique des plus énergiques. Il résulte de là qu'on ne peut établir les caractères qui servent à faire distinguer l'estomac d'avec le reste du tube digestif, ni sur ses dimensions relatives, ni sur sa forme, ni sur sa position, ni enfin sur sa structure apparente ; car rien de tout cela n'étant constant ne saurait être susceptible de fournir le principe d'une définition générale. Il faut donc chercher ailleurs le véritable caractère de l'estomac, caractère qui puisse établir entre ce viscère et le reste du tube digestif une démarcation tranchée, et à l'aide duquel on puisse partout le reconnaître, malgré les différences de forme sous lesquelles il semble quelquefois se dissimuler. Ce caractère se trouve dans la sécrétion sui generis qu'il fournit ; en effet, le suc gastrique jouit de propriétés tellement distinctes qu'il est impossible de le confondre avec aucun autre produit de l'organisme. Or nous indiquerons plus loin à quels indices on le reconnaît, et comment même on peut parvenir, à l'aide d'un procédé fort simple, à constater quel est, dans chaque espèce animale, l'organe qui le sécrète , c'est-à-dire , le véritable estomac.

Il résulte de là que l'estomac est un organe essentiellement sécréteur , puisque, réduit à sa plus simple expression, il se présente encore avec ce caractère, tandis que ses autres propriétés n'offrent rien de constant. Toutefois , hâtons-nous de le dire, il est rare de le voir restreint à un rôle aussi exclusif ; le plus ordinairement , cet organe est constitué de manière à former une capacité plus ou moins spacieuse, dans laquelle les matières alimentaires subissent l'élaboration spéciale que leur fait éprouver le fluide sécrété par ses parois. A cet effet, ces matières sont obligées d'y faire un séjour plus ou moins long, pendant lequel elles sont constamment agitées, pressées ou triturées, jusqu'à leur entière

conversion en une pâte molle et homogène qui porte
le nom de chyme. Ainsi qu'on va le voir, le développement plus ou moins considérable de l'estomac, sa forme
et sa structure varient singulièrement pour satisfaire
à ces trois conditions.

Il est, avons nous dit, des animaux dont l'estomac
se réduit à de si faibles proportions qu'il semble
s'effacer : les cyprins , parmi les poissons , et les gallinacés , parmi les oiseaux, sont dans ce cas. Chez les
premiers, l'estomac ne consiste plus qu'en une sorte
d'anneau plissé et très-court servant à la fois d'œsophage ;
chez les seconds, le véritable estomac, qui n'est autre que
le ventricule succenturié, présente de même de très-faibles dimensions : c'est une sorte de couloir que les
aliments ne font que traverser pour se rendre dans le
gésier, et où ils s'imbibent du suc particulier qui transsude
de ses parois. Dans d'autres animaux, l'estomac est assez
spacieux pour que les aliments y fassent un séjour mo-
mentané, pendant lequel ils s'imprègnent de ce suc , après
quoi, ils passent en partie dans l'intestin, où la chymification achève de se compléter : tel paraît être le cas du
cheval et de quelques autres pachydermes, qui, dans un
court espace de temps , engloutissent une quantité de
nourriture beaucoup plus considérable que leur estomac
ne pourrait en loger à la fois. A part ces cas exceptionnels,
l'estomac offre une capacité relative telle qu'il peut contenir simultanément toutes les matières alimentaires
ingérées à chaque repas jusqu'à leur complète chymification. Aussi, toutes choses égales d'ailleurs, les animaux carnassiers , c'est-à-dire ceux dont les aliments

contiennent beaucoup de matière nutritive sous un petit volume, ont-ils l'estomac proportionnellement moins vaste que ceux qui se nourrissent de fruits ou d'herbages, à moins toutefois que ces derniers ne soient pourvus de poches œsophagiennes dans lesquelles les aliments s'accumulent provisoirement, pour être livrés peu à peu et par portions à l'action chymifiante du véritable estomac.

Lorsqu'on examine la configuration de l'estomac dans les différentes espèces zoologiques, on est d'abord tenté de croire que la nature s'est fait un jeu de donner à cet organe les formes les plus bizarres et les plus capricieuses en apparence; toutefois, en examinant les choses de plus près, on ne tarde pas à s'apercevoir que ces formes si variées sont partout en harmonie avec le régime alimentaire auquel l'animal est soumis, et qu'ici, comme en toutes ses œuvres, la nature est toujours admirable.

L'estomac le plus simple est celui de certains poissons appartenant à la famille des suceurs. Chez la plupart de ces animaux, le canal alimentaire va droit de la bouche à l'anus, sans qu'il existe, dans aucun point de sa longueur, de partie distincte, dont la forme faciliterait le séjour des matières alimentaires dans sa capacité : tel est notamment le cas des lamproies. Dans les gastro-branches, presque immédiatement après que le canal alimentaire est arrivé dans la cavité abdominale, il reçoit la bile et devient canal intestinal, de sorte que l'œsophage et l'estomac ne sont guère qu'un anneau court, comme dans les cyprins. On comprend du reste que ce rudiment d'estomac puisse suffire à des animaux qui se nourrissent presque exclusivement de matières liquides ou très-divisées. Cependant, comme les cyprius avalent aussi des morceaux d'aliments volumineux, tels que du pain, des vers, etc., il faut bien admettre que la digestion s'en effectue dans l'intestin, au moyen du suc spécial qu'y déverse l'organe sécréteur qui représente l'estomac. La même chose à peu près doit avoir lieu chez les oiseaux granivores ; car les aliments ne font dans le ventricule succenturié et dans le gésier qu'un séjour évidemment trop court pour y subir une chymification complète.

Dans l'immense majorité des animaux, c'est dans l'estomac lui-même que s'effectue la chymification ; aussi cet organe revêt-il la forme d'une poche diversement conformée, dont les aliments ne peuvent s'échapper qu'à travers une ouverture plus ou moins étroite et contractile, qui ne leur livre passage qu'autant qu'ils ont subi une élaboration complète : cette ouverture a reçu le nom de *pylore*. (de πυλωρος portier.)

La valvule pylorique existe invariablement chez tous les animaux pourvus d'un estomac propre à loger et à retenir les aliments pendant le travail de la chymification ; c'est même elle qui établit la démarcation entre l'estomac et le reste du tube digestif. Toutefois, le point du sac stomacal où cette ouverture aboutit diffère singulièrement suivant les espèces ; quelquefois elle est située à son extrémité la plus reculée et dans la même direction que l'ouverture œsophagienne, ainsi qu'on le voit dans certaines espèces d'ophidiens ; d'autres fois elle est placée sur le côté, de manière à laisser derrière elle un cul-de-sac plus ou moins développé : c'est ce qui a lieu chez la plupart des poissons, dont on a comparé, pour cette raison, l'estomac à une aiguière avec assez de justesse. En effet, cet organe qui se confond antérieurement avec l'œsophage, présente une figure cylindrique ou conique et se termine en un cul-de-sac pointu ou arrondi, tandis que, du milieu à peu près de sa longueur, il s'en détache un canal étroit qui figure assez bien le bec de l'aiguière : c'est le canal pylorique. Dans l'homme et dans la plupart des animaux dont l'organisation se rapproche le plus de la sienne, la position du pylore tient une sorte de milieu entre les précédentes : c'est-à-dire qu'il n'est point situé sur l'axe même de l'organe, comme dans quelques ophidiens, et que, d'un autre côté, il n'offre point un cul-de-sac aussi développé que celui des poissons ; chez lui cette sorte d'appendice se réduit à ce qu'on appelle le *petit cul-de-sac* ou cul-de-sac pylorique.

L'estomac n'est pas séparé de l'œsophage, comme il l'est de l'intestin, par un rétrécissement valvulaire susceptible d'offrir une ligne de démarcation invariable. Chez un grand nombre d'animaux, notamment chez les reptiles et chez la plupart des poissons, l'œsophage, large, court et très-dilatable est tout d'une venue avec l'estomac, en sorte qu'il est impossible d'assigner des limites entre chacun de ces organes : dans leur ensemble, ils forment une espèce de cône dont le fond, auquel aboutit le pylore, constitue l'estomac, tandis que l'orifice antérieur plus ou moins évasé appartient à l'œsophage. Il est vrai que chez la plupart des espèces animales appartenant aux classes supérieures, l'œsophage n'offre plus

qu'un canal étroit, qui diffère essentiellement de l'estomac par sa couleur blanchâtre, la direction longitudinale
de ses plis, et surtout par la présence d'un épiderme plus
ou moins épais; mais, comme dans un certain nombre,
ces caractères anatomiques se retrouvent encore dans la
partie du ventricule digestif qui succède immédiatement
à l'œsophage, il faut admettre que le rétrécissement plus
ou moins prononcé qui porte le nom de *cardia* ne saurait établir une délimination certaine et invariable entre
ces deux organes.

Dans l'homme, l'œsophage s'arrête bien évidemment
au cardia, comme le prouve le changement d'aspect que
manifeste la muqueuse stomacale, et surtout son défaut
d'épithélium. Il en est de même chez la plupart des
mammifères carnivores; mais, si de ceux-ci nous passons
aux herbivores, nous remarquons, dans plusieurs espé-
ces, une notable différence. Dans le cheval, par exemple,
la membrane interne du cul-de-sac gauche ou cardiaque
est lisse, blanchâtre et sèche, absolument comme dans l'œ-
sophage, tandis qu'elle est veloutée dans le reste de la cavité digestive; on y remarque même une sorte de denteure
formée par l'épithélium et qui semble séparer le viscère en
deux parties distinctes. Dans plusieurs autres pachydermes, la différence est encore beaucoup plus tranchée; car
les deux parties de l'estomac ne se distinguent plus seulement par l'aspect de leur membrane interne, il existe
entre elles un étranglement qui semble en faire deux
ventricules séparés, dont le postérieur ou pylorique est
l'estomac proprement dit, c'est-à-dire l'organe producteur
du suc digestif, tandis que l'antérieur ou cardiaque sem-

ble n'être qu'une dilatation de l'œsophage fort analogue
au jabot qui, chez les oiseaux granivores, n'est de même
séparé du ventricule succenturié, c'est-à-dire du véritable estomac que par un simple rétrécissement. Or, du ventricule cardiaque ou œsophagien tel qu'on le rencontre
dans la plupart des pachydermes, on arrive par des gradations insensibles à celui, beaucoup plus compliqué, que
nous offrent les ruminants et quelques cétacés. Ici l'analogie est tellement évidente qu'il serait inutile d'y insister. Il résulte de là qu'il y a identité organique entre le
jabot des gallinacés, le ventricule cardiaque de certains
pachydermes et les trois premiers ventricules des ruminants. Tous ces ventricules doivent donc être considérés
comme des épanouissements de l'œsophage, dont ils
conservent toute la structure organique ; ce qui est parfaitement d'accord avec les principes que nous avons
émis dans un des chapitres précédents, et aussi avec
certains faits que nous établirons dans le cours de
celui-ci.

De même que l'orifice pylorique, le cardiaque, lorsqu'il existe, est rarement situé à l'extrémité du grand
diamètre de l'estomac ; le plus souvent il s'y abouche
latéralement, et du même côté que le pylore, de manière
que le corps de l'organe est obligé de prendre une direction plus ou moins transversale, ce qui constitue un
nouvel obstacle à la sortie des aliments. La partie du
ventricule laissée à gauche de l'orifice cardiaque offre
alors un renflement variable pour les dimensions, qu'on
appelle le *grand cul-de-sac* ou cul-de-sac gauche. Toutes choses égales d'ailleurs, cet appendice est d'autant

plus considérable que les deux ouvertures de l'organe
sont plus rapprochées l'une de l'autre ; quelquefois
même il arrive qu'en se confondant avec le petit cul-de-
sac, il donne à l'estomac une forme globuleuse, ainsi
qu'on le voit dans la plupart des rongeurs.

Nous avons dit déjà que, dans l'acte digestif, l'estomac a
généralement un triple rôle à remplir : le premier, qui est
l'essentiel, est de sécréter le fluide chymificateur ; le second, est d'offrir une capacité dans laquelle les aliments
se logent pendant la chymification ; et le troisième, est d'a-
gir sur eux comme agent dynamique, de manière à les mélanger, à les broyer et finalement à les expulser à l'état de
chyme. Or, il est des cas où chacune de ces attributions est
répartie entre plusieurs organes distincts : c'est ce qui a
lieu par exemple, chez les oiseaux granivores, dont les trois
ventricules peuvent être considérés comme un estomac
décomposé, le premier étant simplement une capacité, le
second, ou l'estomac proprement dit, l'organe sécréteur,
et le troisième un agent triturateur ; dans d'autres espèces, un seul ventricule réunit deux attributions : c'est
ce qu'on remarque notamment dans quelques échassiers
et dans quelques palmipèdes, où le jabot et le ventricule
succenturié s'entremêlent et se confondent ; mais, dans la
grande majorité des animaux, les trois fonctions sont
remplies simultanément par un même organe. Toutefois,
dans ce cas, on reconnaît encore assez souvent que chacune de ces attributions spéciales est distribuée inégale-
ment aux différentes parties du viscère, de manière que
la portion cardiaque représente la capacité, le corps de
l'organe ou sa partie moyenne, l'organe sécréteur, et la

portion pylorique, l'agent triturateur. Nous allons examiner sommairement comment la composition organique
ou, autrement dit, la structure de l'estomac satisfait à
ces trois conditions.

La partie de l'estomac qui sécrète le suc gastrique est
sans contredit sa membrane muqueuse. Cette membrane
diffère peu en apparence de celle qui tapisse le reste du
tube digestif; elle est d'un rouge pâle, lorsque l'estomac
est en état de vacuité; son aspect a quelque chose de
velouté; du reste, comme tous les tissus de ce genre, elle
présente dans les différents points de sa surface, mais
particuliérement vers les courbures, c'est-à-dire à la
partie moyenne de l'organe, des cryptes folliculaires
plus ou moins nombreux. Dans les estomacs que nous
pouvons appeler rudimentaires, tels que celui des
oiseaux granivores et celui des cyprins, la nature a
considérablement multiplié ces petits organes, afin d'a-
grandir la surface sécrétante; ils y affectent ordinairement une forme cylindrique, et sont tellement serrés les
uns contre les autres qu'ils donnent à cette membrane
l'aspect d'un pavé; leurs orifices sont arrondis et disposés réguliérement, de sorte que, lorsqu'on examine
avec la loupe la surface de ces estomacs, elle paraît
ponctuée; leur fond en cul-de-sac est tourné vers la
tunique celluleuse, et reçoit un grand nombre de ramifications vasculaires.

Indépendamment du rôle d'organe sécréteur qui lui
est particuliérement dévolu, l'estomac a aussi pour fonction accessoire de loger les aliments pendant qu'ils se
convertissent en chyme, au moins cela a-t-il lieu aux de-

grés supérieurs de l'échelle zoologique. Pour remplir cette attribution, il constitue ordinairement une poche à parois dilatables, qui cède peu à peu et graduellement à mesure que les aliments s'y accumulent. Voici comment les choses se passent. Des quatre tuniques qui entrent dans la composition de l'estomac, la plus extérieure ou la tunique péritonéale, étant simplement appliquée à la surface du viscère sans le contenir dans sa cavité, peut, en se dédoublant, lui laisser prendre tout le développement dont il est susceptible. La seconde tunique ou la musculeuse est éminemment élastique en raison de la nature même de son tissu. Quant aux deux autres, c'est-à-dire à la fibreuse et à la muqueuse, elles forment, dans l'intérieur de l'organe, des plis plus ou moins larges qui, en se développant, lui donnent une ampleur considérable; de plus, ces membranes sont elles-mêmes susceptibles de s'étendre par suite de l'élasticité de leur tissu. On peut acquérir la preuve de ce fait en examinant l'estomac d'une grenouille à jeun depuis longtemps; on voit alors que, bien que sa capacité n'excède pas la grosseur d'un haricot, il n'existe presque aucun repli sur sa tunique interne, et pourtant on sait que cet organe peut se dilater au point d'admettre de petits poissons, des souris entières, etc. Le même phénomène s'observe chez les autres reptiles et chez la plupart des poissons, qui engloutissent souvent des proies presque aussi volumineuses que leur propre corps.

Enfin la dernière des attributions affectées à l'estomac est, avons nous dit, d'exercer sur les aliments une action mécanique en vertu du mouvement péristaltique dont il est doué. Déjà nous nous sommes occupé de ce sujet ; nous n'y reviendrons pas ici ; nous ferons observer seulement que c'est dans la portion pylorique que ce mouvement offre le plus d'activité : c'est là aussi que le tissu musculaire est le plus épais, le plus dense. Dans certains animaux, notamment dans beaucoup de poissons et de reptiles, cette partie du viscère forme ordinairement un boyau étroit où l'aliment ne peut pénétrer qu'après avoir éprouvé un ramollissement assez considérable pour se détacher de la masse commune. On sait en effet que la plupart de ces animaux se repaissent d'une proie volumineuse qu'ils avalent sans la dépecer, et qui remplit leur estomac de manière à anéantir tout mouvement péristaltique dans le corps de l'organe ; or, à mesure que des lambeaux ramollis par l'action du suc gastrique, viennent à s'en détacher, ils arrivent dans le boyau pylorique, qui les pétrit en quelque sorte, et ne leur livre passage qu'après qu'ils ont été convertis en une pâte homogène. Les fonctions du boyau pylorique sont donc analogues à celles du gésier : d'un côté comme de l'autre, c'est un organe dont l'action est toute mécanique. Or, entre ce boyau et la portion pylorique de l'estomac des mammifères et de l'homme, en particulier, il n'y a que des différences graduées, d'où il faut conclure qu'en thèse générale, l'action mécanique s'exerce principalement dans la région pylorique de l'estomac, et que le gésier des granivores n'est en réalité qu'un boyau pylorique sur lequel la majeure partie du tissu musculaire de l'appareil stomacal s'est en quelque sorte accumulé.

Après avoir étudié l'estomac sous un point de vue général, il nous reste à indiquer d'une manière succincte les rapports sympathiques que cet organe entretient avec le reste de l'économie. Ces relations sont nombreuses, et il est à présumer que ce sont les nerfs qui servent exclusivement à les établir. Il est certain du moins que l'estomac reçoit un grand nombre de nerfs, qui lui viennent du grand et du moyen sympathiques, de manière qu'il se trouve en rapport plus ou moins direct avec tous les organes de l'économie ; aussi peut-on le considérer comme un véritable centre d'activité nerveuse. On peut dire que l'estomac est aux organes de nutrition ce que le cerveau est à ceux de relation : c'est l'organe central des sensations et des volitions internes, qui appartiennent à l'instinct, et dont nous n'avons pas connaissance d'une manière directe, comme le cerveau est celui des sensations et des volitions externes, qui appartiennent à l'intelligence. Ceci demande quelques développements pour être bien compris.

L'instinct et l'intelligence sont deux principes qui ne possèdent aucun des caractères attribués généralement à la matière. L'intelligence est celui des deux dont notre moi a conscience ; quant à l'autre, a-t-il aussi un moi distinct, indépendant du premier, bien que co-existant sur le même individu ? C'est une question qu'il est impossible de résoudre ; ce qui est positif, ce dont on acquiert la conviction par l'étude approfondie des phénomènes physiologiques et pathologiques, c'est qu'il existe dans les êtres organisés un agent insaisissable, qui en dirige le mécanisme avec une raison parfaite, étendant son influence vivifiante jusqu'aux moindres détails. Tous les philosophes, tant anciens que modernes, ont constaté l'intervention de cette force inconnue, que chacun d'eux a désignée sous des dénominations différentes, selon sa manière particulière de l'envisager : telle est l'âme végétative de Platon et d'Aristote, l'arché de Paracelse et de Vanhelmont, la force vitale ou plastique des auteurs modernes, etc. On ne peut en effet se refuser à admettre, dans les corps vivants, l'existence d'un principe qui y intervient sans cesse, soit pour entretenir le jeu régulier de l'organisme, soit pour réparer, autant que possible, les accidents auxquels il est sujet, (force médicatrice). Répandu à peu près uniformément dans les végétaux, ce principe affecte, dans les animaux, certains centres particuliers, dont le principal paraît être le tube digestif, et spécialement l'estomac. C'est ce dernier qui perçoit à notre insu les actions moléculaires qui s'effectuent dans l'intimité de l'organisme : c'est lui qui, par une sorte d'intuition chimique inaccessible à notre intelligence, sent, en quelque sorte, les influences réciproques qu'exercent les unes sur les autres les molécules qui déjà font partie de l'organisme individuel, ou qui, appliquées à sa périphérie, doivent s'y incorporer graduellement. De là un sentiment particulier d'attraction ou de répulsion auquel l'organisme animal est soumis, et sous l'empire absolu duquel il effectue certains actes plus ou moins compliqués. C'est ce sentiment indéfinissable qui constitue l'instinct, ce guide infaillible qui dirige les animaux des classes inférieures, et les met à même d'exécuter ces chefs-d'œuvre devant lesquels la raison de l'homme ne peut

que s'humilier ; l'instinct n'est en effet que la manifesta-
tion extérieure de cette sublime intelligence sous l'influence immédiate de laquelle les moindres fonctions de
l'économie s'exécutent.

L'estomac est donc le principal centre des sentiments
instinctifs ; aussi, vers les derniers degrés de l'échelle
zoologique, cet organe est-il en quelque sorte le pivot de
l'existence animale considérée individuellement ; car
alors, non-seulement, c'est de lui que partent, mais c'est
encore à lui que se rapportent presque toutes les déterminations volontaires ; de sorte qu'à cet état rudimentaire, l'animal peut véritablement être défini : Un estomac servi par des organes.

Chez les animaux qui occupent un rang plus élevé,
l'action irrésistible de l'instinct se trouve contre-balancée
par l'intervention d'un nouveau principe, par l'action
d'un nouveau ressort, qui a son siège dans le système nerveux encéphalique ; faible d'abord, ce ressort se renforce
de plus en plus dans les différentes espèces zoologiques, à
mesure qu'elles occupent un rang plus élevé dans la série,
et finit par acquérir dans l'homme une telle intensité
d'action qu'il peut dominer , jusqu'à un certain point,
les sentiments instinctifs : telle est l'intelligence, ce pâle
reflet de la suprême intelligence, à la lueur duquel nous
marchons.

Ainsi, l'estomac et le cerveau sont, comme nous l'avons
dit, deux centres d'activité nerveuse distincts, bien que
coexistants sur le même individu ; chacun d'eux a son
empire à part : le premier tient sous sa dépendance
l'organisme intrinsèque ; à lui l'entretien et la direction

du mécanisme compliqué de l'économie et la manifes-
tation de ses besoins ; l'autre est chargé des relations de
l'individu avec le monde extérieur : à lui les sensations,
les idées, les mouvements volontaires. On peut comparer le premier au mécanicien , qui , dans la cale d'un
steamer, veille sans cesse au jeu régulier et à l'entretien des machines destinées à fournir au bâtiment sa
force locomotive, et le second au capitaine, qui, placé
sur le pont, dirige la marche à son gré, consulte la boussole, pourvoit aux besoins de l'équipage, et lui commande
en maître.

Chacun de ces organes présente dans sa manière de
sentir une analogie frappante. En effet, de même que le
cerveau est peu sensible par lui-même, et ne saurait être
vivement impressionné que par les objets mis en rapport
avec ses expansions nerveuses; de même aussi l'estomac
est organisé de façon à supporter impunément des con-
tacts qui sembleraient devoir l'endommager ; en sorte
qu'il ne devient malade idiopathiquement que par l'action prolongée d'une excitation directe , tandis qu'au
contraire, les moindres lésions survenues dans les parties
de l'organisme qui en sont le plus éloignées manquent
rarement de provoquer sa réaction sympathique; ce que
comprennent parfaitement tous les pathologistes de notre
époque.

Enfin l'estomac et le cerveau entretiennent l'un avec
l'autre des relations réciproques , qui ne sont pas moins
importantes à connaître pour le physiologiste que pour
le pathologiste. Qui ne sait l'influence que le cerveau exerce sur l'estomac ? Qui ne connaît ce sentiment de constric-

tion indéfinissable que l'on éprouve à la région épigastrique par l'effet des émotions subites de l'âme ? Quel est celui dont l'appétit n'a pas été anéanti tout à coup, ou la digestion suspendue par l'annonce inopinée d'un événement important ? Et ces gastralgies, et même ces gastrites chroniques que l'on rencontre si fréquemment dans la pratique , ne reconnaissent-elles pas souvent pour causes l'influence prolongée des affections morales ? D'un autre côté , le cerveau est, jusqu'à un certain point, sous l'influence du tube digestif, et particulièrement de l'estomac ; on en a la preuve dans les convulsions qui surviennent fréquemment chez les enfants tourmentés par des vers, surtout lorsqu'ils pénétrent dans l'estomac. Ne sait-on pas aussi avec quelle facilité le cerveau s'enflamme quelquefois consécutivement à l'irritation du tube gastro-intestinal ? Enfin n'est-il pas avéré qu'un grand nombre d'aliénations mentales reconnaissent pour cause une affection obscure du centre épigastrique , affection qu'il n'est pas toujours facile de constater même sur le cadavre ? On peut même dire , en thèse générale , que le centre nerveux qui a son siége à l'estomac est l'intermédiaire obligé entre le cerveau et les parties de l'organisme qui ne reçoivent pas de nerfs sensitifs provenant de l'encéphale.

Nous terminerons là ces considérations générales sur les différentes attributions de l'estomac ; elles étaient indispensables pour l'intelligence de certains phénomènes que nous étudierons incessamment ; l'estomac est en effet un organe fort complexe , qui, pour être connu, demande à être examiné sous toutes ses faces, attendu que ses différentes fonctions s'influencent réciproquement.

II. DES DIFFÉRENTS PROCÉDÉS MIS EN USAGE POUR OBTENIR DU SUC GASTRIQUE.

Si, malgré les travaux nombreux entrepris sur la digestion, nous ne possédons encore relativement au suc gastrique, c'est-à-dire à l'agent digestif par excellence, que des notions vagues, incomplètes et souvent même contradictoires, il faut surtout en attribuer la cause aux procédés défectueux mis en usage pour se procurer ce fluide. Presque tous en effet ne fournissent qu'un produit impur, et si peu abondant qu'il était difficile de le soumettre à une analyse rigoureuse, encore moins de s'en servir pour effectuer, dans des proportions convenables, les expériences propres à déceler sa manière d'agir sur les différentes matières alimentaires.

Les moyens employés jusqu'ici pour se procurer du suc gastrique sont : 1° de mettre à mort un animal peu de temps après qu'il a mangé ; 2° d'introduire dans son estomac des éponges sèches et comprimées, qui étant attachées à un lien pendant au dehors, peuvent ensuite être retirées ; 3° d'utiliser la faculté que possèdent certaines personnes de vomir à volonté ; 4° enfin de mettre à profit les cas où des fistules stomacales se sont établies spontanément chez l'homme à la suite d'accidents pathologiques. Tous ces procédés sont loin d'offrir un résultat également satisfaisant, comme il est facile de le prévoir.

Nous allons les passer en revue les uns après les autres, en indiquant quels sont leurs avantages et leurs inconvénients respectifs, et nous finirons par le procédé nouveau que j'ai imaginé.

1ᵉʳ PROCÉDÉ. Il est sans contredit le plus simple et le plus facile ; mais il exige le sacrifice d'un grand nombre d'animaux, et met dans l'impossibilité de faire aucune expérience comparative sur le même individu ; de plus il ne fournit qu'une petite quantité de produit plus ou moins mélangé aux matières alimentaires ou autres introduites préalablement pour stimuler les organes sécréteurs. Toutefois, en ne donnant à l'animal que des substances insolubles ou difficilement attaquables par le suc gastrique, il est possible d'obtenir ce produit à un certain degré de pureté. Malgré ses imperfections, ce procédé est celui auquel MM. Tiedmann et Gmélin ont donné une préférence à peu près exclusive.

2ᵉ PROCÉDÉ. Il a été inventé, comme nous l'avons vu, par Réaumur, et mis à profit par Spallanzani, qui se l'est en quelque sorte approprié par les heureuses applications qu'il a su en faire. C'est aussi celui auquel MM. Leuret et Lassaigne ont eu particulièrement recours; et moi-même je m'en suis servi dans mes premières recherches, avant d'avoir découvert celui que je décrirai plus loin.

Ce procédé consiste, avons-nous dit, à introduire dans l'estomac d'un animal des éponges renfermées dans des tubes criblés de trous, ou plus simplement, comprimées et fixées à un lien. Voici comment on procède ; supposons qu'il s'agisse d'obtenir du suc gastrique sur un chien; on prend une éponge fine, de la grosseur d'une noix environ, et, après l'avoir fixée à une ficelle d'une longueur suffisante, on la comprime en l'étreignant entre plusieurs tours de ficelle pendant qu'elle est encore humide. Avant de l'introduire, on attache l'extrémité libre du lien au centre d'un petit billot en bois, aux deux extrémités duquel sont également attachés deux liens propres à fixer cette espèce de mors entre les dents de l'animal, après l'introduction de l'éponge. Ces dispositions étant prises, et après avoir enlevé la ficelle qui comprimait l'éponge, on y introduit peu profondément l'extrémité effilée d'une tige de baleine flexible, à l'aide de laquelle on la pousse aussi avant que possible dans l'œsophage, d'où elle pénètre dans l'estomac par l'effet d'un mouvement de déglutition exécuté spontanément par cet organe; après quoi, on fixe le mors entre les machoires du chien, pour l'empêcher de couper la ficelle avec ses dents. Cette opération est d'une exécution facile sur de jeunes chiens, que l'on habitue en peu de temps à cette manœuvre. Quant à la durée du séjour de l'éponge dans l'estomac, elle doit être de dix ou quinze minutes environ.

On peut aussi utiliser, dans le même but, la faculté que possèdent la plupart des oiseaux de proie de rendre, par une espèce de vomissement, les substances qu'ils ne peuvent digérer, telles que les écailles, les plumes, et les os des animaux, qu'ils avalent, comme on sait, sans les dépecer. Dès que ces substances sont complétement dépouillées de matière nutritive, leur estomac les pelotonne et les expulse par une véritable régurgitation. Si donc on leur fait avaler des tubes métalliques percés de trous et dans lesquels on a préalablement introduit des fragments d'éponge sèche, ayant soin de leur donner en même temps un peu de nourriture, ils ne les rendent qu'au bout d'un temps plus ou moins long, et lorsque l'éponge est abreuvée de suc.

A l'aide du procédé que nous venons de décrire, on ne peut se procurer à la fois qu'une quantité de suc très-peu considérable, deux ou trois grammes par exemple, même sur des chiens de forte taille; encore est-il toujours impur, et par conséquent impropre à des recherches de quelque précision.

5° PROCÉDÉ. Il est quelques personnes qui jouissent du privilége de rendre à volonté les matières contenues dans leur estomac. On a utilisé cette faculté précieuse pour se procurer du suc gastrique, et étudier la chimification à ses différentes périodes. On se rappelle que c'est à l'aide de ce moyen que Montègre se procurait un fluide tantôt neutre et tantôt acide, qu'il croyait être du suc gastrique, mais qui, le plus souvent, n'était que du mucus ou de la salive avalée pour faciliter la régurgitation, ainsi que nous le démontrerons bientôt. Le docteur Pinel, qui jouit aussi de cette faculté, a obtenu des résultats semblables.

Sans aucun doute, ce moyen est précieux, mais il n'est pas à la portée de tous les expérimentateurs. Du reste, il est susceptible d'induire en erreur, lorsqu'on ne tient pas suffisamment compte des circonstances au milieu desquelles s'effectue le vomissement, et qui font que le liquide obtenu est tantôt du suc gastrique véritable, et tantôt de la salive ou de simples mucosités : de là les erreurs nombreuses dans lesquelles sont tombés Montégre et la plupart des physiologistes qui, à son exemple, n'ont eu recours qu'à ce seul mode d'investigation.

4° PROCÉDÉ. Il consiste à utiliser les cas dans lesquels, chez l'homme, la paroi du ventre et de l'estomac a été perforée par l'effet d'une plaie ou d'une suppuration, de manière qu'il soit resté un trajet fistuleux. On trouve épars dans les auteurs plusieurs cas de ce genre. Cornax parle d'un homme qui, à la suite d'une blessure à la région épigastrique, portait depuis plusieurs années, une fistule stomacale, par laquelle il faisait sortir les aliments à volonté. Covillard a vu une fistule de ce genre, qui existait depuis plusieurs années, et qui avait succédé à un coup de feu. Thomassin en rapporte deux autres exemples, d'après Foubert et Venzel. Attinson a observé et guéri une ouverture qui avait été produite par la suppuration de l'estomac. Van Swieten cite une femme de soixante ans qui en portait une depuis douze ans. Crook a guéri, chez une femme, une fistule survenue cinq mois auparavant à la suite d'une gastrite. Guérard a réuni d'autres cas du même genre. Helm a observé pendant cinq années de suite une fistule, ayant environ cinq ou six centimètres de diamètre, qui avait succédé, chez une femme de cinquante ans, à l'ouverture d'un abcès. Hallé et Richerand parlent aussi d'une femme qui, ayant fait, à l'âge de vingt ans, une chute sur la région épigastrique, fut atteinte, dix-huit ans après, d'une tumeur qui s'ouvrit plus tard par les efforts du vomissement, et dégénéra en fistule. Enfin, comme nous l'avons vu dans la notice historique , le docteur Beaumont a observé, pendant huit ans, avec beaucoup de zèle et de persévérance, un jeune homme chez qui, à la suite d'un coup de feu à la région épigastrique, il était survenu une fistule stomacale disposée de la manière la plus favorable pour des recherches physiologiques.

Il faut l'avouer, jusqu'à présent la science n'a pas tiré grand profit de ces faits curieux , et cela pour plusieurs raisons : la première est que la plupart n'ont été observés que d'une manière superficielle sous le point de vue physiologique ; la seconde est que presque tous les sujets dont il a été question ci-dessus se trouvaient dans un état de maladie qui ne permettait pas toujours d'en tirer des inductions relativement à ce qui se passe dans l'état normal. Il faut pourtant excepter de ce reproche le cas observé par le docteur Beaumont; car le sujet sur lequel il expérimentait était un jeune homme de dix-huit ans, robuste et jouissant de la santé la plus parfaite.

Lorsque les fistules gastriques existent sur des individus qui, comme l'homme du docteur Beaumont, reprennent, malgré leur infirmité, l'état de santé dont ils jouissaient auparavant, c'est sans contredit le moyen le plus commode et le plus sûr pour se procurer du suc gastrique en abondance et aussi pur que possible ; mais ces cas sont rares, de sorte que le physiologiste ne peut compter sur eux lorsqu'il s'agit de faire des recherches , et qu'ainsi l'emploi de ce procédé est tout à fait subordonné au hasard des circonstances.

5ᵉ Procédé. Ce procédé m'a été suggéré par le précédent, dont il n'est qu'une imitation. Je me suis en effet demandé s'il ne serait pas possible de produire artificiellement sur des animaux des fistules gastriques semblables à celles qui s'établissent quelquefois chez l'homme, à la suite d'accidents divers ; ce qui me semblait d'autant plus faisable, que la science a déjà enregistré plusieurs cas où la gastrotomie a été pratiquée avec succès sur l'homme, chez qui les vivisections sont toujours beaucoup plus dangereuses que chez les animaux.

Pour exécuter cette expérience, je choisis un jeune chien, de taille moyenne, qui n'était pas encore parvenu à toute sa croissance, mais qui, du reste, se portait aussi bien que possible. Une demi-heure environ avant l'opération, je lui fis faire un repas modéré avec de la viande et du pain. Après l'avoir fait maintenir convenablement par des aides, je lui pratiquai une incision, qui partant de l'appendice xiphoïde, se dirigeait en suivant la ligne blanche du côté du pubis, sur une étendue de sept ou huit centimètres. Le péritoine étant ouvert avec précaution pour ne point léser les intestins, il me fut d'autant plus facile de reconnaître l'estomac qu'il était médiocrement distendu par les aliments. L'ayant donc saisi avec les doigts, je l'attirai vers la plaie, et le traversai de part en part avec la pointe d'un bistouri à lame étroite ; après quoi, je passai dans cette ouverture un fil en argent recuit, d'une longueur convenable pour qu'on pût en former une anse, dont les deux extrémités furent confiées à un aide. La partie de l'estomac comprise entre les deux piqûres pouvait avoir de trois à quatre centimètres, et appartenait à l'extrémité cardiaque de la grande courbure, c'est-à-dire à peu près au grand cul-de-sac. Je m'occupai ensuite à fermer la plaie, après avoir fait rentrer dans l'abdomen les portions d'intestin qui s'étaient échappées ; il suffit pour cela de quelques points de suture. Enfin, prenant le fil métallique qui restait au dehors, je plaçai entre ses deux extrémités un petit billot de bois, sur lequel je les tordis l'une contre l'autre, de manière à amener la portion de l'estomac comprise dans l'anse en contact immédiat avec le bord interne de la plaie. Il est inutile de dire qu'en agissant ainsi, j'avais pour but de faire contracter à l'estomac des adhérences solides avec les parois abdominales, de façon qu'à la chute de l'escarre, une fistule se trouvât établie.

Pendant l'opération, le chien vomit une partie de ce qu'il avait mangé ; immédiatement après, il eut encore quelques évacuations par haut et par bas, qui s'arrêtèrent spontanément au bout d'une demi-heure. Alors il mangea de nouveau ce qu'il avait vomi, mais refusa toute autre nourriture. Il but beaucoup, sans qu'aucune goutte de liquide s'échappât par la plaie. Il fut abattu et resta couché jusqu'au lendemain, où je lui présentai une soupe au lait, qu'il parut manger avec plaisir ; ce fut à peu près le seul genre d'alimentation que je lui donnai pendant les huit jours qui suivirent l'opération. Du reste, dès le troisième ou le quatrième jour, il s'était déjà tellement rétabli, qu'il jouait et courait comme s'il n'avait pas eu de plaie.

Dès le surlendemain, je resserrai la ligature par une nouvelle torsion ; ce que je recommençai tous les jours suivants jusqu'au septième, où le fil métallique étant tombé spontanément, je pus introduire dans l'estomac une sonde

étroite par laquelle s'écoulèrent différents liquides que
je fis prendre à l'animal, pour m'assurer que l'instrument était en réalité dans la cavité gastrique. Il me
suffit, pour agrandir la plaie, d'y introduire quelques
fragments d'éponge préparée, qui offraient en même
temps l'avantage d'obturer l'ouverture, et d'empêcher
ainsi les aliments de s'échapper au dehors.

Cependant le trajet fistuleux conservait une tendance
si grande à se fermer que, dès qu'on cessait d'y introduire un corps étranger, il suffisait de vingt-quatre
heures pour qu'il disparût presque complètement.
Pour obvier à cet inconvénient, et rendre l'ouverture
permanente, j'imaginai y introduire une petite canule en
argent munie d'un double rebord, de manière qu'une fois
placée, elle ne pût ni sortir ni pénétrer plus avant dans
l'estomac. Celle que je fis confectionner à cet effet avait
un diamètre extérieur de dix millimètres, sur une hauteur de quinze millimètres environ ; ses rebords, faisant
à peu près un angle droit avec le corps de la canule,
avaient de cinq à six millimètres de saillie. Pour
l'introduire, je commençai par dilater convenablement
la plaie avec de l'éponge, puis ayant adapté sur l'extrémité de la canule qui devait pénétrer dans l'estomac
une espèce de cône en cire, je forçai légèrement le passage, et parvins ainsi à la fixer dans la plaie comme un
double bouton l'est dans une boutonnière. Au bout de
quelques jours, les lèvres de la solution de continuité
l'étreignaient tellement qu'on aurait eu de la peine
à la retirer. La cire s'étant fondue, les matières introduites dans l'estomac s'échappèrent par la canule,

que je fermai à l'aide d'un petit bouchon de liége. Peu
à peu la plaie extérieure se cicatrisa, et finit par se recouvrir d'une peau semblable au reste des téguments.
Comme la canule avait plus de hauteur que les parois
abdominales ne présentaient d'épaisseur, elle conserva
assez de jeu pour que son rebord extérieur ne fût pas
continuellement en contact avec la peau, et l'intérieur
avec la muqueuse gastrique.

Quinze jours après avoir fait cette première expérience, je la répétai sur un autre chien également jeune
et bien portant ; le succès fut le même. Je conservai ces
deux animaux dans un état de santé parfaite pendant
trois mois, utilisant leurs fistules, non-seulement pour
obtenir du suc gastrique en abondance, mais aussi
pour faire sur la chymification dans l'estomac des recherches comparatives. Je finis par sacrifier, dans un
but particulier, le chien sur lequel j'avais répété l'expérience. Quant au premier, il est encore aujour-
d'hui en ma possession ; et, quoique depuis deux
ans j'utilise fréquemment sa fistule pour extraire
du suc gastrique et du chyme, ou pour introduire dans
l'estomac des tubes, des sondes, des thermomètres, etc.,
il n'en jouit pas moins de la santé la plus parfaite ; non-
seulement il a achevé sa croissance, mais il est devenu
gras, vif, alerte, et jouit d'un excellent appétit.

Les fistules gastriques établies de cette manière présentent à l'expérimentateur les mêmes ressources que
celles qui, survenues accidentellement chez l'homme,
finissent par devenir compatibles avec l'état de santé.
Comme on peut les produire sur plusieurs animaux à la

fois, on a en outre l'avantage de faire au besoin des expériences comparatives , non-seulement sur les mêmes espèces, mais aussi sur des espèces différentes.

Il nous resterait à dire par quels moyens on peut extraire du suc gastrique à travers les fistules accidentelles ou artificielles dont nous venons de nous entretenir; mais ce sujet trouvera beaucoup mieux sa place dans le chapitre suivant.

III. DES CAUSES SOUS L'INFLUENCE DESQUELLES LE SUC GASTRIQUE
SE SÉCRÈTE.

Réaumur et Spallanzani pensaient que, dans l'intervalle des repas, le suc gastrique s'accumule dans l'estomac ; de sorte que , selon cette manière de voir , il n'y serait jamais plus abondant qu'après une longue abstinence ; c'est une erreur ; aujourd'hui tous les expérimentateurs s'accordent à reconnaître qu'en l'absence des aliments , l'estomac revenu sur lui-même ne renferme point de suc gastrique. Ce fait a été constaté notamment par MM. Leuret et Lassaigne, ainsi que par MM. Tiedmann et Gmélin, sur différents animaux , mais surtout par le docteur Beaumont sur l'homme lui-même. «Il est un fait, dit cet auteur, que j'ai eu occasion de vérifier plus de deux cents fois dans le cours de mes recherches, c'est que jamais on ne rencontre de suc gastrique libre dans l'estomac, si ce n'est lorsque la sécrétion en a été provoquée par la présence des matières alimentaires ou par l'action de quelqu'autre stimulant. » (Loc. cit. p. 90.) Mes propres expériences m'ont mis fréquemment à même de vérifier l'exactitude de cette assertion. J'ai en effet ouvert un grand nombre d'animaux à jeun, et jamais je n'ai rencontré dans leur estomac la moindre accumulation du suc gastrique. J'ai pu m'assurer encore de ce fait d'une manière plus facile et plus commode, à l'aide des fistules dont j'ai parlé ci-dessus. Or jamais je n'ai trouvé dans l'estomac des animaux sur lesquels je les ai établies, que des quantités de suc à peu près insignifiantes, en l'absence des causes de stimulation dont nous allons parler incessamment ; à tel point que, lorsque mes chiens étaient à jeun, je pouvais laisser leur canule débouchée pendant des heures entières, sans qu'il s'en échappât autre chose qu'une petite quantité de mucus plus ou moins épais.

Il est donc parfaitement démontré que le suc gastrique ne s'accumule jamais dans l'estomac dans l'intervalle d'une digestion à l'autre. Cet organe ne renferme alors qu'une petite quantité de mucus visqueux qui, tantôt est légèrement acide, d'autres fois neutre, quelquefois même sensiblement alcalin. Ceci nous explique la diversité des produits obtenus par Montègre, qui, comme nous l'avons vu, retirait de son estomac, par une sorte de régurgitation volontaire, le fluide qu'il contenait le matin à jeun : c'était, dit-il, un liquide écumeux, filant, semblable à celui que sécrètent continuellement les fosses nasales ; quelquefois ce fluide était complétement neutre, et alors ce n'était de toute évidence que du mucus stomacal mélangé de salive ; d'autres fois, il était plus ou moins acide , et alors c'était toujours le même mucus mélangé, soit à de la salive acide, comme elle l'est quelquefois accidentellement, soit, ce qui est plus probable, à une petite proportion de suc gastrique , dont la sécrétion était provoquée mécaniquement par les efforts nécessaires pour amener le vomissement : ce qui le prouve, c'est qu'il arrivait fréquemment que les premières gorgées étaient tout à fait fades et semblables à de la salive, tandis que les suivantes acquéraient une saveur acide plus ou moins prononcée.

Pour que le suc gastrique se sécrète , du moins en quantité notable, et vienne se déverser dans l'estomac, il faut donc que la membrane interne de cet organe se trouve dans des conditions particulières qui exigent, pour se produire, le concours de certaines causes extérieures de stimulation.

Lorsque l'estomac est vide, sa tunique interne , d'un rose pâle, est uniformément recouverte par un léger enduit muqueux transparent, qu'il est facile d'enlever avec un linge fin, mais qui se reproduit immédiatement. On peut constater cet état de la muqueuse en examinant l'estomac d'un animal mis à mort pendant qu'il était à jeun ; ce qui m'est arrivé souvent sur des chevaux, des chiens, des lapins, etc., j'ai pu aussi vérifier le fait pendant la vie sur l'un de mes chiens auquel je finis par enlever sa canule, dans un but particulier. L'estomac étant venu alors à se renverser , et à faire hernie à travers l'ouverture anormale, je pus examiner à mon aise l'état de la muqueuse gastrique, sous l'influence des différentes circonstances où elle se trouvait. Des observations semblables ont été faites sur l'homme lui-même par le docteur Beaumont dont nous citerons plus loin un passage très-explicite à cet égard.

Lorsque, au contraire, l'estomac renferme des aliments, et que le travail digestif est en train de s'accomplir, la membrane interne de cet organe revêt un tout autre aspect : elle se gonfle par l'abord d'une plus grande quantité de sang, et acquiert une teinte rouge uniforme plus ou moins foncée. Tous les expérimentateurs ont constaté cet état particulier de la muqueuse gastrique pendant la digestion, et il est peu de médecins qui n'aient été à même de le remarquer en pratiquant l'autopsie des personnes mortes subitement après avoir mangé. Un cas de ce genre vient de m'être fourni tout récemment par une femme qui avait succombé à une attaque d'apoplexie foudroyante immédiatement après un repas copieux. Toutefois il est bon de faire observer qu'on ne saurait rencontrer cet état de la muqueuse gastrique sur les suppliciés que l'on fait périr par la décapitation, non plus que sur les animaux que l'on jugule dans les abattoirs, parce que l'hémorrhagie à laquelle ils succombent détruit toujours plus ou moins complètement la congestion sanguine qui avait lieu dans l'estomac. Quoi qu'il en soit, lorsque la membrane interne de l'estomac est passée à cet état particulier, que nous désignerons désormais sous le nom d'*état turgide*, au lieu de la petite quantité de mucus épais et visqueux, neutre ou alcalin, qu'elle fournissait auparavant, elle verse en abondance un fluide clair, limpide et à réaction acide : c'est le suc gastrique. J'ai constaté ce fait par un grand nombre d'expériences, les fistules gastriques établies sur mes chiens m'offrant un moyen aussi sûr que commode pour des recherches de ce genre. Je vais en rapporter quelques-unes.

Nous avons déjà dit précédemment que, lorsque l'estomac ne renferme aucune substance alimentaire, il ne s'échappe spontanément par la canule qu'une quantité insignifiante de matière muqueuse. Or, cela étant, il me suffit de donner à mon chien quelques aliments solides, tels que des os, ou mieux encore des morceaux de viande crue, qu'il avale généralement sans les mâcher, pour qu'au bout de dix ou quinze minutes le suc gastrique s'écoule spontanément, goutte à goutte, sous forme d'un liquide clair et transparent comme de l'eau. En le recueillant dans un flacon, j'ai pu souvent en obtenir ainsi, en une seule séance, jusqu'à cent grammes. Toutefois, pour recueillir cette quantité de suc, il faut environ une demi-heure, car il s'échappe lentement, de manière que, dans les circonstances les plus favorables, il n'en tombe pas plus d'une goutte par seconde.

Au lieu d'introduire le manger par les voies naturelles, je le fais quelquefois pénétrer dans l'estomac directement par l'ouverture anormale ; dans ce cas, le suc gastrique s'échappe de la fistule comme précédemment, quoique avec moins d'abondance, particularité remarquable sur laquelle nous aurons occasion de revenir.

Il ressort de ces faits que la membrane qui tapisse l'estomac est susceptible de deux états, et que, sous l'un et l'autre de ces états, elle donne naissance à des produits différents savoir, le mucus d'une part, et le suc gastri-

que de l'autre. Pour mettre cette vérité importante dans
tout son jour, nous allons examiner ce qui arrive lorsqu'on applique à cette membrane, dans l'un et l'autre
de ces états, quelques agents de stimulation de nature
purement mécanique ou chimique. A l'appui des principes que j'émets, je citerai d'abord quelques expériences de MM. Tiedmann et Gmélin, dans lesquelles
ces auteurs ont vainement tenté de se procurer du suc
gastrique sur des animaux à jeun.

Un gros chien, qui avait été privé d'aliments depuis
dix-huit heures, fut forcé d'avaler six cailloux bien lavés,
qui avaient pour la plupart trente millimètres à peu près,
de long, sur vingt de large et quinze d'épaisseur. — L'a-
nimal ayant été tué six heures après, on trouva dans son
estomac un liquide blanc-grisâtre, un peu trouble, en
partie fluide, en partie mucilagineux, filant, et dont la
quantité s'élevait de sept à dix grammes. Du reste, ce
liquide avait une odeur un peu aigre, une saveur faiblement acide, et il rougissait médiocrement la teinture de
tournesol. (Loc. cit., t. 1., p. 92.)

On fit avaler le matin vers dix heures huit morceaux
de quartz blanc à un chien de moyenne taille, qui n'avait
pas mangé depuis quatorze heures. Au bout d'une heure
l'animal fut tué. — L'estomac, tout à fait rétréci, conte-
tenait encore les sept plus gros fragments siliceux. Un
mucus gris-blanchâtre et filant adhérait à ses parois et,
dans l'espace occupé par les pierres, se trouvaient environ
cinq grammes d'un liquide blanchâtre, limpide, et presque aussi clair que de l'eau. Ce liquide avait une saveur
faiblement salée, et rougissait avec force la teinture de
tournesol. (Ibid., p. 95.)

On fit avaler à un chien de moyenne taille dix morceaux de pierre à chaux (carbonate calcaire) auparavant bien lavés et dépouillés de leurs aspérités. Le chien ayant été tué une heure après, on trouva que l'estomac resserré sur lui-même contenait encore les dix pierres, avec environ dix grammes d'un suc gastrique gris-blanchâtre, presque aussi clair que de l'eau. Ce suc était composé de deux parties, l'une fluide, l'autre muqueuse, filante et adhérente à la membrane villeuse. Quelques flocons muqueux jaunâtres se trouvaient dans la portion pylorique de l'estomac. Un peu de bile avait passé du duodenum dans l'estomac par le pylore. Du reste, le suc gastrique ne rougissait que faiblement la teinture de tournesol. (Ibid., p. 96.)

On donna à un gros dogue, qui n'avait ni bu ni mangé depuis vingt-quatre heures, sept grammes de poivre grossièrement concassé et incorporé dans un petit morceau de beurre frais. L'animal avala ce mélange avec avidité. On l'étrangla une demi-heure après. — L'estomac était resserré sur lui-même, et contenait un peu d'air. Le beurre était fondu par la chaleur. La plus grande partie du poivre adhérait, avec quelques flocons muqueux blancs, à la membrane interne de l'estomac, qui était fortement plissée et rouge. On reçut dans un vase les fluides que contenait le viscère. Un liquide blanc-grisâtre occupa le fond de ce vase surnagé par le beurre fondu, qui ne tarda pas à se solidifier. Sa quantité s'élevait à environ dix grammes. Il avait une saveur faiblement salée, une odeur un peu aigre, et rougissait avec force la teinture de tournesol. (Ibid., p. 100.)

Dans toutes les expériences que nous venons de rapporter, la quantité de suc gastrique a été, comme on a
dû le remarquer, excessivement faible ; et encore était-
il toujours accompagné d'une certaine proportion de
matière muqueuse. Les expériences auxquelles je me
suis livré moi-même, ont amené des résultats fort analogues. Il m'est, en effet, arrivé souvent d'introduire à
travers la fistule dans l'estomac de mes chiens, pendant
qu'ils étaient à jeun, tantôt un grand nombre de petits
cailloux, des morceaux de bois, tantôt du sel commun, du carbonate de potasse, du poivre concassé, à la
dose de deux ou trois grammes, etc., sans qu'il sortît de
l'estomac autre chose qu'une quantité variable de matière muqueuse à peine mélangée à un peu de suc gastrique, qui lui communiquait une réaction acide. Les
substances purgatives, telles que le jalap, l'aloès, le calomel, etc., administrées à jeun, provoquent une sécrétion de mucus gastrique encore plus abondante. Ainsi,
il m'est arrivé plusieurs fois, après avoir introduit dans
l'estomac de mes chiens, à travers l'ouverture anormale,
une pilule composée de vingt-cinq centigrammes de calomel et d'un peu de savon, de voir s'échapper en abondance par la canule un mucus blanchâtre et écumeux,
qui semblait sortir par gorgées. En même temps, le mouvement péristaltique de l'estomac paraissait activé, et il
s'en échappait des gaz avec un bruit comparable à celui
de l'éructation. Le docteur Beaumont a observé des
phénomènes analogues sur son malade, après lui avoir
administré une faible dose de calomel ; il compare très-
exactement la matière muqueuse qui s'échappait alors

de la fistule à la mousse qui jaillit d'une bouteille de
bière.

J'ai aussi essayé de provoquer la sécrétion du suc
gastrique sur mes chiens à jeun, en employant le procédé
du docteur Beaumont, c'est-à-dire en stimulant les parois
de l'estomac à l'aide d'une sonde en gomme élastique
introduite à travers la fistule ; mais jamais je n'ai pu en
obtenir, par cette manœuvre, au delà de huit ou dix grammes sur le plus petit de mes chiens, et de dix à douze, sur
les plus gros ; encore était-il constamment mélangé à une
forte proportion de matière muqueuse. Quand j'en avais
recueilli cette quantité , l'écoulement s'arrêtait de lui
même ; c'était vainement que je prolongeais l'expérience,
et que j'agitais la sonde dans tous les sens en la frottant
avec rudesse contre les parois du viscère, il n'en sortait
plus alors, au lieu de suc , qu'une certaine quantité de
mucus épais et visqueux.

Quant aux expériences du docteur Beaumont , loin
de contredire ces résultats, elles viennent au contraire
les confirmer. Voici en effet comment s'exprime à cet
égard cet habile et consciencieux observateur. « Lorsque,
dit-il, l'agent dont on fait usage pour provoquer la sortie du
suc gastrique est une matière non digestible, comme un
tube en gomme élastique, la tige d'un thermomètre, etc.,
la sécrétion en est beaucoup moins abondante que quand
elle est déterminée par des substances capables de s'y
dissoudre.... Dans les nombreux essais que j'ai tentés, je
n'ai jamais pu obtenir à la fois plus de cinquante à soixante
grammes de ce fluide, quand l'estomac était privé de
substances alimentaires , quel que fût du reste la durée

de l'abstinence à laquelle j'avais préalablement soumis le sujet. C'était ordinairement à l'aide d'un tube en gomme élastique que je provoquais la sécrétion de cette petite quantité de fluide , encore fallait-il dix à quinze minutes pour l'obtenir, et était-il constamment mélangé à une certaine proportion de mucus. » (Loc. cit., p. 96.)

Ainsi que le fait très-bien observer l'auteur, ces cinquante ou soixante grammes de suc, qu'il ne pouvait même obtenir que rarement à l'aide d'une stimulation purement mécanique, sont bien peu de chose comparativement à celui qui doit se déverser dans la durée d'un repas. Cette quantité n'est pas plus considérable à proportion que celle que j'ai obtenue sur mes chiens dans les expériences précédentes. En effet, la capacité de l'estomac chez un homme adulte est environ quatre ou cinq fois aussi spacieuse que celle de l'estomac d'un chien de taille moyenne : ce qui fait que cinquante ou soixante grammes sont à peu près pour un homme ce que dix grammes sont pour un chien. Or ces dix grammes, que fournit l'estomac d'un chien à jeun sous l'influence d'un agent purement mécanique ou chimique, ne sont que le dixième tout au plus de ce qu'on en obtient, en agissant sur ce même organe passé à l'état turgide sous l'influence des aliments Que sera-ce donc, si l'on réfléchit que la petite quantité de fluide ainsi obtenue est en partie constituée par des matières muqueuses ?

On devra être étonné, d'après cela, de lire dans l'ouvrage de MM. Tiedmann et Gmélin le passage suivant : « Lorsque, dans l'état de vacuité, aucune excitation n'agit sur l'estomac, ses parois sont à peine humectées; mais, dès qu'il vient à être stimulé d'une manière mécanique ou chimique, la sécrétion du suc gastrique a lieu copieusement : ce que démontrent nos expériences sur les animaux à jeun. » (T. 1, p. 555.) Or ces expériences sont précisément celles que nous avons rapportées, et dans lesquelles le maximum du suc obtenu, à l'état impur, sur des chiens de forte taille, n'a été que de dix grammes.

Voyons maintenant ce qui arrive lorsqu'on stimule mécaniquement ou chimiquement la membrane interne de l'estomac passée à l'état turgide sous l'influence des aliments. Je pose en principe que, lorsqu'elle a acquis ce nouveau mode de vitalité, non-seulement elle fournit du suc gastrique, qui en découle spontanément avec plus ou moins d'abondance, mais qu'aussi les nouvelles causes de stimulation mécaniques ou chimiques auxquelles elle vient à être soumise, dans ce nouvel état, contribuent plus ou moins puissamment à activer la sécrétion de ce suc , de même que , dans l'état précédent, ces mêmes causes activaient la sécrétion du mucus, tandis qu'il se produisait à peine du suc gastrique. Cette seconde proposition demande, comme la première, à être démontrée par des faits.

Nous aurons encore recours ici aux observations du docteur Beaumont, dont le témoignage, en pareille matière, est d'autant plus précieux que, jamais jusqu'alors, personne n'a été à même aussi bien que lui d'observer sur l'homme l'intérieur de l'estomac dans ses différentes vicissitudes. Voici comment il s'exprime : « En regardant dans l'intérieur de l'estomac, on aperçoit distinctement la structure de sa membrane interne. Quand ce viscère est vide, elle forme des replis irréguliers ; l'organe demeure alors dans un repos à peu près complet, et sa surface intérieure, d'un rose pâle, n'est absolument lubrifiée que par du mucus ; mais aussitôt que des matières alimentaires y sont appliquées, la circulation s'y accélère, sa couleur s'avive, et des mouvements péristaltiques s'y manifestent. Les papilles gastriques commencent alors à verser le fluide clair et transparent qui est destiné à dissoudre les aliments, et qui s'accumule dans la cavité de l'estomac avec d'autant plus d'abondance qu'il y arrive une plus grande quantité de matière à digérer.

« Si l'on essuie avec une éponge ou un linge fin le mucus qui recouvre la membrane villeuse, *pendant que la chimification s'accomplit*, cette membrane devient d'abord rude et d'un rouge plus foncé ; mais, au bout de quelques secondes, les follicules et les papilles venant à verser leurs fluides respectifs qui se répandent sur la partie dépouillée de mucus, elle reprend toute la douceur, l'apparence veloutée et la couleur rose qu'elle avait avant d'avoir été touchée ; en même temps le suc gastrique s'assemble en gouttelettes, qui ruissellent le long des parois de l'estomac.

« Si l'on essuie la membrane interne de l'estomac, *pendant qu'il est en état de vacuité*, ou autrement dit, pendant que le sujet est à jeun, la même rudesse, la même coloration se manifestent, quoique à un degré plus faible ; alors les papilles ne se gonflent, et l'enduit muqueux ne reparaît qu'avec plus de lenteur ; aucun fluide ne se condense en quantité suffisante pour ruisseler, comme pen-

dant la chymification. Le mucus seul paraît se reproduire. (Loc. cit., p. 97.)

Ces faits sont clairs et positifs; ils démontrent évidemment que, lorsque la membrane interne de l'estomac est
amenée à l'état turgide par la présence des aliments, le
moindre frottement y détermine la sécrétion d'un surcroît
de suc gastrique, tandis que, dans l'état de vacuité, le
mucus seul se reproduit.

Les expériences que j'ai faites sur mes chiens ont
amené des résultats fort analogues. Si, après avoir donné
des aliments à ces animaux, je viens à introduire dans
leur estomac, à travers la fistule, une sonde en gomme
élastique, que j'agite dans tous les sens, l'écoulement du
suc est évidemment accéléré. C'est ordinairement le procédé que j'emploie pour me procurer le suc dont j'ai
besoin pour mes expériences. Pour plus de commodité,
je me sers du petit appareil suivant. Il consiste en un
flacon de verre à col large, auquel j'adapte un petit entonnoir de fer-blanc ; dans le col de celui-ci, je place un
bouchon de liège crané à sa périphérie dans le sens de
sa longueur, et au centre duquel est un trou destiné à
livrer passage à un bout de sonde en gomme élastique,
qui dépasse de vingt-cinq à trente centimètres le pavillon
de l'entonnoir. Il est facile de voir que cette disposition
a pour effet d'empêcher la déperdition du suc gastrique,
attendu que celui qui ne s'écoule pas par la sonde est
recueilli par l'entonnoir.

Les agents chimiques appliqués à la surface de l'estomac, lorsque sa tunique interne est passée à l'état turgide
sous l'influence des aliments, produisent des effets encore

plus marqués. C'est ainsi qu'il m'est arrivé souvent de
rendre l'écoulement du suc gastrique plus prompt et plus
abondant en roulant les morceaux de viande que je donnais à mes chiens dans du poivre en poudre, du sucre, du
sel, de la magnésie décarbonatée, du carbonate de potasse, etc. L'expérience journalière démontre que ces
substances favorisent la digestion, et tout porte à croire
qu'elles ne le font qu'en activant la sécrétion du suc gastrique, de même qu'elles activent la sécrétion de la salive,
du mucus pancréatique et de la bile, lorsqu'elles sont
mises en rapport avec les conduits excréteurs des différentes glandes qui les fournissent. Toutefois il est
une remarque à faire sur ce point : c'est que, tandis
que les acides provoquent particulièrement la sécrétion
des produits que nous venons de désigner, ils semblent
retarder celle du suc gastrique, que les alcalis provoquent
au contraire d'une manière spéciale. En effet, c'est un
fait parfaitement constaté qu'en général les acides troublent la digestion, tandis que les matières alcalines la
rendent plus active ; aussi les médecins ont-ils été conduits par l'expérience à en faire usage comme d'une sorte
de spécifique contre l'atonie de l'estomac : telles sont la
magnésie décarbonatée, le bicarbonate de soude, l'eau
de chaux, etc. Ces substances stimulantes, pour jouir de
toute leur action, doivent être administrées, comme on
le sait, immédiatement avant les repas, afin qu'elles opèrent sur l'estomac dès qu'il entre à l'état turgide sous
l'influence des aliments, et avant qu'il ne se soit sécrété
assez de suc acide pour les neutraliser. La théorie se
trouve ici parfaitement en rapport avec l'expérience, et

les principes que j'émets trouvent dans cet accord une éclatante confirmation. On peut donc admettre en thèse générale que les sécrétions alcalines sont surtout activées par des stimulants de nature acide, et vice versâ : *contraria contrariis excitantur.* C'est ainsi que la salive, qui, lors de la mastication, est toujours alcaline, doit contribuer à provoquer la sécrétion du suc gastrique, qui est acide, de même que celui-ci excite, comme nous l'avons vu, l'élimination de la bile et du mucus pancréatique, qui sont alcalins.

Lorsque je donnais à mes chiens de la viande saupoudrée de carbonate de soude, il s'écoulait d'abord quarante ou cinquante grammes de suc neutre ou alcalin, puis celui qui arrivait ensuite était très-acide et s'écoulait avec plus d'abondance que de coutume. Ce fait permet d'apprécier à leur juste valeur les expériences de Montègre, qui s'imaginait avoir neutralisé tout son suc gastrique, parce qu'avant de manger, il avait pris deux grammes de magnésie décarbonatée dans un demi-verre d'eau.

En résumé, il ressort clairement des faits et considérations énoncées ci-dessus que les matières alimentaires sont le stimulant spécial sous l'influence duquel l'estomac déverse son suc chymificateur, et qu'ils ont seuls le pouvoir d'amener sa tunique interne au degré de surexcitation stable et uniforme, qui constitue l'état turgide ; tandis que les agents purement mécaniques ou chimiques se bornent à une excitation partielle et momentanée dont le résultat est d'entraîner la formation d'un mucus plus abondant, à peine mélangé de suc gastrique. De là vient sans doute que, dans certaines gastralgies, on ne parvient souvent à rétablir l'action languissante de ce viscère qu'en administrant des substances alimentaires capables de provoquer l'état turgide, qui ne saurait se développer sous l'influence des substances purement médicamenteuses.

Il faut donc admettre que l'estomac est doué d'une sensibilité particulière, d'une véritable intuition chimique, qui, ainsi que nous l'avons dit, lui permet d'apprécier la nature nutritive des substances mises en contact avec ses parois. Au surplus, quelque merveilleux ce phénomène nous paraisse, il ne l'est cependant pas plus que celui qui nous est présenté par les animaux inférieurs, qui, sans autre sens que le tact, n'en apprécient pas moins les substances extérieures propres à leur servir de nourriture.

Toutefois il semblerait que, dans les animaux supérieurs, ce n'est pas seulement l'estomac qui est chargé de l'appréciation dont il s'agit ; l'organe du goût et probablement les différentes parties qui constituent l'arrière-bouche paraissent y contribuer aussi. Entre autres expériences qui m'ont conduit à cette opinion, je ne rapporterai que la suivante, qui est, sans contredit, fort remarquable.

Après m'être assuré que le sucre introduit par la fistule dans l'estomac de mes chiens, pendant qu'ils étaient à jeun, n'amenait la sécrétion que d'une quantité de suc insignifiante, huit ou dix grammes au plus, je m'avisai un jour d'administrer à l'un d'eux la même dose de sucre par la bouche ; cette dose était d'environ quinze grammes, et il la mangea avec avidité. Or, ayant débouché la canule dix ou douze minutes après, ce ne fut pas sans surprise que je vis s'en écouler spontanément, goutte à goutte, un suc gastrique clair et limpide, dont je pus recueillir cinquante grammes au moins, tenant, il est vrai, du sucre en dissolution, mais n'en jouissant pas moins d'une vertu chymifiante très-énergique. Pensant que l'insalivation pouvait être pour quelque chose dans ce résultat, je recommençai l'expérience quelques jours après, ayant soin cette fois d'imbiber le sucre de ma propre salive avant de l'introduire par l'ouverture anormale ; mais la quantité de suc gastrique que je parvins à obtenir alors ne fut guère plus considérable qu'auparavant. On peut expliquer ce fait de différentes manières : celle qui me paraît la plus vraisemblable est que l'impression produite par le sucre sur l'organe du goût stimule sympathiquement la membrane interne de l'estomac, et la dispose ainsi à entrer en turgescence. Sous ce rapport, on pourrait comparer l'estomac à un organe glanduleux, aux salivaires, par exemple, dont la sécrétion est activée par le simple contact des aliments avec l'orifice du conduit excréteur, sans que la glande elle-même soit stimulée directement.

Est-ce comme matière alimentaire que le sucre provoque la sécrétion du suc gastrique ? Je ne le pense pas, et suis plutôt disposé à croire que, dans cette circonstance, l'instinct de l'estomac est en quelque sorte mis à défaut par l'application d'un principe immédiat, qui, dans la nature, se trouve toujours associé à un aliment plus ou moins difficile à chymifier, tandis que le sucre pur ne réclame pas l'intervention du suc gastrique pour être élaboré, ainsi que nous le démontrerons par la suite.

Quoi qu'il en soit de cette explication, il ressort de l'expérience que nous venons de rapporter une conséquence d'autant plus importante qu'elle conduit à une application directe à l'hygiène et à la thérapeutique. Cette expérience démontre en effet que le sucre est une substance stimulante pour l'estomac : aussi la nature, dans sa prévoyance admirable, a-t-elle presque toujours associé ce principe à un acide organique, de manière que ces deux éléments, dont l'action sur l'estomac est entièrement opposée, se corrigent et se tempérent réciproquement ; c'est, comme on sait, ce qui a lieu particulièrement dans les différentes espèces de fruits. Nous imitons nous mêmes la nature, lorsque nous ajoutons du sucre à ceux de ces fruits qui sont les moins faciles à digérer, tels que le melon, les pêches, etc. C'est même un fait vulgaire que le sucre ranime l'estomac surchargé d'aliments, et favorise la digestion à la manière des autres stimulants. Or, s'il en est ainsi, d'où vient donc que nous gorgeons nos malades de boissons sucrées, lors même que l'estomac plus ou moins irrité ne réclame que des adoucissants ? C'est vainement que, guidés par un sentiment instinctif, ils repoussent ce qui est sucré, ne réclamant pour toute boisson que de l'eau pure ; le préjugé l'emporte presque toujours, et l'on persiste à activer par des boissons intempestives un organe qui exige le repos le plus absolu. Je livre ces réflexions à l'appréciation des praticiens ; pour mon propre compte, je suis persuadé que l'aveugle routine qui conduit la plupart des médecins à gorger impitoyablement leurs malades de sirops est souvent fort préjudiciable, et je partage entièrement l'opinion du vulgaire, qui considère le sucre comme *échauffant*.

Une autre conséquence plus générale qu'on peut aussi, ce me semble, déduire de cette expérience, c'est que les opérations préliminaires de la dégustation, de la mastication, de l'insalivation et de la déglutition, indépendamment du rôle secondaire que nous leur avons attribué dans l'acte digestif, ont encore pour effet de provoquer sympathiquement un certain degré de surexcitation sur la membrane interne de l'estomac, et qu'ainsi elles ne sont pas sans influence sur la sécrétion du suc gastrique. De là la nécessité de manger avec une certaine lenteur pour que la digestion s'accomplisse régulièrement. L'économie animale forme ainsi un admirable ensemble, dont toutes les parties entretiennent les unes avec les autres des relations réciproques plus ou moins intimes. On ne saurait trop le répéter, tout se lie, tout s'enchaîne dans l'organisme ; aussi l'harmonie parfaite des fonctions digestives exige-t-elle le concours de tous les actes qui y coopèrent dans l'état normal.

La quantité du suc chymificateur que l'estomac sécrète sous l'influence des différentes espèces d'aliments paraît dépendre à la fois de la nature et de la quantité de ces derniers. En effet, tous les aliments ne réclament pas au même degré l'action de ce fluide ; il en est de plus attaquables les uns que les autres ; or il paraît que la quantité, peut être même la qualité plus ou moins active du sue gastrique, se subordonnent aux exigences de chacun d'eux : c'est du reste un point de doctrine que nous examinerons par la suite. Quant à la quantité, j'ai toujours remarqué qu'en général, plus je donnais d'aliments à mes chiens, plus la quantité de suc que je pouvais obtenir ensuite était abondante.

Il serait difficile de déterminer la quantité absolue de ce fluide que réclame une quantité déterminée d'aliments; voici cependant un fait qui permet de s'en faire une idée approximative. Lorsqu'il m'arrive de donner à mon chien à jeun, un aliment mou et spongieux, comme du pain, du bœuf bouilli, etc., il m'est impossible d'obtenir du suc gastrique, même en stimulant l'estomac à l'aide d'une sonde; tandis que j'en obtiens copieusement lorsque la matière alimentaire est d'une texture serrée, peu perméable, ce qui est le cas de la chair crue, des os, etc. Cette différence dans les résultats provient évidemment de ce que les premiers aliments absorbent le suc gastrique à mesure qu'il se produit, et qu'une fois qu'ils en sont suffisamment imprégnés, l'estomac refuse d'en sécréter davantage. Or, dans cet état, la consistance des aliments est telle qu'ils paraissent abreuvés d'une quantité de suc à peu près égale à leur propre poids : d'où il est permis de conclure qu'en général la quantité de suc qu'un aliment exige pour être converti en chyme ne doit pas excéder son poids.

Sans rien préciser d'une manière absolue, le docteur Beaumont dit seulement que, dans l'état de santé, la quantité de suc qui se sécrète est proportionnelle à celle des aliments ingérés, pourvu toutefois, ajoute-t-il, que cette quantité ne dépasse pas les besoins de l'organisme. Cette restriction est remarquable. L'auteur se fonde pour l'établir sur ce que, après un long jeûne, lorsque l'économie réclame une prompte et abondante réparation, il a toujours vu le suc gastrique affluer plus copieusement que dans les circonstances opposées. Pour mon propre compte, je suis d'autant plus disposé à admettre cette opinion que, sur mes chiens, le suc gastrique m'a paru aussi arriver, toutes choses égales d'ailleurs, avec d'autant plus d'abondance que ces animaux avaient été soumis à un jeûne plus rigoureux. Dans ce cas, comme dans tant d'autres, l'estomac est donc en quelque sorte l'interprète de l'organisme tout entier : aussi, lorsque ce dernier est dans un état pathologique, non-seulement l'estomac cesse de réclamer des aliments, mais il refuse même de fournir le suc nécessaire pour chymifier ceux qu'on y a introduits en quelque sorte contre son gré. C'est ce qui ressort clairement du passage suivant extrait de l'ouvrage du docteur Beaumont, que j'ai cru devoir reproduire ici dans toute son étendue, à raison de son importance en matière de diététique.

« Dans l'état pathologique général, ou quand l'estomac éprouve seul quelque dérangement, la membrane interne de cet organe présente un aspect varié, et bien différent de ce qu'il est dans l'état normal. » Dans l'état fébrile, ou lorsque cet état est prêt à se déclarer, quelle qu'en soit du reste la cause, soit qu'elle provienne de la suppression de la transpiration, de l'excitation produite par des liqueurs fortes, ou d'excès dans le manger, soit qu'elle ait été déterminée par la peur, la colère, ou toute autre affection de l'âme, qui agit en débilitant ou en troublant le système nerveux, dans tous ces cas, la membrane villeuse éprouve des changements notables : quelquefois elle devient rouge et sèche, d'autres fois pâle et humide ; elle perd sa couleur naturelle, et son bon aspect ; sa sécrétion est viciée, diminuée ou même entièrement suspendue ; enfin ses follicules, flasques et aplatis, ne fournissent plus un produit muqueux assez abondant pour protéger ses papilles nerveuses et vasculaires.

» Il arrive aussi quelquefois que la membrane interne de l'estomac se couvre de boutons plus ou moins nombreux, disséminés çà et là, et faisant saillie sous l'enduit muqueux; ils sont d'abord pointus et rouges, et finissent souvent par suppurer. D'autres fois, on y remarque des plaques rouges, circonscrites, ayant depuis douze, jusqu'à vingt-cinq millimètres de circonférence, et qui paraissent provenir d'une congestion dans les vaisseaux capillaires ; on y découvre en même temps de petites aphthes, dont l'existence paraît liée à celle de ces plaques. Il n'est pas rare non plus de voir l'enduit muqueux desséché s'enlever complétement ou par places, comme une sorte de pellicule filandreuse, laissant les papilles à nu sur une surface plus ou moins grande.

» Quand l'apparence morbide de la membrane est très-légère, l'appareil qui sécrète le suc gastrique n'est pas toujours affecté d'une manière sensible ; quand au contraire elle est plus prononcée, et que surtout elle s'accompagne de symptômes généraux, tels que sécheresse de la bouche, soif, accélération du pouls, etc., le suc gastrique ne peut être extrait, même par l'application du stimulus alimentaire, (alimentary stimulus.) La boisson ingérée est alors absorbée immédiatement, ou du moins disparaît d'une manière si rapide, qu'elle ne séjourne pas dix minutes dans l'estomac. Si, dans ces circonstances, une nourriture solide est introduite dans le ventricule, elle y demeure pendant vingt-quatre ou quarante-huit heures, sans être digérée, augmentant le dérangement de tout le canal alimentaire, et aggravant l'état général du malade.

» Après les excès dans le boire et dans le manger, la chymification se ralentit, et, quoique l'appétit ne soit pas toujours diminué dans le principe, les fluides de l'estomac deviennent âcres et irritants ; ils excorient les bords de l'ouverture fistuleuse, en même temps qu'ils déterminent la formation des plaques aphtheuses, et les autres états morbides dont nous avons dit la muqueuse susceptible. Dans ces circonstances, une bile viciée arrive ordinairement dans l'estomac, dont les mucosités sont alors beaucoup plus abondantes que dans l'état normal.

» Chaque fois que cet état morbide se présente accompagné de symptômes généraux, la langue offre généralement un aspect analogue, et ne se nettoie qu'à mesure bue l'estomac se rétablit. » (Loc. cit., p. 100.)

IV. PROPRIÉTÉS PHYSIQUES ET ANALYSE CHIMIQUE DU SUC GASTRIQUE.

A son plus grand état de pureté, et après avoir été dépouillé par la filtration du mucus et des autres substances étrangères qu'il peut contenir accidentellement, le suc gastrique est un fluide clair et limpide, d'une légère teinte citrine, qui ne s'aperçoit bien que lorsqu'on examine ce liquide sous une certaine masse, d'une odeur faible, comme aromatique, sui generis, d'une saveur à la fois salée et faiblement acidule, d'une pesanteur spécifique variable, mais supérieure à celle de l'eau.

Ces caractères sont ceux du suc gastrique que j'ai obtenu sur les chiens auxquels j'ai établi des fistules. Ils conviennent aussi à celui du cochon, tel que je l'ai recueilli sur plusieurs de ces animaux mis à mort peu de temps après avoir mangé de la viande crue ; enfin ils sont d'accord, quant à l'essentiel, avec la description que le docteur Beaumont donne du suc gastrique de l'homme à l'état sain.

Quel que soit l'animal qui le fournisse, le suc gastrique se comporte toujours avec les couleurs végétales à la manière des acides. Ce fait, constaté par la plupart des physiologistes du siècle dernier et par tous les expérimentateurs modernes, est aujourd'hui à l'abri de toute contestation. L'acidité du suc gastrique a été observée autrefois par Viridet, Carminati, Brugnatelli, Verner, Réaumur, etc., sur le chien, le chat, le cheval, le lièvre, l'écureuil, le hérisson et le cochon; elle l'a été, dans les temps modernes, par MM. Leuret et Lassaigne, Tiedmann et Gmélin, Beaumont, Prout, etc. Les premiers ont expérimenté sur le chien, le canard, le crapaud, la grenouille, et le lézard ; les seconds sur le chien, le chat, le cheval, le bœuf, le mouton, la buse, la poule, le coq d'inde, l'oie, la grenouille, différentes espèces de couleuvres et de poissons. Quant au docteur Beaumont, il n'a expérimenté, il est vrai, que sur l'homme exclusivement, mais ses expériences, répétées presqu'à l'infini et dans des circonstances on ne saurait plus favorables, sont de nature à entraîner la conviction la plus absolue. En effet, cet observateur a vu de ses propres yeux le suc gastrique sourdre et s'écouler de l'estomac avec son caractère acide. Lorsque, sur l'homme qui servait à ses expériences, la tunique interne de l'estomac était à l'état de procidence, il suffisait d'y appliquer quelque substance alimentaire pour qu'aussitôt il en exsudât un fluide limpide, d'une acidité manifeste.

Mes propres recherches n'ont fait que confirmer, sur ce point, les résultats obtenus par les différents expérimentateurs que je viens de mentionner. Comme le docteur Beaumont, j'ai vu le suc gastrique s'écouler de l'estomac à mesure qu'il se produisait, sur les chiens auxquels j'ai pratiqué des fistules, et toujours il m'a offert une réaction acide des plus manifestes ; ce qui réfute l'opinion de Montègre et de ses sectateurs qui admettent que le suc gastrique et le chyme doivent leur acidité à une altération secondaire subie dans l'estomac par la salive, le mucus gastrique et les matières alimentaires elles-mêmes. Du reste, j'ai aussi observé l'acidité constante des matières en état de chymification chez un grand nombre d'animaux tels que le cochon, le cheval, le lapin, le cabiaï, le mouton, le bœuf, différents oiseaux, quelques reptiles et poissons, qu'il est inutile de spécifier.

Ainsi, sans nul doute, le suc gastrique est constamment acide chez tous les animaux indistinctement, quel que soit leur genre d'alimentation. Cependant cette acidité, bien que très-manifeste, n'est pas telle qu'on puisse la comparer à celle des acides organiques les plus énergiques, à l'état de concentration ; je ne puis mieux la comparer qu'au maximum d'acidité que les liquides sucrés sont susceptibles d'acquérir spontanément par suite de la formation lactique : le petit lait, par exemple, peut donner une idée assez exacte du degré d'acidité que le suc gastrique possède habituellement. Il est facile de comprendre, d'après cela, comment pour peu qu'on l'étende d'eau, son action sur les couleurs végétales devient tellement faible qu'elle cesse d'être perçue. C'est ce qui explique pourquoi, chez la femme de la charité observée par Richerand, les matières qui sortaient de l'estomac à travers la fistule, après avoir été étendues d'une certaine quantité d'eau distillée, n'altéraient point les couleurs bleues végétales.(Richerand, Elém. de physiologie, t. 1, p. 539.)

S'il est vrai que l'acidité du suc gastrique soit aujourd'hui un fait incontestablement acquis à la science, il est loin d'en être de même par rapport à la nature du principe qui lui communique ce mode de réaction. On a prétendu successivement que c'était de l'acide phosphorique, de l'acide chlorhydrique, de l'acide acétique, et enfin de l'acide lactique. Cette dernière opinion est aujourd'hui la plus accréditée. Du reste, toutes ont été avancées et soutenues par des savants d'un grand mérite, et on a lieu d'être étonné d'une semblable dissidence sur une question qui semblerait au premier aperçu si facile à résoudre. Il faut l'avouer, ce peu d'accord n'a pas peu contribué à faire élever des doutes sur les propriétés, et même sur l'existence, comme fluide spécial, du produit dont nous nous occupons.

Le suc gastrique a été analysé par un grand nombre de chimistes. Sans parler des analyses plus ou moins imparfaites exécutées autrefois par Scopoli, Brugnatelli, etc., nous nous arrêterons seulement aux travaux plus récents de MM. Prout, Gmélin et Lassaigne.

Analyse du D'. Prout. Pour se procurer le suc gastrique qu'il voulait soumettre à l'analyse, cet expérimentateur se servait du premier procédé que nous avons décrit, c'est-à-dire qu'il le retirait de l'estomac d'un animal auquel il avait donné à manger peu de temps avant de le mettre à mort. Il séparait par le filtre la partie soluble, qu'il divisait en quatre portions égales. L'une de ces portions était évaporée à siccité et le résidu, brûlé ; puis il déterminait la quantité de chlore contenue dans la cendre, en traitant celle-ci par l'eau, et précipitant la dissolution par le nitrate d'argent. De cette manière, il croyait obtenir la quantité de chlore qui avait été combiné avec du potassium et du sodium. Prenant alors une seconde portion de liqueur, il la saturait exactement avec de la potasse ; l'évaporait ensuite à siccité, brûlait le résidu, et déterminait par le même procédé la quantité de chlore qui y était contenue. Ce qu'il trouvait en plus cette fois était la quantité de chlore combinée dans la liqueur avec de l'hydrogène, à l'état d'acide chlorhydrique libre. La troisième portion était sursaturée avec de la potasse, de manière à la rendre alcaline, puis évaporée à siccité, et traitée de la même manière. Ce que cette fois Prout obtenait de chlore en plus avait

été combiné dans la liqueur avec de l'ammoniaque, et
la potasse mise en excès s'en était emparée, avec dégagement d'ammoniaque. La quatrième portion fut consacrée
à quelques expériences dont l'auteur ne donne point les
détails, mais d'où il conclut que le suc gastrique ne contient pas d'acide organique, et que les sulfates et phosphates y sont en quantité extrêmement faibles. Le résultat de ces expériences est que, sur 39,6 parties de chlore
qui, d'après l'analyse de la troisième portion, étaient contenues dans une certaine quantité de suc gastrique, 9,5 parties se trouvaient combinées avec du potassium ou du
sodium, 7,9 avec de l'ammoniaque, et 22,2 avec de l'hydrogène, à l'état d'acide chlorhydrique libre.

Ainsi, d'après le docteur Prout, c'est à de l'acide
chlorhydrique que le suc gastrique est redevable de son
acidité. Toutefois la méthode analytique sur laquelle il
fonde cette assertion, est, comme le lecteur tant soit peu
versé dans les manipulations chimiques aura pu le remarquer, tellement défectueuse qu'on ne saurait lui accorder la moindre valeur. MM. Leuret et Lassaigne font
remarquer avec raison que, par la calcination avec de la
potasse, il a dû se former un peu de cyanure de potassium et surtout de carbonate de potasse, qui donnent
avec le nitrate d'argent un précipité de cyanure et de
nitrate d'argent, en sorte que le précipité, n'étant point
du chlorure d'argent pur, son poids ne pouvait fournir
un résultat exact qu'autant qu'on l'aurait préalablement
séparé, à l'aide d'un acide, du cyanure et du carbonate
qu'il devait renfermer, ce que Prout ne dit point avoir
fait. Quoi qu'il en soit de cette remarque, on peut aussi

adresser, ce me semble, à la méthode employée par le célèbre chimiste anglais une autre objection. En effet, quoi qu'en dise l'auteur, le suc gastrique renferme constamment une certaine quantité de phosphate d'ammoniaque ; il contient aussi du chlorure de sodium, de l'aveu de tous les chimistes ; or, lorsque l'on calcine simultanément ces deux sels, il arrive de toute nécessité qu'ils se décomposent réciproquement, c'est-à-dire que l'acide phosphorique se porte sur la soude, pour former du phosphate de soude, qui est fixe, tandis que l'acide chlorhydrique se porte sur l'ammoniaque, pour former du chlorhydrate d'ammoniaque, qui se volatilise. Lorsque, au contraire, on ne calcine le produit qu'après y avoir ajouté de la potasse, il ne se dégage plus que de l'ammoniaque plus ou moins carbonatée, mais non combinée à de l'acide chlorhydrique. En effet, la potasse, lors même qu'elle n'est pas employée en excès, commence par expulser l'ammoniaque de sa combinaison avec l'acide phosphorique, de sorte que le phosphate d'ammoniaque formé n'exerce pas d'action sur le chlorhydrate de soude ; l'ammoniaque se dégage donc seule ou combinée avec une partie de l'acide carbonique qui provient de la décomposition par le feu de la matière organique. Il est évident d'après cela que la portion de produit calcinée sans addition de potasse devait être moins riche en chlorhydrate de soude ou de potasse, et fournir un précipité moins abondant par l'azotate d'argent que celles qui avaient été soumises à l'action du calorique après cette addition préalable, ce qui détruit par la base le raisonnement de Prout.

Analyse de MM. Tiedmann et Gmelin. La méthode analytique généralement employée par ces savants professeurs consistait à distiller le suc gastrique au bain-marie, après l'avoir filtré. Or comme, dans un petit nombre de cas, il leur était arrivé d'obtenir dans le récipient un liquide qui rougissait légérement la teinture de tournesol, en même temps qu'il précipitait par le nitrate d'argent, ils en conclurent que, dans ces cas, l'acidité du suc était due à de l'acide *chlorhydrique* à l'état de liberté. Ils conclurent aussi à la présence de cet acide dans le suc gastrique de ce que, sur le chien mis à mort après avoir avalé des pierres à chaux, le liquide de l'estomac, moins acide que de coutume, contenait un sel calcaire déliquescent, qu'ils considérèrent comme du chlorure de calcium formé par la réaction de l'acide libre du suc gastrique sur le carbonate calcaire.

Ils admirent aussi que, dans certaines circonstances, l'acide libre du suc est de l'acide *acétique*; tel fut notamment le cas du chien qui avait avalé du poivre. En effet, une portion des dix grammes de liquide contenu dans l'estomac fut distillée à siccité; après quoi, le produit de la distillation, qui rougissait le tournesol, ayant été saturé avec de l'oxyde de plomb, filtré et évaporé, puis arrosé d'acide sulfurique, répandit une forte odeur d'acide acétique.

Du reste, dans les cas nombreux où le produit de la distillation du suc gastrique n'offrit point un caractère acide, ils supposèrent tout simplement que l'acide libre était retenu par une matière animale.

Quant aux différents sels, ils en déterminèrent généralement la nature après l'incinération dans un creuset de platine. Ils trouvèrent par ce moyen dans le suc gastrique des chiens et des chevaux du *carbonate* et du *phosphate de chaux*, sans carbonate ni phosphate de potasse ou de soude : résultats qui, pour le dire en passant, s'accordent bien peu avec ceux qu'a obtenus le docteur Prout.

Enfin, ces auteurs admettent encore dans le suc gastrique de la plupart des animaux de l'*osmazôme*, de la *ptyaline* et quelques autres matières organiques aussi mal caractérisées.

Tels sont les résultats sommaires des analyses nombreuses exécutées par MM. Tiedmann et Gmélin. Il est aisé de voir qu'elles sont loin de justifier l'importance qu'on leur accorde généralement. On reste dans l'étonnement, lorsque l'on considère l'incertitude des données sur lesquelles ils ont établi l'existence dans le suc gastrique des différents principes dont nous venons de parler. Quoi de plus surprenant, par exemple, que de voir conclure à l'existence de l'acide chlorhydrique libre dans ce fluide de ce que, dans quelques cas rares et pour ainsi dire exceptionnels, le produit de la distillation a fourni quelques indices d'acidité, en même temps qu'il précipitait par l'azotate d'argent ? N'était-il pas plus rationel de penser que, dans ces cas, l'expérience n'avait pas été faite avec toutes les précautions indispensables ? Nous ferons voir, en effet, plus loin, combien il faut peu de chose pour altérer en pareille circonstance la pureté du produit. Quant au prétendu chlorure de calcium trouvé dans le suc gastrique du chien auquel on avait fait avaler des pierres calcaires, nous démontrerons également qu'il n'était autre chose que du phosphate acide de chaux, qui se trouve naturellement dans le suc gastrique. Remarquons aussi qu'il y a impossibilité absolue à ce que du carbonate et du phosphate de chaux coexistent dans un même liquide avec de l'acide chlorhydrique libre, puisque cet acide plus puissant à froid que le phosphorique, et à plus forte raison que le carbonique, s'emparerait de la chaux pour former un chlorure ce qui établit une contradiction flagrante entre les résultats énoncés ci-dessus.

Relativement à l'acide acétique, en vérité il est difficile de comprendre comment les auteurs sont parvenus à reconnaître par l'odorat ce qui pouvait s'en dégager d'une quantité de matière ausssi minime. En effet, dans le cas que nous avons cité, on trouva dans l'estomac environ dix grammes de suc gastrique impur, qui ne passa que difficilement à travers le filtre, à cause de la proportion considérable de mucus qu'il contenait ; on peut donc admettre qu'après la filtration il était réduit à huit grammes au plus : or, une portion seulement de ces huit grammes fut distillée, et ce fut le produit qui, évaporé, après saturation avec l'oxyde de plomb, dégagea par l'acide sulfurique cette forte odeur d'acide acétique, sans compter que l'odeur du poivre pris par l'animal pouvait fort bien contribuer à masquer ce caractère organoleptique. Que penser aussi de l'admission de l'*acide butyrique* dans le fluide gastrique de quelques ruminants nourris avec de l'herbe, par cela seul que, soumis à différents traitements, il dégageait une odeur de beurre ?

Analyse de MM. Leuret et Lassaigne. Le suc gastrique analysé par ces auteurs avait été extrait de l'estomac d'un chien à l'aide d'éponges. Ce liquide fut d'abord évaporé avec ménagement jusqu'à siccité. De dix-neuf grammes ainsi desséchés, il resta vingt-cinq centigrammes d'un résidu jaunâtre, ce qui établit la proportion des matières fixes à un peu plus d'un centième. Ce résidu traité par l'alcool à 36 degrés bouillant laissa 0,06 d'une matière floconneuse, grisâtre, formée de mucus insoluble dans l'eau froide et d'une autre matière animale peu caractérisée et soluble dans ce véhicule ; incinéré dans un creuset de platine, le mucus laissa un résidu blanchâtre, formé presque entièrement de *phosphate de chaux.*

La solution alcoolique fournit par l'évaporation une matière extractive jaunâtre, très acide, qui déposa, au bout de vingt-quatre heures et dans un lieu frais, des cristaux cubiques de *chlorure de sodium*, et ensuite d'autres cristaux disposés en feuilles de fougère, formés de *chlorhydrate d'ammoniaque.* La partie incristallisable était visqueuse, d'une saveur acide bien prononcée d'abord, mais qui devenait ensuite salée et piquante ; elle parut renfermer avec une certaine quantité des sels cités plus haut, un acide qui, disent les auteurs, avait tous les caractères de l'*acide lactique.*

En résumé, le suc gastrique a paru, à ces auteurs, formé sur cent parties, de quatre-vingt-dix-huit parties d'eau, et de deux parties de matières solides consistant en acide lactique, chlorhydrate d'ammoniaque, chlorure de sodium, phosphate de chaux, mucus et matière animale soluble dans l'eau.

Le point essentiel dans une analyse de ce genre était, ce me semble, d'indiquer les caractères à l'aide desquels on avait déterminé la nature de l'acide qui prédomine, et c'est précisément ce dont les auteurs se sont abstenus. On ne peut donc se livrer à aucun examen critique sur la valeur des faits qui ont entraîné leur conviction. Toutefois, sans préjudice à des arguments plus directs que nous établirons plus loin contre l'existence de l'acide lactique dans le suc gastrique, nous remarquerons dès à présent que cet acide, pas plus que le chlorhydrique, ne saurait coexister dans un même liquide avec le phosphate de chaux, qu'il décompose en s'emparant de la base.

Après avoir signalé ce que les analyses précédentes offrent d'incertitude et de contradiction, il nous reste une tâche difficile, c'est de leur en substituer une nouvelle, qui soit établie sur des bases plus solides. Nous suivrons à cet égard une marche semblable à celle que nous avons adoptée pour la bile, c'est-à-dire que nous comparerons d'abord entre eux les résultats obtenus par les différents auteurs qui se sont occupés de ce sujet, sauf ensuite à chercher ailleurs, s'il y a lieu, les principes que leurs analyses ne renfermeraient pas. Or, tous les auteurs reconnaissent dans le suc gastrique, 1° de l'*eau* en proportion variable ; 2° *un acide libre,* qui est de l'acide phosphorique ou de l'acide chlorhydrique selon les uns, de l'acide acétique ou de l'acide lactique selon les autres ; 3° différents *sels,* savoir du chlorure de sodium, du chlorhydrate d'ammoniaque, admis par la plupart des auteurs, plus du phosphate et du carbonate de chaux, du carbonate de potasse et de soude admis seulement par quelques-uns ; 4° *une matière organique* constituée par du mucus ou par quelque principe particulier. Nous allons maintenant soumettre à un examen critique ces quatre espèces d'éléments constitutifs du suc gastrique.

1° *L'eau* forme la majeure partie du suc gastrique, comme de tous les fluides animaux. On en estime la proportion en faisant évaporer avec précaution une quantité déterminée de suc préalablement filtré. La différence entre le poids du résidu sec et celui du liquide avant l'évaporation exprime le poids de l'eau. En opérant de cette manière, j'ai trouvé que ce fluide forme à lui seul environ les 0,99 du suc gastrique.

2° et 3° *Acide libre et sels.* Nous réunissons dans un seul article l'étude de ces deux ordres d'éléments constitutifs, parce que, comme on le verra, il existe entre eux des rapports intimes qui empêchent de les isoler. Or, des quatre acides admis dans le suc gastrique par les différents auteurs qui en ont entrepris l'analyse, deux, l'*acide chlorhydrique* et l'*acide acétique,* se volatilisent à la température de l'ébullition ; tandis que les deux autres, savoir, le *phosphorique* et le *lactique*, ne passent à l'état gazeux qu'à une température beaucoup supérieure. Rien ne semble donc plus facile que d'établir entre les uns et les autres une délimitation caractéristique.

Pour ce faire, je distillai au bain-marie deux cent cinquante grammes de suc gastrique aussi pur que possible. Ce suc avait été recueilli sur mes chiens, d'après la méthode indiquée précédemment, un quart d'heure

après leur avoir donné à manger de la viande de bœuf
crue, et il avait été débarrassé par deux filtrations successives de la majeure partie du mucus et de quelques
autres principes étrangers qu'il renferme accidentellement. La distillation fut faite avec les plus grandes précautions, dans une cornue de verre tubulée, à laquelle
j'avais adapté un récipient préalablement lavé à l'eau
distillée. Afin que les vapeurs, qui, dans ce cas, s'élèvent
très-lentement, ne se condensassent pas à la voûte de la
cornue, de manière à retomber dans la panse, j'avais eu
soin de la capuchonner avec de la lisière de drap entre-
lacée, et de donner au col la plus forte inclinaison possible. Je continuai l'action de la chaleur jusqu'à ce que les
quatre cinquièmes du liquide furent passés dans le récipient, ce qui exigea plus de vingt-quatre heures.

Le produit de la distillation était incolore, clair et
limpide comme de l'eau ; il n'avait aucune saveur prononcée, mais il exhalait à un plus haut degré encore que
le suc gastrique non distillé l'odeur caractéristique dont
nous avons parlé ; il n'exerçait aucune action sur le papier de tournesol bleu ou rouge, quelle que fût la durée du
contact. Le résidu, qui occupait la panse de la cornue,
parut d'abord un peu trouble ; mais, après quelques minutes de repos, pendant lesquelles il déposa une petite
quantité de flocons qui paraissaient être du mucus coagulé,
il acquit une transparence parfaite. Sa couleur était le brun
rougeâtre, son odeur avait quelque chose d'empyreuma-
tique, sa saveur était fortement salée et acide et le papier
bleu de tournesol y était immédiatement rougi avec
beaucoup d'énergie, en sorte qu'il était évident que

le liquide de la cornue contenait la totalité de l'acide à un état de concentration quatre fois plus grand.

Le résidu de la distillation, qui se montait à 50 grammes environ, ayant été filtré pour en séparer les flocons muqueux qui avaient gagné le fond du vase, je l'introduisis dans une cornue tubulée plus petite que la première, et je poussai cette fois la distillation au bain-marie jusqu'à siccité complète, opération qui ne fut terminée qu'au bout de plusieurs jours.

Le produit de la distillation ressemblait en tout point à celui de la précédente : comme lui, il n'exerçait absolument aucune action sur le papier de tournesol bleu ou rouge ; les dernières gouttes même qui tombèrent du col de la cornue se montrèrent aussi neutres que les premières. Le résidu ne tarda pas à attirer l'humidité de l'air et à se convertir en une matière molle, d'un brun noirâtre; son odeur était celle de la plupart des substances extractives, sa saveur était fortement salée et acide ; il suffisait d'en faire dissoudre une très-faible proportion dans de l'eau distillée pour communiquer à cette dernière la propriété de rougir le papier bleu de tournesol.

J'ai répété plusieurs fois cette expérience importante, et j'ai obtenu chaque fois des résultats absolument identiques. Au surplus, ces résultats sont conformes à ceux qu'ont obtenus MM. Tiedmann et Gmelin eux-mêmes dans quelques-unes de leurs expériences. Tel fut notamment le cas des cinq grammes de suc gastrique très-acide que ces auteurs recueillirent sur le chien auquel ils avaient fait avaler des morceaux de quartz. Distillé à siccité au bain-marie, ce suc donna : 1° un produit qui, sans excepter même les gouttes qui avaient passé en dernier lieu, et qui se trouvaient encore dans le col de la cornue, ne rougissait pas la teinture de tournesol, ne troublait pas le nitrate d'argent, ne colorait pas le perchlorure de fer, et dont l'odeur ressemblait d'une manière éloignée à celle du musc; 2° un résidu qui, dissous dans l'eau, rougissait la teinture de tournesol avec autant de force que le suc gastrique entier. (Loc. cit., t. 1, p. 95.)

La distillation du suc gastrique exige quelques précautions; en effet, ce liquide est chargé de sels qui, en vertu de leur affinité pour l'eau, élèvent le point d'ébullition de quelques degrés au dessus de 100. Il résulte de là que la distillation de ce suc au bain-marie est extrêmement lente : ainsi, par exemple, pour effectuer la distillation des 250 grammes de ce produit, dont il est fait mention ci-dessus, il fallut un temps qui, en additionnant les heures employées à différentes reprises, peut équivaloir à quatre ou cinq jours. Il est vrai qu'en saturant l'eau du bain avec certains sels déliquescents, on pourrait faire marcher l'opération d'une manière beaucoup plus rapide, puisqu'on parviendrait ainsi à faire bouillir le liquide de la cornue; mais cette ébullition est précisément ce qu'il faut éviter avec le plus grand soin, parce qu'alors il arrive au suc gastrique ce qui advient à toutes les dissolutions salées qui, lorsqu'on les fait bouillir, lancent de toute part, et quelquefois très-loin, des parcelles de liquide tenant en dissolution des principes qui passent dans le récipient avec le véritable produit de la distillation. A plus forte raison, doit-il en être ainsi, lorsqu'au lieu de distiller au bain-marie, on évapore à feu nu. Quels que soient les ménagements avec lesquels l'opération est conduite, il arrive presque toujours alors que le produit de la distillation rougit légèrement le papier de tournesol et précipite par le nitrate d'argent.

Il résulte des faits et considérations précédentes que le suc gastrique de chien, distillé à siccité avec toutes les précautions convenables, fournit toujours un produit parfaitement neutre, et qu'en conséquence, il ne renferme ni acide chlorhydrique, ni acide acétique à l'état de liberté ; car c'est faire une supposition tout à fait dénuée de fondement que d'admettre, avec MM. Tiedmann et Gmélin, que l'acide chlorhydrique peut quelquefois ne pas passer à la distillation parce qu'il serait retenu par une matière organique. Pourquoi en effet cette matière retiendrait-elle l'acide complétement dans certains cas, tandis qu'elle le laisserait échapper dans d'autres ? Au surplus, je ne sache aucun fait dans la science qui autorise une semblable supposition.

Restent donc à examiner si l'acide du suc gastrique est de l'acide phosphorique ou de l'acide lactique. Comme ces deux acides sont surtout caractérisés par les sels qu'ils forment en se combinant aux bases, particulièrement avec la chaux, j'entrepris d'abord de neutraliser une certaine quantité de suc gastrique avec du carbonate calcaire (craie, marbre, etc.) ; mais quel ne fut pas mon étonnement de voir qu'il n'y avait absolument aucune effervescence, et que le liquide conservait toute son acidité, lors même que j'avais prolongé le contact pendant plusieurs jours, et que j'avais poussé la température jusqu'à l'ébullition.

Je ne crains pas d'être démenti en avançant que ce fait, si simple et si facile à constater, est à lui seul plus significatif que tous les travaux analytiques entrepris jusqu'alors pour élucider la question. Il confirme d'abord le résultat des expériences précédentes, en prouvant que le suc gastrique ne doit point son acidité à de l'acide chlorhydrique ou à de l'acide acétique à l'état de liberté, puisque ces acides, quelque étendus on les suppose, ne sauraient rester en contact, même pendant un temps fort court, avec du carbonate calcaire, sans se neutraliser en dégageant de l'acide carbonique avec effervescence. Il prouve aussi, et par les mêmes raisons, que l'acide qui prédomine dans le suc gastrique n'est point non plus le lactique, comme on le croit généralement aujourd'hui; car on sait avec quelle énergie l'acide lactique s'empare de la base du carbonate de chaux, pour constituer un lactate neutre. Quant à l'acide phosphorique, sa manière de se comporter avec le carbonate de chaux présente des particularités sur lesquelles nous devons d'abord fixer notre attention.

Si, à une dissolution d'acide phosphorique pur, on ajoute une certaine quantité de carbonate de chaux pulvérisé, il se fait à l'instant même une effervescence plus ou moins vive, due évidemment à un dégagement d'acide carbonique; mais, au bout de quelque temps, l'effervescence s'arrête tout à fait, et, bien qu'il reste encore un excès de carbonate de chaux non décomposé, la liqueur conserve un certain degré d'acidité qu'il est impossible de lui faire perdre, même par une ébullition prolongée. Si, après en avoir enlevé par la filtration l'excès de carbonate calcaire, on la soumet à l'analyse, on trouve qu'elle renferme du biphosphate , ou autrement dit , du phosphate acide de chaux ; d'où il résulte que ce dernier sel n'exerce aucune action décomposante sur le carbonate de chaux, avec lequel il peut rester en contact indéfiniment. Or, de tous les acides et de tous les sels acides connus, il n'en est aucun, que je sache, autre que le phosphate acide de chaux qui se comporte de cette manière avec le carbonate calcaire, ce qui tend à prouver que c'est réellement à ce sel que le suc gastrique doit son acidité.

Pour convertir cette présomption en certitude, il s'agissait de prouver d'abord que le suc gastrique renferme une certaine quantité d'oxyde de calcium en dissolution, ensuite que cet oxyde y est combiné, non point avec l'acide chlorhydrique, à l'état de chlorure, comme quelques chimistes l'ont prétendu, mais bien avec l'acide phosphorique, à l'état de phosphate acide. Pour m'assurer du fait, je soumis environ cent grammes de suc gastrique préalablement filtré et aussi pur que possible aux expériences suivantes.

Par l'addition de quelques gouttes d'acide sulfurique concentré, il se fit, au bout de deux ou trois minutes, un précipité blanc abondant, qui, recueilli avec précaution et examiné, se trouva être du sulfate de chaux, facile à reconnaître.

Par l'acide oxalique, précipité blanc, abondant, qui, calciné sur une lame de platine, laissa une cendre alcaline uniquement formée de chaux vive.—Par la potasse, la soude et l'ammoniaque, précipité blanc, abondant. — Par l'eau de chaux, précipité blanc, plus abondant encore. Chacun de ces précipités recueilli avec soin se trouva être composé uniquement de phosphate neutre de chaux, facile à reconnaître.

Vingt à trente grammes du même suc ayant été desséchés, puis calcinés fortement dans un creuset de platine sans autre traitement préalable, laissèrent pour résidu un ou deux centigrammes d'une cendre grisâtre, non déliquescente, que je traitai par quelques gouttes d'eau distillée. — Le solutum n'agit point sensiblement sur le papier de tournesol bleu ou rouge, ne précipita point par l'ammoniaque, et précipita à peine par le nitrate d'argent. — Traitée par quelques gouttes d'acide chlorhydrique dilué, la cendre jusqu'alors restée intacte, s'est dissoute à l'instant, sans effervescence, et en produisant du chlorure de calcium, facile à reconnaître : ce qui prouve que cette cendre était exclusivement formée de phosphate neutre de chaux, l'excès d'acide phosphorique ayant été décomposé par le charbon de la matière organique, et les autres sels, dont nous parlerons ci-dessous, ayant été sublimés par l'action de la chaleur.

Tous ces faits joints à la manière caractéristique dont le suc gastrique se comporte avec le carbonate calcaire prouvent jusqu'à l'évidence que ce produit doit principalement son acidité au *phosphate acide de chaux*, qui s'y trouve en abondance.

Voyons maintenant quels sont les autres sels que le suc gastrique peut encore renfermer.

Comme il ne précipite que faiblement par le chlorure de baryum, il ne paraît tenir en dissolution que cette quantité fort insignifiante de sulfates que l'on rencontre indistinctement dans tous les fluides d'origine organique.

Si l'on évapore du suc gastrique jusqu'en consistance d'extrait, et qu'on traite le résidu par l'alcool concentré, la dissolution alcoolique abandonnée dans un lieu frais, après avoir été suffisamment rapprochée, laisse déposer des cristaux cubiques de *chlorure de sodium*, et ensuite d'autres cristaux, moins nombreux, d'un sel ammoniacal caractérisé par leur disposition en feuilles de fougère. Ce sel paraît être un chlorhydrate d'ammoniaque, mélangé à un peu de phosphate de soude et d'ammoniaque, sels qui proviennent, selon toute apparence, d'une double décomposition, effectuée sous l'influence de la chaleur, entre le chlorure de sodium dont il vient d'être question, et un peu de *phosphate acide d'ammoniaque*, dont l'existence dans le suc gastrique à l'état normal est rendu fort probable par l'analogie qui existe entre les sels de ce suc et ceux des sucs muqueux.

4° *Matières organiques*. Elles sont fixes ou volatiles. Ces dernières paraissent peu importantes ; du reste, elles échappent à l'analyse, comme la plupart des matières du même genre que l'on rencontre dans l'organisme animal. Nous dirons seulement que c'est à elles que le suc gastrique est redevable de son odeur sui generis, et qu'elles se rencontrent dans le produit de la distillation de ce fluide en quantité suffisante pour qu'il se moisisse en peu de jours, lorsqu'il est exposé à l'air. Quand aux matières fixes, elles offrent un grand intérêt, bien que la science ne possède encore à leur égard que des notions bien incertaines.

Le suc gastrique renferme toujours une certaine quantité de *mucus*. La partie de cette matière qui reste sans se dissoudre et que l'on peut réparer par le filtre, ne paraît point faire partie essentielle de ce fluide; aussi, selon la remarque du docteur Beaumont et selon mes propres observations, le suc gastrique en renferme-t-il d'autant moins qu'il est plus pur et que l'estomac se trouve dans un état plus normal; mais il est loin d'en être de même relativement à la partie de ce principe qui est tenue en dissolution, car, bien que jusqu'alors il n'ait pas été possible de l'obtenir à l'état d'isolement, tout porte à croire que c'est surtout à elle que l'on doit attribuer les propriétés spécifiques du suc gastrique.

Lorsque après avoir filtré du suc gastrique à plusieurs reprises, on l'évapore jusqu'en consistance d'extrait, et qu'on traite le résidu par l'alcool concentré, ce menstrue laisse intacts des flocons de matière organique absolument semblables à ceux qu'abandonnent les différents sucs muqueux soumis au même traitement. Ces principes sont-ils identiques, ou autrement dit, la partie soluble de la matière muqueuse qui entre dans la composition du suc gastrique est-elle du mucus ordinaire, ou bien, une matière qui, ayant la même composition élémentaire, n'en différerait que par un arrangement particulier de ses molécules, d'où proviendrait sa vertu spécifique? C'est une question qu'il est bien difficile de décider: toutefois, sans avoir la prétention de la résoudre complétement, nous exposerons dans un des chapitres suivants un certain nombre de faits propres à y jeter quelque lumière.

En résumé, la composition du suc gastrique peut être
formulée ainsi :

Eau... 99

Sels............. { Phosphate acide de chaux
—————— d'ammoniaque
Chlorure de sodium
principe aromatique
Matières organiques. mucus
matière particulière } 1
____
100

Cette analyse a été recommencée plusieurs fois avec
du suc gastrique de chien. Je l'ai répétée aussi, quant à
l'essentiel, avec celui de chat, de cochon et de mouton,
que je m'étais procuré à l'aide du premier procédé
décrit plus haut, et toujours elle m'a fourni des résultats
parfaitement identiques. Toujours ces fluides ont donné,
par la distillation, un produit absolument neutre ; tous
conservaient leur acidité en présence du carbonate calcaire ; tous précipitaient abondamment en blanc par la
potasse, la soude, l'ammoniaque, l'eau de chaux, l'acide
sulfurique et l'acide oxalique ; tous enfin laissaient par
la calcination sur une lame de platine une cendre neutre
exclusivement formée de phosphate calcaire.

Étant donnée la formule précédente qui représente
la composition du suc gastrique, il est facile de déterminer d'avance, à l'aide des principes généraux de la
chimie, de quelle manière il doit se comporter avec les
différentes matières inorganiques que l'on ingère dans
l'estomac à titre de médicaments. Toutefois, j'ai cru n'en
devoir pas moins vérifier sommairement, par l'expérience

directe, cette partie accessoire de la question, qu'on peut considérer comme les corollaires du problème que nous venons de résoudre. Cette étude n'est pas sans importance, puisqu'elle offre le double avantage d'éclairer la thérapeutique et de servir en même temps de contre-épreuve à notre analyse.

Voici quelles sont les principales réactions que le suc gastrique présente avec ces différents agents.

Avec les carbonates et les bicarbonates de potasse, de soude et d'ammoniaque, neutralisation de l'acide en excès, avec dégagement d'acide carbonique, et précipitation de phosphate neutre de chaux. — Avec les phosphates neutres et les sous-phosphates alcalins, mêmes effets, moins le dégagement d'acide carbonique. Ainsi que nous l'avons vu, ces phosphates basiques se trouvent dans tous les fluides muqueux, et ce sont ceux que nous verrons plus loin neutraliser peu à peu, et sans effervescence, l'acidité du chyme, à mesure qu'il chemine dans l'intestin. — Sulfates des mêmes bases, léger trouble. — Tartrates et notamment surtrate antimoniée de potasse, rien.

La chaux vive ou décarbonatée neutralise l'acidité du suc gastrique, avec précipitation de phosphate neutre, et dégagement d'ammoniaque; quant au carbonate de cette base, nous avons déjà parlé de la manière caractéristique dont il se comporte avec le suc gastrique. Toutefois, il ne sera pas hors de propos de rapporter ici certains faits assez remarquables qui en tirent leur explication. Nous citerons, entre autres, une expérience de Spallanzani qui, dans le but de s'assurer

si le suc gastrique était acide, fit avaler à des oiseaux de
proie des morceaux de corail et de coquilles, et constata
qu'après un séjour prolongé dans l'estomac de ces animaux, ils n'avaient rien perdu de leur poids. Ayant
ensuite fait avaler ces mêmes substances, renfermées dans
des tubes, à des poules et à des dindons, il s'assura qu'elles avaient sensiblement diminué de poids, en même
temps qu'elles étaient devenues noires à la surface, absolument comme si elles eussent été plongées dans une
eau légèrement vinaigrée. Il finit par en avaler lui-même,
enveloppées dans de petites bourses de toile, et constata,
chose remarquable, qu'elles étaient rendues par l'anus
parfaitement intactes, lorsqu'il n'avait mangé que de la
viande et un peu de pain; tandis qu'elles étaient attaquées, lorsqu'il s'était nourri de légumes et de fruits;
d'où il conclut que le suc gastrique n'est point acide par
lui-même, et ne le devient qu'autant que les aliments
ont subi la fermentation acide, à laquelle les substances
végétales sont, d'après lui, particulièrement exposées.
Ce célèbre observateur se trompait évidemment en ce
qui concerne l'acidité du suc gastrique; mais cette erreur
même était mélangée à une vérité, puisqu'il admettait
que, dans les cas où le carbonate calcaire avait été dissous,
il ne l'avait été que par l'action d'un acide particulier
auquel l'altération spontanée des aliments avait donné
naissance. Est-il nécessaire de dire que cet acide était
évidemment le lactique, qui s'était développé dans le
jabot des gallinacés, et dans le gros intestin de l'expérimentateur, par suite de la métamorphose du sucre contenu dans les matières alimentaires tirées du règne végétal ?

J'ai moi-même introduit dans l'estomac de l'un de mes chiens six grains de corail taillés et polis, après les avoir enfilés à un cordonnet de soie, qui me permit de les retirer à volonté. Je les laissai dans l'estomac pendant plus de vingt-quatre heures, ayant soin de ne donner à l'animal que de la viande pour nourriture. Les ayant pesés, je trouvai qu'ils n'avaient subi aucune altération.

Lorsque nous parlerons des excréments, nous démontrerons qu'on rencontre intégralement dans ceux des chiens qu'on a nourris avec des os la proportion de carbonate calcaire qui entre dans leur partie terreuse ; ce qui prouve qu'elle n'a point été dissoute par le suc gastrique, ainsi qu'on le croit généralement. À plus forte raison, doit-on y retrouver le phosphate neutre de la même base, qui, lui aussi, ne subit de la part du fluide gastrique aucune altération. La magnésie et ses composés se comportent avec le suc gastrique de même que les matières calcaires.

Aucun métal ne détruit l'acidité du suc gastrique, soit à froid, soit à la température de l'ébullition. Le fer et le zinc eux-mêmes, qui se dissolvent si facilement dans l'acide chlorhydrique, sont sans action sur ce fluide, quelle que soit la durée du contact. Il en est de même de leurs oxydes; ainsi l'oxyde de zinc, qui manifeste une tendance si grande à se combiner avec l'acide lactique et l'acide chlorhydrique, est tout à fait impuissant pour neutraliser le suc gastrique, avec lequel on peut le faire bouillir sans que celui-ci perde rien de son acidité normale.

On le voit, tous ces faits concordent parfaitement avec

le résultat de notre analyse, d'après laquelle ils pouvaient être prévus à l'avance, puisqu'ils ont lieu d'après les lois, en quelque sorte les plus vulgaires, de la chimie inorganique. Il n'y a là en effet rien de spécial, rien qu'on ne puisse expliquer par le jeu ordinaire des affinités chimiques. Nous allons voir qu'il est loin d'en être de même lorsqu'il s'agit de déterminer le mode d'action que le suc digestif exerce sur les substances organiques qui méritent seules le titre d'aliments.

V. Action du suc gastrique sur les principales matières alimentaires, simples et composées.

Toutes les substances dont les animaux se nourrissent sont d'origine organique ; toutes ont déjà fait partie d'un végétal ou d'un autre animal, qui lui-même avait puisé sa substance dans le règne végétal ; de sorte qu'en définitive ce sont les plantes qui servent d'intermédiaire entre le règne animal dans lequel elles s'incorporent, et le règne minéral dans lequel elles ont puisé la majeure partie de leur accroissement. Il y a donc entre les végétaux et les animaux considérés au point de vue général une connexion étroite ; ce que les uns produisent, les autres le détruisent, et de leur détritus, les premiers reconstituent les éléments composés auxquels nous donnons le nom d'aliments.

Il suit de là que le caractère essentiel de l'aliment est de présenter une agrégation de molécules matérielles unies entre elles par des forces tellement faibles qu'elles

puissent se dissocier sous les influences les moins énergiques , ce qui en général ne saurait avoir lieu qu'entre
des corps à éléments complexes. Aussi l'aliment le plus
simple renferme-t-il toujours trois éléments au moins,
savoir de l'oxygène , de l'hydrogène et du carbone; un
grand nombre, et ce sont les aliments par excellence ,
renferment aussi de l'azote, quelques-uns même du soufre
ou du phosphore. Ces différents éléments simples sont unis
entre eux dans des proportions variables, pour former
des molécules composées, auxquelles on donne le nom
de principes immédiats. Ceux-ci diffèrent entre eux selon qu'ils renferment ou non de l'azote, selon la proportion respective des éléments simples qui les constituent,
et aussi selon l'arrangement particulier de ces derniers :
tels sont le ligneux, l'amidon , la gomme, le sucre, la
gélatine, l'albumine, la fibrine, le caséum, etc.

Combinés les uns avec les autres, ces principes immédiats forment des produits ou des organes , tels que le
sang, la sève, le tissu cellulaire, les muscles, les cartilages,
les feuilles, les racines, les fruits, etc. Ainsi, par exemple, un muscle est un organe ; cet organe est formé de
plusieurs principes immédiats, dont les principaux sont
la fibrine, l'albumine et la gélatine ; enfin chacun de ces
derniers est composé d'oxygène, d'hydrogène, de carbone
et d'azote, éléments simples qui paraissent disposés, dans
chacun d'eux, d'une manière particulière.

Pour expliquer comment ces composés si divers se
forment et se maintiennent, les chimistes admettent l'intervention de deux forces attractives, qu'il importe de
ne point confondre. L'une a pour effet de réunir les

molécules hétérogènes, soit simples, soit composées ; on lui donne le nom d'affinité de composition ; l'autre tient rapprochées les molécules homogènes ; on l'appelle affinité de cohésion. Supposons que, dans un principe immédiat, l'affinité de composition vienne à faiblir, pour une cause quelconque, aussitôt les éléments simples se dissocieront plus ou moins complétement, et formeront d'autres composés moins complexes que le premier ; c'est, comme nous l'avons vu, ce qui arrive dans les différentes espèces d'altérations spontanées. Supposons au contraire que, l'affinité de composition restant la même, celle de cohésion vienne à diminuer, il pourra se faire que le principe immédiat en question passe de l'état solide à l'état liquide, ou de celui-ci à l'état gazeux ; mais il pourra se faire aussi que, s'il n'est pas susceptible de l'un ou de l'autre de ces états, il reste à l'état solide sous forme de molécules plus ou moins atténuées. Dans tous les cas, et ce point est essentiel, chaque particule matérielle conservera la même composition chimique qu'avant le changement survenu dans le mode d'agrégation de ses molécules intégrantes.

On classe généralement parmi les aliments simples, non-seulement les différents principes immédiats, c'està-dire ceux dont l'analyse n'a pu jusqu'à présent séparer plusieurs sortes de matières sans les réduire à leurs éléments ; mais aussi certaines substances formées de deux ou même d'un plus grand nombre de principes immédiats, qu'on ne peut séparer que par des opérations chimiques plus ou moins compliquées : tels sont, par exemple, les différents corps gras, dans lesquels il entre

constamment une matière fluide (oléine) et une matière
solide (stéarine), qui sont les véritables principes immédiats de ces substances ; tel est aussi le cas de la
fécule. On comprend que, dans les recherches auxquelles
nous nous livrons, il serait inutile de pousser le rigo-
risme jusqu'à étudier l'action du fluide chymificateur sur
chacun de ces principes primitifs à l'état d'isolement.

Nous examinerons donc d'abord l'action que le suc
gastrique exerce sur les matières simples qui suivent :
fibrine, albumine, gélatine, caséine, mucus, ligneux,
fécule, gomme, sucre, matières grasses et résines. Puis
nous observerons cette action sur les principaux tissus
ou produits composés, tels que les tissus cellulaire, ten-
dineux, osseux, musculaire, la matière cérébrale, les
différents fruits, les matières herbacées, etc.

Pour cette étude, nous adopterons deux méthodes, que
nous ferons marcher de front, autant que possible. L'une
consistera à suivre l'action digestive dans l'estomac
même, à l'aide de la fistule gastrique établie sur mon
chien, et l'autre à faire agir le suc gastrique préalablement extrait de l'estomac de cet animal sur les mêmes
aliments, en employant une température artificielle de
35 à 40 degrés, obtenue à l'aide d'un bain-marie,
chauffé par une veilleuse. Dans toutes les opérations de ce
genre, nous nous servirons de petits flacons à col large et
fermant à l'émeri, pour contenir les matières soumises à
l'expérience, et ces matières elles-mêmes seront agitées de
temps à autre avec un tube de verre, afin de suppléer,
autant que possible, à l'action mécanique exercée par
l'estomac.

Aliments simples. — Les aliments simples peuvent être rangés en deux catégories, savoir, ceux qui renferment de l'azote et ceux qui n'en renferment pas. Les premiers sont la fibrine, l'albumine, le gluten, la caséine et la gélatine ; les seconds comprennent les matières grasses, la pectine, la gomme, le sucre et la fécule. Avant d'étudier l'action spéciale que le suc gastrique exerce sur chacun d'eux en particulier, nous rappellerons en peu de mots leurs principaux caractères physiques et chimiques, afin que le lecteur, puisse se former une idée plus exacte du mode d'altération qu'ils éprouvent par l'effet de la chymification.

Action du suc gastrique sur la fibrine. La fibrine est un principe immédiat qui constitue la base de la chair musculaire et forme la partie principale du caillot du sang. C'est ordinairement de ce dernier qu'on l'obtient, en le battant au sortir de la veine avec des verges de bouleau, après lesquelles la fibrine s'attache ; on la prive ensuite du cruor qui la colore à l'aide de lavages réitérés. Elle se présente alors sous la forme d'une matière blanchâtre, filandreuse, flexible, élastique, insipide et inodore. Elle est plus pesante que l'eau, et contient toujours en combinaison une certaine quantité de ce fluide, qui lui communique une partie de ses propriétés, car, exposée à l'air, elle devient demi-transparente, jaunâtre et cassante à mesure qu'elle se dessèche. Elle est insoluble dans l'eau, soit à froid, soit à chaud; cependant, par une ébullition prolongée, elle abandonne à ce liquide un principe extractif analogue au produit complexe que l'on désigne sous le nom d'osmazôme. Traitée par l'acide phosphorique ou par l'acide acétique suffisamment concentrés, elle se convertit en une matière gélatineuse, qui peut ensuite se dissoudre dans l'eau chaude. Les alcalis se comportent avec elle d'une manière analogue, et la dissolution filtrée, sauf qu'elle ne se coagule pas par l'ébullition, manifeste une grande ressemblance avec l'albumine.

Pour étudier la chymification de la fibrine dans l'estomac, je fis l'expérience suivante.

Mon chien étant à jeun depuis la veille au soir et son estomac étant complétement vide, je lui donnai, à neuf heures du matin, 100 grammes de fibrine pure, obtenue du sang de bœuf à l'aide du procédé décrit plus haut. L'animal l'avala avec avidité, et presque sans la mâcher. — A dix heures, je débouchai la canule, et aussitôt il s'écoula de l'estomac un liquide d'une teinte blanchâtre tirant sur le rose pâle, et au milieu duquel se trouvaient des morceaux de fibrine très-reconn-issables, car elle ne paraissait avoir subi d'autre altération qu'un léger ramollissement à la surface, en même temps qu'elle avait acquis une certaine demi-transparence. — A onze heures, ayant ouvert la canule de nouveau, j'obtins un liquide à peu près semblable au précédent, quoique renfermant une moindre proportion de morceaux fibrineux. Au moyen d'un tube de verre ouvert par les deux bouts, dont je plongeai une extrémité dans l'intérieur de l'estomac, je retirai de cet organe environ dix grammes de matière à demi élaborée, pour en compléter la chymification à l'aide d'une température artificielle. — A onze heures et demie, le liquide que je retirai par la fistule était beaucoup moins abondant et renfermait à peine des parcelles de fibrine reconnaissables. — A midi, l'estomac était vide, et ne laissa sortir par la sonde qu'un peu de suc gastrique.

J'entrepris aussi de faire digérer de la fibrine dans l'estomac, après l'avoir enveloppée d'un tissu clair, ou l'avoir introduite dans un tube métallique criblé de trous, d'après la méthode de Réaumur et de Spallanzani, avec cette différence, qu'au lieu de faire parvenir ces substances dans l'estomac par les voies naturelles, comme faisaient ces célèbres expérimentateurs, je les y introduisis directement à travers la fistule. Voici ce qui arriva.

Mon chien étant à jeun depuis la veille au soir, j'introduisis dans son estomac, à neuf heures du matin, 5 grammes de fibrine pure, enveloppée dans un petit sac de tulle à mailles très-fines. Afin de pouvoir retirer le sachet à volonté, je l'attachai à un fil qui, d'autre part, était fixé après le bouchon de la canule, et pouvait avoir de cinq à six centimètres de longueur, de manière à laisser au sachet une certaine latitude dans ses mouvements. En même temps, je donnai à l'animal 20 à 25 grammes de la même substance, sans autre espèce d'aliment. — A dix heures, j'examinai ce qui était advenu à la fibrine, que je trouvai réduite à quelques parcelles d'une matière molle, demi-transparente. — Je réintégrai le sac dans l'estomac, d'où je le retirai de nouveau à dix heures et demie ; alors il était complètement vide.

Quelques jours après, les circonstances étant les mêmes que dans l'expérience précédente, j'introduisis 5 grammes de fibrine dans un petit tube en cuivre ouvert par un bout, de manière à pouvoir y faire entrer la substance à chymifier, et se fermant ensuite à l'aide d'un petit opercule de même métal s'adaptant à frottement. Ce tube, dont les parois étaient très-minces, avait été perforé, à l'aide d'un instrument de précision, de trous tellement nombreux et réguliers qu'on eût pu le croire formé avec une toile métallique. — Ayant examiné le tube toutes les demi-heures, je constatai qu'il était complétement vide au bout de deux heures et demie.

Passons maintenant à la digestion de la fibrine en vase inerte.

Ayant retiré de l'estomac, dans une des expériences précédentes, environ dix grammes de fibrine à demi élaborée, je l'introduisis dans un petit flacon bouché à l'émeri, dont j'entretins la température entre 38 et 40 degrés. De temps à autre j'agitai la matière avec une baguette. Au bout de deux à trois heures, la chymification paraissant terminée, je retirai le vase de l'eau, et soumis son contenu à l'examen dont nous parlerons ci-dessous.

Pendant que l'expérience précédente s'effectuait, je soumettais à la température du même bain trois autres flacons semblables, contenant chacun 10 grammes de fibrine avec 20 grammes de liquide. Ce liquide était, pour l'un, du suc gastrique pur, extrait quelques jours auparavant de l'estomac du même animal; pour le second, c'était simplement de l'eau acidulée avec du vinaigre, de manière à présenter un degré d'acidité au moins égal à celui du suc gastrique le plus énergique; enfin, pour le troisième, c'était également de l'eau acidifiée au même degré avec du phosphate acide de chaux. — Durant les quatre ou cinq premières heures, les matières contenues dans les trois flacons conservèrent la même apparence; dans tous trois, la fibrine paraissait gonflée et à demi transparente; en la pressant, il était facile de voir qu'elle conservait encore toute sa dureté. Le liquide surnageant, un peu trouble et d'une teinte légèrement laiteuse, semblait identique dans les trois vases. Ce ne fut qu'à partir de la cinquième ou de la sixième heure, qu'une différence sensible commença à se manifester dans la matière des trois flacons.

La fibrine plongée dans l'eau acidulée, soit par le vinaigre, soit par le phosphate acide, avait continué à se gonfler de plus en plus, de manière qu'en absorbant une partie du liquide dans lequel elle était plongée, elle avait plus que doublé de volume; du reste, elle conservait sa texture filandreuse, et n'avait subi aucun ramollissement, même après que l'action de la chaleur eut été prolongée au delà de vingt-quatre heures. Au contraire, la fibrine plongée dans le suc gastrique, loin de se gonfler de plus en plus, parut diminuer de volume, à partir de la sixième heure environ. En effet, considérablement ramollie à la surface, elle abandonnait au liquide, à mesure qu'on l'agitait, des parcelles de sa substance, qui, par le repos, gagnaient le fond du vase, sous forme d'un précipité extrêmement fin. Entre la huitième et la neuvième heure, la totalité de la fibrine avait subi cette transformation, et était devenue parfaitement identique au produit obtenu avec la fibrine retirée de l'estomac à demi élaborée; c'est-à-dire, que l'une et l'autre s'étaient converties en une matière rougeâtre formée de particules excessivement fines , qui occupait le fond du vase , à la manière d'un précipité salin. Au-dessus était un liquide trouble , d'une teinte laiteuse, absolument semblable à celui des deux autres vases. En agitant le flacon, le précipité se dispersait dans le liquide, qui prenait alors l'aspect d'une émulsion. Si, dans cet état, on en plaçait une goutte sur une lame de verre, et qu'on l'examinât au microscope, on y aper-cevait distinctement un très-grand nombre de particules irrégulières et de différentes dimensions. Les plus pe-tites égalaient à peine le volume des globules du sang, tandis que les plus grosses le surpassaient de beaucoup ; on en voyait même çà et là plusieurs qui semblaient sur le point de se séparer d'une masse com-mune offrant encore l'apparence fibrineuse ; de sorte qu'il était évident que toutes ces particules s'étaient déta-chées de même de la fibrine simplement ramollie par l'action spéciale du suc gastrique.

Après avoir séparé par décantation le liquide qui, dans les quatre flacons, surnageait la matière solide, je le filtrai séparément, et le soumis aux réactions propres à déceler s'il tenait en dissolution de la fi-brine ou quelqu'autre matière analogue. Or, aucun ne se troubla par l'ébullition, et ne se prit en gelée par le refroidissement ; tous précipitèrent en blanc par l'acide nitrique, par le dentochlorure de mercure, et surtout par l'infusion de noix de galle ; d'où je conclus qu'une petite quantité de fibrine avait été dissoute par l'acide qui prédomine dans le suc gastrique, de la même manière qu'elle l'avait été par l'acide acétique et par l'acide phosphorique avec lesquels j'avais acidulé l'eau ordinaire. Toutefois cette quantité de fibrine aussi dissoute paraissait bien minime comparativement à celle qui était restée à l'état de simple division et sous forme de précipité.

Après avoir recouvert d'une légère couche d'eau la matière solide qui restait dans chaque flacon, je l'abandonnai à la température de l'atmosphère qui, à l'époque de l'année où nous nous trouvions alors, varia de 10 à 20 degrés. Or, quoique les vases fussent tenus constamment fermés, la fibrine qui avait simplement macéré dans l'eau acidulée se corrompit au bout de deux à trois semaines, et finit par acquérir une réaction alcaline très-prononcée, en même temps qu'elle exhalait une odeur infecte. Au contraire, la matière préalablement soumise à l'action du suc gastrique se conserva exempte de toute putréfaction pendant plusieurs mois, n'exhalant que l'odeur fade particulière à la chair fraîche.

Action du suc gastrique sur l'albumine. Nous ne parlerons dans cet article que de l'albumine que l'on rencontre toute formée, et pour ainsi dire à l'état parfait dans les organes des animaux, nous réservant de traiter plus loin de l'albumine végétale.

Presque toutes les parties des animaux renferment de l'albumine, mais c'est principalement dans le blanc d'œuf et le sérum du sang qu'on la rencontre en abondance. Tous les tissus blancs en renferment aussi une forte proportion ; dans le premier cas, elle est

à l'état liquide ; dans le second, elle est à l'état concret.
Nous allons l'étudier successivement sous chacun de ces
états.

L'albumine liquide est une matière blanchâtre, inodore
et insipide, de consistance molle, variable selon son état
de concentration, filante, et écumeuse lorsqu'on l'agite
à l'air. Elle réagit faiblement sur les couleurs végétales
à la manière des alcalis, caractère dont elle est redevable à la petite proportion de sous-phosphates alcalins
qu'elle renferme. Chauffée à une température inférieure
à 75 degrés, elle se concentre et peut être desséchée sans
subir d'altération notable ; car l'addition de l'eau lui res-
titue ses propriétés primitives ; mais si la température
atteint 75 degrés, elle se prend en une masse solide,
blanche, cohérente, qui renferme toujours une grande
proportion d'eau. Calcinée, elle laisse une cendre abondante principalement formée de phosphate de chaux.
Soumise à un courant électrique même très-faible, elle
se coagule autour du pôle vitré ou positif. Cette coagulation a également lieu sous l'influence d'un grand nombre d'agents chimiques, tels que l'alcool, l'infusion de
noix de galle, le chlore, les sels de cuivre, de mercure,
etc. Tous les acides énergiques employés dans un certain
excès coagulent l'albumine ; il faut toutefois en excepter l'acide acétique et l'acide phosphorique qui forment avec ce principe des composés solubles. Les alcalis, loin de coaguler l'albumine, la rendent au contraire
plus fluide. Elle est soluble dans l'eau en toute proportion, et la dissolution abandonnée à elle-même s'altère

promptement, en dégageant une forte odeur d'hydrogène sulfuré.

L'albumine coagulée offre à peu près les mêmes propriétés physiques que la fibrine, et se comporte de même avec la plupart des réactifs chimiques. Les deux substances se ressemblent tellement qu'on peut les considérer comme des variétés d'un même principe. Nous retrouverons cette similitude dans la manière dont l'albumine solidifiée se comporte avec le suc gastrique ; mais, avant d'aborder cette question, voyons d'abord quelle action ce fluide exerce sur l'albumine liquide.

Mon chien étant à jeun depuis la veille au soir, je lui donnai, à neuf heures du matin, le blanc de deux œufs crus, qu'il ne parut manger qu'avec une sorte de répugnance ; du reste, j'eus soin qu'il ne prît aucun autre aliment. A neuf heures et demie, ayant débouché la canule, il sortit spontanément de l'estomac une grande quantité d'albumine fluide mélangée à une certaine proportion de] mucus écumeux. Quoique la matière réagît à la manière des acides, l'albumine n'avait pas subi la moindre coagulation, et il était facile de la reconnaître avec toutes ses propriétés physiques. Le chien la mangea de nouveau, mais cette fois avec plus d'avidité que la première. — A dix heures, il sortit de l'estomac une moindre quantité d'albumine, mais elle conservait toujours les mêmes propriétés. — A dix heures et demie, l'estomac était vide, ou du moins ne renfermait plus qu'une quantité insignifiante de mucus.

La même expérience fut répétée plusieurs fois avec des résultats semblables. Je la variai aussi en substi-

tuant au blanc d'œuf, environ cent grammes de sérum
obtenu du sang de bœuf, et toujours l'estomac se trouvait vide au bout d'une heure à une heure et demie,
sans que l'albumine se fût coagulée. Au surplus, cette
expérience est parfaitement d'accord, du moins en ce
qui concerne la promptitude avec laquelle ce principe abandonne l'estomac, avec un fait analogue observé sur l'homme par le Dr Beaumont. En une heure
et demie, son malade avait complétement digéré le
blanc de deux œufs avalé cru. Toutefois, je ne saurais partager la manière de voir de cet auteur, lorsqu'il prétend que l'albumine liquide soumise, soit dans
l'estomac soit au dehors, à l'action du suc gastrique,
éprouve un commencement de coagulation. Dans les
nombreuses expériences que j'ai tentées sur ce sujet, je
n'ai jamais observé rien de semblable, et je présume que
le Dr Beaumont aura été induit en erreur par quelque fausse apparence. MM. Tiedmann et Gmélin ont
aussi constaté de leur côté que l'albumine liquide ne séjourne pas longtemps dans l'estomac, et qu'elle passe à
peu près inaltérée dans l'intestin. Ayant mis à mort, trois
heures après son dernier repas, un petit chien qu'ils
nourrissaient depuis plusieurs jours avec de l'albumine
liquide exclusivement, ils ne retrouvèrent plus aucune
trace de ce principe dans l'estomac, tandis que la portion
inférieure de l'intestin grêle en renfermait encore une
grande quantité, facilement reconnaissable à la manière
dont elle se comportait avec la chaleur et les différents
réactifs. (Loc. cit., t. 1, p. 176.)

Nous ferons observer qu'il n'est pas étonnant que l'albumine liquide ne subisse aucune altération dans l'estomac, et passe dans les secondes voies absolument telle qu'elle a été ingérée. En effet, d'une part, ce principe se trouve dans un état de fluidité suffisant pour être absorbé, et, d'autre part, on le rencontre dans le sang avec des propriétés identiques; à quoi servirait donc une élaboration dans l'estomac? Voyez du reste ce qui arrive au blanc de l'œuf, dans le développement du fœtus chez les oiseaux ; ne pénètre-t-il pas immédiatement dans le torrent de la circulation sans passer par les organes digestifs et , par conséquent, sans éprouver aucune espèce de modification préalable ? Pourquoi n'en serait-il pas de même chez l'adulte, lorsque l'albumine est introduite dans le canal digestif ?

On objectera peut-être que si l'albumine n'avait pas besoin de recevoir une élaboration particulière dans l'estomac, elle ne ferait que traverser cet organe sans s'y arrêter une heure et plus, ainsi que cela a eu lieu dans les expériences rapportées ci-dessus. Mais nous répondrons que, si le pylore laissait passer cette substance à mesure qu'elle est avalée, elle traverserait trop rapidement les intestins, tandis que, arrivant dans ces derniers en petites quantités à la fois, elle s'étale en quelque sorte à leur surface , de manière à être plus facilement absorbée. Cet effet est donc encore le résultat d'une véritable prévoyance de la part de la nature , et constitue un nouvel exemple de ce merveilleux instinct que nous avons attribué à l'estomac, et dont nous rapporterons plus loin des preuves incontestables.

Désirant connaître quelle modification l'albumine su-

bit lorsqu'elle est mise en contact, hors de l'estomac, avec du suc gastrique, j'introduisis dans un flacon
20 grammes de ce suc avec autant d'albumine liquide,
et je maintins le tout à la température de 38 à 40
degrés. D'abord les deux liquides se mélangèrent
sans qu'il se produisit la moindre coagulation ; toutefois,
au bout de quelques minutes, le mélange commença à
se troubler en acquérant une teinte légèrement laiteuse.
En examinant alors le liquide au microscope, je pus
reconnaître facilement que cet état provenait à la fois
d'un peu de phosphate neutre de chaux, qui se précipitait du suc gastrique neutralisé en partie par les sous-
sels alcalins de l'albumine, et surtout d'une innombrable
quantité de particules membraneuses, qui n'étaient
autre chose que les débris du tissu aréolaire (oonin),
dans lequel l'albumine de l'œuf est enfermée. Ces
particules ayant gagné le fond du vase, le liquide
s'éclaircit peu à peu. Du reste, quoique l'action de la
chaleur eût été prolongée au delà de douze heures, il ne
s'opéra dans le mélange ni coagulation, ni aucune espèce
de modification quelconque.

Cette expérience ayant été répétée un grand nombre
de fois avec des résultats parfaitement identiques, j'en
conclus, contrairement à l'assertion du Dr Beaumont,
que l'albumine liquide passe inaltérée à travers l'estomac. Au surplus, en lisant attentivement la seule
expérience que cet auteur ait faite sur ce sujet, on reste
convaincu qu'il a pris pour une coagulation le précipité
mixte dont nous avons parlé ci-dessus. Voici le fait.

Le 7 mars 1829, je mêlai, dit-il, 5 grammes de

blanc d'œuf frais avec autant de suc gastrique retiré à l'instant même de l'estomac, et plaçai le mélange dans un bain-marie, de manière à l'entretenir à la température naturelle du corps. Le suc gastrique et l'albumine n'é-prouvèrent aucune modification sensible au moment du mélange ; mais, au bout de dix ou quinze minutes, de petits flocons blancs commencèrent à apparaître à la surface ; en même temps, le mélange devint trouble et blanchâtre. Cet effet continua à se produire d'une manière lente et uniforme pendant trois heures, époque où le fluide avait acquis une teinte laiteuse. Les petits flocons ou légers coagulum (loose coagulæ) étaient alors diminués de moitié, et l'on remarquait au fond du vase un sédiment à peine coloré. (Loc. cit., p. 143.)

Il est évident qu'une expérience dont les détails sont aussi peu précis ne prouve rien contre les faits nombreux que nous avons produits, et qui établissent de la manière la plus positive que l'albumine à l'état fluide n'est point coagulée par le suc gastrique.

Passons maintenant à la chymification de l'albumine coagulée.

Mon chien étant à jeun depuis la veille au soir, je lui donnai, à neuf heures du matin, 100 grammes de blanc d'œuf durci par la chaleur, qu'il avala sans presque le mâcher. — A onze heures, je retirai de l'estomac des morceaux d'albumine de différentes dimensions ; ils paraissaient peu altérés ; seulement la surface en était ramollie, de manière qu'on pouvait en détacher facilement une petite quantité de matière blanche et pultacée ; du reste, dans l'intérieur, ils étaient aussi fermes et aussi in-

tacts qu'avant d'avoir été avalés. — A midi , il en fut à
peu près de même. — A une heure, les morceaux étaient
beaucoup plus petits et moins nombreux. — A deux
heures, l'estomac était à peu près vide. — A deux heures
et demie, il l'était complétement.

Cette expérience ayant été répétée plusieurs fois, dans
les mêmes conditions, je m'assurai qu'il fallait de cinq à
six heures pour que mon chien digérât 100 grammes
d'albumine concrète avalée en morceaux compactes :
d'où il suit que c'est une des substances dont la chymification est la plus laborieuse, ce qui s'accorde avec le
résultat de l'expérience journalière.

On doit, sur ce sujet, à **MM.** Tiedmann et Gmélin une
expérience dont les principaux résultats offrent avec les
nôtres une similitude trop grande pour que nous la pas-
sions sous silence. Ces auteurs firent manger à un basset,
le soir, vers six heures, le blanc de dix œufs durs. L'a-
nimal en avala autant le lendemain matin, à six heures.
Vers dix heures, on le tua en lui versant quelques gouttes d'acide hydro-cyanique pur sur la langue. — L'estomac fut trouvé très-distendu par des morceaux d'albumine
concrète grossièrement mâchés , dont la couleur n'avait
subi aucune altération. A l'intérieur , cette substance
conservait encore sa solidité et sa cassure conchoïde ;
mais elle était considérablement ramollie à la surface,
de telle sorte qu'il était facile d'en détacher avec les
doigts une masse molle et pultacée. Entre les morceaux
d'albumine, se trouvait un liquide blanc-grisâtre , qui
rougissait fortement la teinture de tournesol. (Loc. cit.,
t. 1, p. 180.)

On voit que, dans ce cas, la digestion fut encore plus lente que dans ceux que nous avons rapportés, puisque, au bout de quatre heures, l'estomac était encore très-distendu par les morceaux d'albumine altérés seulement à la surface.

La lenteur avec laquelle l'albumine solidifiée se convertit en chyme tient-elle à la nature chimique de cette substance, ou bien provient-elle de ce qu'étant généralement ingérée en masses compactes et plus ou moins volumineuses, elle n'est en contact avec le suc gastrique que sur une surface peu étendue ? Pour résoudre cette question, je fis l'expérience suivante.

Je pris 100 grammes de blanc d'œuf liquide et, après y avoir ajouté un peu d'eau, je le battis dans une capsule avec des verges de bouleau, jusqu'à ce qu'il se fût converti en une matière écumeuse extrêmement légère qui, versée peu à peu dans de l'eau bouillante, se prit immédiatement en flocons semblables à de la neige. Au bout de quelques minutes, la coagulation étant aussi complète que possible, je la jetai sur une toile claire, où elle s'égoutta jusqu'au lendemain. Or mon chien étant à jeun depuis la veille au soir, je lui donnai, à neuf heures du matin, la totalité de l'albumine ainsi préparée. Du reste, j'eus soin qu'il ne prît aucun autre aliment.—A dix heures, je débouchai la canule, et aussitôt il s'échappa de l'estomac une grande quantité d'albumine baignée dans un liquide abondant, blanchâtre, muqueux, très-acide. — A onze heures, le liquide était à peu près le même, et il était facile de voir, même sans recourir au microscope, que sa teinte blanchâtre était due à une multitude de parcelles albumineuses tenues en suspension. J'en mis de côté 5 ou 6 grammes, dont j'achevai la chymification à l'aide d'une température artificielle. A cette époque de la digestion, la quantité d'albumine en flocons que le liquide renfermait, était évidemment diminuée. — A une heure et demie, le liquide stomacal ne contenait plus que quelques grumeaux d'albumine plus compactes que les autres; à la surface, ils paraissaient ramollis et comme demi-transparents. — A midi, l'estomac était vide, ou du moins il ne sortit par la sonde qu'une certaine quantité de matière muqueuse mélangée à du suc gastrique très-acide.

Cette expérience bien simple n'a pas besoin de commentaire; elle démontre que l'albumine coagulée n'est pas par sa nature plus difficile à chymifier que la fibrine, lorsque, comme cette dernière, elle est à l'état spongieux.

Je m'assurai aussi qu'enfermée dans un sachet de tulle, dans les mêmes conditions que la fibrine, l'albumine coagulée à l'état floconeux avait disparu dans l'espace de deux heures et demie à trois heures. Ainsi nous retrouvons dans la digestibilité des deux substances l'analogie incontestable que nous avions déjà remarquée dans leurs propriétés chimiques.

Pour étudier la chymification de l'albumine concrète hors de l'estomac, je fis les expériences suivantes.

Je soumis à la température de 38 à 40 degrés, dans un bain-marie, trois flacons contenant, le premier, les 5 ou 6 grammes d'albumine floconeuse retirée de l'estomac, incomplétement chymifiée dans l'expérience décrite ci-dessus, auxquels j'ajoutai encore 10 grammes de suc gastrique ; le deuxième, 5 grammes d'albumine concrétée à l'état floconeux, avec 10 grammes de suc gastrique retiré de l'estomac quelques jours auparavant ; le troisième, 5 grammes d'albumine concrète en un morceau compacte, avec 10 grammes du même suc. On n'aperçut d'abord aucun changement dans la matière des trois vases, et ce ne fut qu'au bout de trois à quatre heures que l'albumine retirée de l'estomac incomplétement chymifiée commença à éprouver quelque altération appréciable. Après s'être ramollie à l'extérieur, elle se réduisit par l'agitation en une multitude de parcelles plus ou moins atténuées qui, suspendues dans le liquide, lui communiquaient une teinte laiteuse, tandis que les fragments plus volumineux gagnèrent le fond du vase, où ils ne tardèrent pas à se ramollir à leur tour et à disparaître complétement. Les mêmes phénomènes se manifestèrent dans le second vase, avec cette seule différence, qu'ils ne commencèrent à être évidents qu'entre la sixième et la septième heure. A la neuvième, la chymification y était complétement terminée. Dans le troisième vase, les choses marchèrent beaucoup plus lentement ; car, bien qu'ayant commencé à peu près en même temps que dans le flacon précédent, la chymification exigea vingt-quatre heures au moins pour être complète. Du reste, le contenu des trois vases offrait l'identité la plus parfaite : dans tous trois, c'était un liquide opaque, d'un blanc de lait, dans lequel le microscope démontrait la présence d'une quantité innombrable de molécules, qui, à la couleur près, ressemblaient exactement à celles de la fibrine chymifiée. Par le repos, ces corpuscules gagnèrent lentement le fond du vase laissant au-dessus d'eux un liquide incolore et limpide. Décanté, à l'aide d'une pipette, ce liquide précipita en blanc par l'acide nitrique, le deuto-chlorure de mercure et l'infusion de noix de galle ; tandis qu'abandonnée à elle même, recouverte seulement d'une légère couche d'eau commune, la matière précipitée au fond des flacons sous forme de sédiment se conserva plusieurs mois exempte de putréfaction, comme cela était arrivé à la fibrine en pareille circonstance.

Pour servir en quelque sorte de contre-épreuve à l'expérience précédente, je soumis à la température du bain-marie trois autres flacons contenant, l'un vingt grammes de suc gastrique pur, l'autre autant d'eau acidulée avec du phosphate acide de chaux, et le troisième la même quantité d'eau acidulée avec de l'acide acétique ; dans tous trois, je plaçai un morceau de blanc d'œuf coagulé pesant 5 grammes. Or, au bout de vingt-quatre heures, le morceau d'albumine plongé dans le suc gastrique, après s'être ramolli couche par couche, avait fini par disparaître complétement en se convertissant en une multitude de molécules presque imperceptibles à l'œil nu, qui donnaient au liquide toute l'apparence du lait. Dans les deux autres vases au contraire, les morceaux d'albumine conservaient leur forme, leurs dimensions, leur dureté primitives, et le liquide dans lequel ils étaient plongés ressemblait à du petit lait clarifié ; du reste, après avoir été filtré, il précipitait par l'acide nitrique, le deuto-chlorure de mercure et l'infusion de noix de galle, absolument comme dans les expériences précédentes.

Si l'on place dans du suc gastrique pur, à la température du corps, un petit morceau d'albumine coagulée, ayant soin de ne pas l'agiter, on remarque, au bout de six ou sept heures, qu'il devient demi-transparent sur les bords, et qu'il s'en détache une matière blanche, nébuleuse qui a toute l'apparence d'un précipité léger ; la quantité de cette matière augmentant de plus en plus, finit par troubler la partie inférieure du liquide, à tel point qu'on cesse d'apercevoir le morceau d'albumine. Si alors on décante le liquide, et qu'on le remplace par du suc gastrique nouveau, le même phénomène ne tarde pas à se reproduire, et ainsi de suite jusqu'à ce que la totalité du morceau ait disparu. Dans cette expérience, le fragment d'albumine diminue peu à peu de volume, comme ferait un morceau de gomme qu'on placerait dans l'eau, avec cette différence que la gomme se dissout en totalité, tandis qu'il n'y a, comme nous l'avons vu, qu'une très-petite quantité d'albumine qui subisse une véritable dissolution, le reste ne faisant que se ramollir au degré nécessaire pour que les molécules s'en dissocient en conservant leur état solide.

Action du suc gastrique sur le gluten. On désigne sous le nom de gluten une substance qui a la plus gande analogie avec l'albumine et la fibrine des matières animales. Tous les végétaux en contiennent plus ou moins, et par conséquent elle doit être rangée parmi les principes généraux du règne végétal, quoique, dans beaucoup de plantes, on n'en trouve que des quantités très-petites. Le meilleur moyen pour s'en procurer consiste à former avec de la farine de froment une pâte un peu ferme, que l'on malaxe ensuite sous un filet d'eau jusqu'à ce que celle-ci passe incolore. La substance qui reste après cette opération est d'un blanc grisâtre, molle, élastique , insipide, d'une odeur fade, comme spermatique , sans action sur les couleurs végétales , lorsqu'elle est pure et récemment préparée. Abandonnée à l'air humide, elle se putréfie facilement, devient d'abord acide, parce qu'il se forme de l'acide lactique aux dépens du sucre, dont il est presque impossible de la dépouiller complétement ; puis elle acquiert une réaction alcaline et exhale une odeur fétide ayant quelque analogie avec celle du vieux fromage. Desséchée, elle prend l'aspect d'un vernis jaunâtre, demi-transparent.

Le gluten paraît se trouver en dissolution dans le suc d'un grand nombre de végétaux, mais il est impossible de l'en extraire sans le coaguler. Celui que l'on retire de la farine des céréales paraît être dans un état de demi-coagulation qui ne lui permet plus de se dissoudre dans l'eau pure. Toutefois, il se dissout très-bien , surtout à l'aide d'une douce chaleur, dans tous les acides organiques, et même dans l'acide chlorhydrique et l'acide phosphorique convenablement dilués. Les alcalis caustiques, en dissolutions étendues, produisent le même effet, caractères qui rapprochent singulièrement le gluten de l'albumine animale. Comme cette dernière, le gluten se coagule par la chaleur. Celui du froment se resserre alors de plus en plus, et se transforme en une sorte de tissu élastique et cohérent, qui a toute l'apparence d'une membrane organisée. Dans ce nouvel état, il est à peine soluble dans les acides et dans les alcalis, même à la température de l'ébullition. Du reste, tous les menstrues qui contiennent du gluten en dissolution précipitent par l'acide nitrique, le deuto-chlorure de mercure et l'infusion de noix de galle.

Traité par l'alcool bouillant, le gluten abandonne une matière visqueuse, collante, ayant quelque analogie avec la gélatine animale, mais sur la nature de laquelle les chimistes ne sont pas d'accord. La substance qui reste après ce traitement est l'albumine végétale dans son état de pureté. Elle diffère peu du gluten simplement coagulé par la chaleur; seulement elle est moins visqueuse, moins cohérente, et d'une couleur grisâtre tirant davantage sur le brun.

Nous allons d'abord nous occuper de la chymification du gluten, tel qu'on le retire de la farine de froment par de simples lavages à l'eau froide.

Mon chien étant à jeun depuis la veille au soir, je lui donnai, à neuf heures du matin, 100 grammes de gluten frais, qu'il parut manger avec peu d'avidité. En examinant l'estomac toutes les heures à peu près, j'en vis chaque fois sortir un liquide blanchâtre, trouble, dans lequel nageaient des morceaux de gluten peu altérés, de toutes dimensions. Ce liquide diminua progressivement; les morceaux s'amoindrirent de plus en plus, et l'estomac finit par se vider complètement; toutefois la digestion ne fut terminée qu'à deux heures de l'après-midi.

Ces résultats s'accordent assez bien avec ceux qu'ont

obtenus MM. Tiedmann et Gmélin, dans une expérience analogue. Ces auteurs nourrirent un chien de taille moyenne, pendant plusieurs jours, avec du gluten frais retiré de la farine de seigle. Le jour de sa mort, ils lui donnèrent encore une quantité considérable de cette substance, à sept heures du matin ; vers midi il fut tué. A l'autopsie, on trouva que l'estomac renfermait encore du gluten peu altéré, d'un blanc grisâtre, un peu tremblant, plongé dans un liquide très-acide, que la filtration ne put éclaircir qu'imparfaitement.

Pour étudier l'action que le suc gastrique exerce sur le gluten, hors de l'estomac, j'introduisis dans un flacon environ 100 grammes de cette substance avec vingt grammes de suc fraîchement retiré de l'estomac, et je soumis le tout à la température du bain-marie, à côté d'un autre flacon renfermant, dans les mêmes proportions, du gluten et de l'eau simplement acidulée par du phosphate acide de chaux. Au bout de deux ou trois heures, je commençai à m'apercevoir que, dans les deux vases, le gluten se dissolvait en partie, tandis que la portion non dissoute se ramollissait à tel point que la moindre agitation la réduisait en parcelles extrêmement tenues, dont la majeure partie gagnait par le repos le fond du vase sous forme de sédiment. Du reste, je ne remarquai aucune différence appréciable dans la manière d'agir des deux liquides. Examinés au microscope, tous deux se montrèrent chargés d'une multitude de parcelles solides, irrégulières, dans lesquelles on reconnaissait çà et là quelques grains d'amidon. Filtrés, tous deux passaient troubles, et précipitaient également par l'acide nitrique, le deuto-chlorure de mercure et l'infusion de noix de galle.

D'après ces faits, il me paraît démontré que le suc gastrique n'exerce aucune action spéciale sur le gluten non coagulé par la chaleur, et qu'il se borne à en dissoudre une partie, et à ramollir le reste par l'effet pur et simple de l'acide qui y prédomine.

Passons maintenant à la chymification du gluten coagulé par la chaleur.

Mon chien étant à jeun depuis la veille au soir, je lui donnai, à neuf heures du matin, 100 grammes de gluten frais, que j'avais tenu pendant un quart d'heure dans l'eau bouillante, de manière à le convertir en une sorte de tissu élastique et spongieux. Or, en visitant l'estomac d'heure en heure, je constatai que le suc gastrique agissait sur le gluten comme sur la fibrine ou sur l'albumine concrétée à l'état floconneux. De même que, pour ces substances, la digestion fut terminée dans l'espace d'environ deux heures, et les matières, retirées par la fistule aux différentes périodes de la digestion, ressemblaient tellement au chyme plus ou moins élaboré que m'avaient fourni les substances énoncées ci-dessus, que je me dispenserai d'en faire la description.

Pour étudier la chymification, hors de l'estomac, du gluten coagulé, je pris trois flacons d'une contenance de 30 grammes, dans chacun desquels je mis dix grammes de cette substance, et que j'achevai de remplir l'un avec du suc gastrique frais, l'autre avec de l'eau acidulée par du phosphate acide de chaux, et le troisième avec de l'eau acidifiée par du vinaigre. Les trois vases ayant été soumis simultanément à la température du bain-marie, voici ce que j'observai. Au bout de trois ou quatre heures, le gluten plongé dans le suc gastrique se ramollit tellement à la surface que, par la moindre agitation, il se réduisit en fragments dont les uns extrêmement ténus restaient en suspension dans le liquide, et dont les autres plus volumineux gagnaient le fond du vase. L'action de la chaleur ayant été continuée et l'agitation renouvelée de temps à autre, ces derniers finirent par se convertir également en parcelles presque imperceptibles à l'œil, et qui, au microscope, ressemblaient exactement aux molécules fournies par la fibrine et l'albumine concrète. Par le repos, ces particules gagnèrent le fond du vase, et le liquide surnageant devint aussi clair que de l'eau. Dans les deux autres flacons, rien de semblable ne se manifesta, lors même que l'action de la chaleur eut été continuée au delà de vingt-quatre heures ; le gluten y conserva toute sa cohésion, sa forme, son aspect, en un mot, il ne parut pas plus altéré que s'il avait séjourné dans l'eau pure. Après plusieurs heures de repos, je décantai séparément, à l'aide d'une pipette, le liquide surnageant dans les trois flacons, et constatai qu'ils précipitaient tous à peu près également par l'acide nitrique, le deuto-chlorure de mercure et l'infusion de noix de galle.

La même expérience ayant été répétée en employant de l'albumine végétale pure, c'est-à-dire du gluten traité par l'alcool bouillant, donna lieu à des résultats absolument semblables. Le gluten coagulé, ou autrement dit l'albumine végétale, se comporte donc avec le suc gas-

trique absolument comme celle que l'on rencontre dans
les organes des animaux : l'analogie est tellement frappante, qu'il serait superflu d'insister sur ce point.

Action du suc gastrique sur la caséine (Caseum). L'albumine n'est pas absolument identique dans les différentes
plantes ; dans les légumineuses, par exemple, elle acquiert
certaines propriétés spéciales qui avaient engagé quelques chimistes à en faire un genre à part, sous le nom de
légumine. Toutefois, un examen plus approfondi n'a pas
tardé à faire voir que cette substance, qui d'un côté offre les analogies les plus frappantes avec le gluten des
céréales, présente d'un autre la ressemblance la plus
incontestable avec un des principes constituants du lait
des mammifères. Ce principe est connu depuis longtemps sous le nom de caséum, dénomination qui lui vient
de ce qu'il constitue la base des différentes espèces de
fromages. Comme il se trouve très-abondamment dans
le lait, d'où il est facile de l'extraire à l'état de pureté,
c'est là que nous irons le chercher pour en faire l'examen sous le point de vue de la digestion.

La caséine, de même que l'albumine, se présente sous
deux états, dissoute, ou coagulée. Pour l'avoir en dissolution, le moyen le plus simple consiste à prendre du lait
écrémé, et à en précipiter la matière caséeuse par l'addition d'un acide étendu ; on lave le précipité à plusieurs
reprises, puis on le dissout de nouveau à l'aide d'une faible proportion d'alcali carbonaté, qui agit à peine sur la
matière grasse encore contenue dans le fromage. Par la
filtration, on obtient un liquide d'une teinte légèrement
opaline, qu'on peut considérer comme de la caséine à

peu près pure. Ainsi dissoute , la matière caséeuse ne tarde pas à devenir de plus en plus opaque, surtout sous l'influence d'une douce température , et finit par acquérir l'apparence d'un lait séreux. Le même effet peut être produit instantanément par une courte ébullition. Toutefois la chaleur seule ne peut opérer la coagulation de la caséine , ce qui la distingue surtout de l'albumine. Elle en diffère encore en ce qu'elle est précipitée par l'acide acétique et par l'acide phosphorique, comme par les autres acides organiques et inorganiques , tandis que l'albumine forme, avec ces deux acides , des composés solubles. Sous tous les autres rapports , les deux produits présentent la ressemblance la plus parfaite.

Il est cependant un caractère particulier qu'on s'accorde généralement à considérer comme propre à la caséine , et sur lequel il importe de nous arrêter : je veux parler de l'action sui generis que l'on attribue à la présure. On désigne , sous ce nom , différentes matières organiques qui jouissent de la propriété commune de faire coaguler le lait sous l'influence d'une douce température. Le plus ordinairement, on se sert à cet effet de la membrane interne de l'estomac des jeunes veaux , fraîche ou desséchée , dont on ajoute une faible proportion au lait que l'on veut faire cailler ; d'autres fois, on met cette membrane en macération dans de l'eau simple, dans de l'alcool ou du vinaigre. A défaut d'estomac de veau , quelques personnes emploient l'estomac du premier animal venu , herbivore ou carnivore , jeune ou vieux , peu importe. Enfin , dans quelques localités, on se sert pour préparer la présure d'une matière animale quelconque ; par exemple , dans nos montagnes des Vosges , où l'on fabrique une grande quantité de fromages , la présure se prépare communément avec la vessie urinaire du veau. Pour coaguler du lait avec la présure , on y ajoute une très-faible proportion de cette substance , et on le maintient à une température de 25 à 30 degrés. Au bout de deux à trois heures au moins, et de vingt-quatre heures au plus , le lait se sépare en sérum et en caillot , absolument comme il lui arrive lorsqu'on l'abandonne à lui-même sous l'influence d'une douce température; seulement , dans le premier cas , l'action est beaucoup plus prompte.

Si, au lieu de lait, on se sert d'une dissolution de caséine dans les alcalis , la coagulation a lieu de même , ainsi que l'ont constaté un grand nombre de chimistes qui, pour la plupart, attribuent cet effet à une action spéciale exercée directement sur la caséine par la présure , tout en avouant que la science ne saurait rendre un compte satisfaisant de ce qui se passe en cette circonstance. J'ai moi-même vérifié le fait, et voici comment je crois pouvoir l'expliquer.

Quand du lait frais ou une dissolution de caséine se coagule sous l'influence de la présure, cet effet ne se manifeste jamais qu'au bout de plusieurs heures, alors qu'un acide commence à se développer dans le liquide. Cet acide est le lactique, qui s'est formé au dépens du sucre de lait , dont il est impossible de priver complétement la caséine. Or, en se reportant aux principes généraux que nous avons établis au commencement de cet ouvrage relativement à ce genre de transformation, n'est-il pas

de toute évidence que la présure n'est ici autre chose
qu'une matière azotée, qui, soit à l'état putride, soit en
conservant son intégrité de composition, agit sur le sucre
de lait comme agent provocateur de la transformation
lactique, et que l'acide, à mesure qu'il se produit, précipite la caséine comme si on l'ajoutait directement à une
solution de cette substance? La présure n'exerce donc
aucune action directe et immédiate sur la caséine, et,
sans l'intervention d'une matière sucrée qui produit
un acide, elle serait à son égard aussi inactive qu'elle
l'est à l'égard de l'albumine. On voit aussi par là que,
contrairement à l'opinion qui tend à prévaloir dans
la science, le suc gastrique n'entre pour rien dans l'accomplissement de ce phénomène, qui du reste ne
présente rien de ce merveilleux dont on s'est plu à l'en-
vironner.

Quelle que soit la manière dont elle a été coagulée, la
caséine à l'état concret est une substance blanche, inodore et insipide. Lorsqu'elle a été soumise à une courte
ébullition, elle acquiert une certaine ténacité; on y découvre même des espèces de filandres élastiques et
comme organisés, qui ressemblent à ceux de la fibrine
retirée du sang; toutefois, dès qu'elle est refroidie, elle
devient dure et cassante comme du blanc d'œuf fortement coagulé par la chaleur. Si, dans cet état, on la
traite par l'alcool bouillant, elle se convertit en une
substance absolument semblable à l'albumine végétale
qui a subi le même traitement. Du reste, la caséine
coagulée se comporte avec les différents réactifs à
peu près comme les principes immédiats que nous

avons déjà étudiés précédemment, et avec lesquels elle présente l'analogie la plus frappante. Nous allons voir que le mode particulier d'altération qu'elle subit de la part du suc gastrique ne fait que confirmer cette assimilation.

Désirant connaître d'abord ce qui arrive à la caséine en dissolution, lorsqu'elle se trouve en contact avec le suc gastrique, soit dans l'estomac, soit au dehors, je fis prendre à mon chien à jeun depuis la veille, 200 grammes de cette substance tenue en dissolution dans de l'eau faiblement alcaline. Comme ce breuvage était peu appétissant, je n'eus d'autre moyen de l'exciter à l'avaler qu'en provoquant chez lui une soif vive par une course forcée à la chaleur; plusieurs fois aussi je le lui injectai directement dans l'estomac à travers la fistule. Dans l'un et l'autre cas, la caséine se coagulait dans l'espace de quelques minutes; peu à peu la partie séreuse, qui était très-acide, disparaissait, et les grumeaux de caséine condensés par la pression de l'estomac se pelotonnaient en morceaux plus ou moins volumineux, qui étaient chymifiés comme nous l'exposerons plus bas.

Ainsi qu'il était facile de le prévoir, le même effet se produit instantanément dès qu'on verse un peu de suc gastrique dans une dissolution de caséum, et qu'on exprime entre les doigts le précipité floconneux qui se forme.

Soit dans l'estomac, soit au dehors, le suc gastrique ne coagule évidemment la caséine qu'en vertu de l'acide en excès qu'il renferme; il n'y a donc en cela rien de spécial, rien qui ne puisse être produit par l'action d'un acide quelconque, et c'est bien à tort qu'on a attribué cet effet à un principe particulier.

Pour étudier la chymification de la caséine coagulée, je donnai à mon chien tenu à jeun depuis la veille au soir 100 grammes de fromage blanc égoutté, qu'il mangea très-avidement. Cette substance ingérée à neuf heures du matin ne disparut complétement de l'estomac qu'entre midi et midi demi. Dans l'intervalle, j'examinai de temps à autre les changements qu'elle subissait, et je la trouvai chaque fois en morceaux de moins en moins volumineux, nageant dans un liquide trouble, qui rougissait fortement la teinture de tournesol. Ces morceaux conservaient à l'intérieur une certaine consistance, tandis qu'à l'extérieur ils étaient ramollis et se réduisaient en une sorte de pulpe.

La même expérience fut répétée quelques jours après en employant la caséine durcie par l'ébullition ; mais cette fois l'estomac ne fut vide qu'au bout de sept heures. Du reste, les altérations que cette substance éprouva sous l'influence du suc gastrique ressemblaient exactement à celles que nous avons décrites à propos de l'albumine ingérée en morceaux volumineux.

Soumise, dans des flacons séparés, à l'action du suc gastrique, et de l'eau purement acidulée, la caséine durcie par la chaleur présenta les mêmes phénomènes que l'albumine coagulée : c'est-à-dire que, dans le suc gastrique, elle se ramollit de manière à pouvoir être réduite par la moindre agitation en une sorte de sédiment composé de particules extrêmement ténues, tandis que, dans l'eau acidulée, elle se conserva parfaitement exempte d'altération.

Action du suc gastrique sur la gélatine. La gélatine n'existe pas toute formée dans le corps vivant; mais un très-grand nombre de tissus animaux assez différents les uns des autres peuvent être convertis en cette substance : tels sont entre autres la peau, les cartilages, les os, les membranes séreuses, les tendons et les ligaments. On sait que, pour l'obtenir, il suffit de faire bouillir ces tissus dans l'eau ordinaire; cependant il est bon de faire observer que plusieurs d'entre eux fournissent déjà de la gélatine à une température beaucoup plus basse, lorsqu'on fait intervenir un acide. On ignore complétement ce qui se passe dans cette transformation.

A l'état de pureté, la gélatine est incolore, transparente, inodore, insipide, dure, et d'une cohérence plus ou moins grande. Elle est plus pesante que l'eau. Plongée dans ce fluide, elle se ramollit, se gonfle, devient opaque, et finit par se dissoudre en un liquide limpide, qui, par le refroidissement, se prend en une gelée transparente, dont la consistance varie suivant le degré de concentration de la liqueur; un centième de gélatine suffit pour produire cet effet. Elle n'exerce aucune action sur les couleurs végétales. Exposée à l'air à l'état de gelée, elle ne tarde pas à se putréfier, et à devenir ammoniacale. Je me suis assuré par des expériences nombreuses qu'elle ne devient préalablement acide qu'autant qu'elle renferme quelque principe sucré, ce qui est le cas du bouillon, et d'un grand nombre d'autres préparations culinaires.

La gélatine est insoluble dans l'alcool; quand on verse de l'alcool dans sa dissolution tiède et concentrée, elle se coagule en une masse blanche, cohérente, élastique et un peu fibreuse, qui adhère aux parois du vase avec beaucoup de force, et se ramollit dans l'eau froide sans s'y dissoudre. La gélatine est également précipitée par un grand nombre de réactifs avec lesquels elle forme des composés insolubles: de ce nombre sont le chlore et le tanin; avec le premier, elle produit une matière blanche, filandreuse et élastique, qui ressemble à celle que l'alcool y détermine; avec le second, elle forme un précipité tellement peu soluble que ce réactif en décèle la présence dans un liquide qui n'en renferme qu'un cinq centième. Les acides et les alcalis en dissolution étendue ne troublent pas la dissolution de gélatine, et ne l'empêchent pas de se prendre en gelée par le refroidissement. Plusieurs sels la précipitent en s'y combinant : de ce nombre est le bichlorure de mercure employé en excès.

Nous allons étudier d'abord la chymification de la gélatine proprement dite, nous réservant d'examiner ailleurs celle des matières qui sont susceptibles de la fournir.

Mon chien étant à jeun depuis la veille au soir, je lui présentai 100 grammes d'une gelée de pieds de veau, assaisonnée avec un peu de jus de viande. Malgré cette addition, l'animal ne la mangea qu'avec une répugnance marquée. En examinant l'estomac, au bout de trois quarts d'heure, je n'y trouvai plus qu'une petite quantité de gelée non dissoute; ce qui en restait se réduisait à quelques parcelles nageant au milieu d'un suc très-acide. A dix heures, l'estomac était vide, ou du moins ne contenait plus qu'une quantité insignifiante de matière muqueuse.

Quelques jours après, ayant injecté dans l'estomac du même animal 100 grammes de gelée obtenue avec de la colle de poisson, j'observai les mêmes phénomènes. Au surplus, ces résultats s'accordent parfaitement avec le fait suivant que le docteur Beaumont a recueilli sur l'homme. Son malade ayant mangé à jeun 150 grammes de gelée de pieds de veau, il constata que la matière retirée de l'estomac au bout de vingt minutes consistait en un mélange de suc gastrique et de gelée, le tout presque complétement fluide. On ne pouvait plus, dit-il, y reconnaître que quelques parcelles de gelée en suspension dans le liquide, avec quelques flocons blanchâtres qui se montraient surtout à la surface. Au bout d'une heure, l'estomac était vide. Cette expérience et quelques autres semblables ont engagé l'auteur à considérer la gélatine comme une des matières alimentaires les plus faciles à digérer, opinion que je partage complétement.

Pour étudier la chymification de la gélatine hors de l'estomac, je pris trois flacons d'une contenance de trente grammes, dans chacun desquels je mis dix grammes de gelée obtenue en faisant bouillir une partie de colle de poisson dans vingt parties d'eau, et j'achevai de remplir les flacons, l'un avec du suc gastrique, et les deux autres avec de l'eau acidulée par de l'acide phosphorique et de l'acide acétique. Par l'action de la chaleur, la gélatine ne tarda pas à se dissoudre à peu près en même temps

dans les trois vases. Après dix heures de séjour dans le
bain-marie, je les retirai, et constatai qu'ils précipitaient
tous également par les mêmes réactifs qui précipitent la
dissolution de gélatine dans l'eau simple, avec cette différence que les précipités produits dans le solutum par le
suc gastrique n'offraient plus la forme de filaments qu'ils
affectent ordinairement. Mais la particularité la plus remarquable qui se manifesta fut que, tandis que la solution
de gélatine dans l'eau simplement acidulée se prit par le
refroidissement en une masse tellement cohérente qu'on
pouvait renverser le vase sans qu'il s'en échappât la
moindre parcelle, la dissolution dans le suc gastrique
conserva indéfiniment toute sa fluidité. Concentrée par
une douce évaporation, elle acquit une consistance sirupeuse, mais ne se prit pas davantage en gelée par le
refroidissement.

J'ai répété un très-grand nombre de fois cette expérience remarquable, qui du reste, s'accorde parfaitement avec les faits suivants observés par MM. Tiedmann et Gmélin.

Ces habiles expérimentateurs ayant mis à mort,
quatre heures après son dernier repas, un chien qu'ils
nourrissaient depuis quatre jours avec de la gélatine
en dissolution dans l'eau, trouvèrent dans l'estomac
un liquide brun clair, peu trouble, et à réaction acide,
qui, filtré et évaporé presque à siccité, se présenta,
après le refroidissement, sous la forme d'un sirop fluide,
sans la moindre apparence gélatineuse, et ne précipitant point en filaments par le chlore. Le liquide recueilli
dans les autres parties du tube digestif se comporta de la

même manière. Une oie , nourrie pendant quatre jours avec de l'ictiocole exclusivement, et tuée deux heures après son dernier repas , donna lieu à des observations semblables.

Action du suc gastrique sur le mucus. Nous nous sommes longuement entretenu de la matière muqueuse dans un des chapitres précédents; on se rappelle qu'un des principaux caractères de cette substance consiste dans une sorte d'indifférence chimique en vertu de laquelle elle résiste à la plupart des réactifs. Elle ne se montre pas moins réfractaire à l'action du suc gastrique. A l'état fluide, elle n'éprouve de la part de cet agent aucune altération appréciable; placée dans du suc gastrique à une douce température , elle y conserve toutes ses propriétés physiques et chimiques , et ne tarde pas à se putréfier, si elle a le contact de l'air. A l'état concret , et tel qu'elle se rencontre dans la corne, les poils, les plumes, les écailles , etc., elle n'est pas davantage attaquée par ce fluide : ce dont je me suis assuré par différentes expériences. Il suffira d'en rapporter une seule. Je fis fabriquer au tour une petite bille de corne percée dans son centre , afin de pouvoir y adapter un fil ; or introduite dans l'estomac de mon chien à travers la fistule , elle y séjourna pendant plus de huit jours , sans rien perdre de son poids ni de sa dureté ; au surplus, c'est un fait bien connu que, chez les oiseaux de proie, toutes les matières que nous avons citées sont rendues inaltérées par une sorte de régurgitation aussitôt après que la digestion des autres substances est terminée. Ne sait-on pas aussi que lorsqu'il arrive aux autre animaux d'en avaler avec des matières nutritives, on les retrouve intégralement dans les matières fécales ? Ainsi, quels que soient son état et la forme qu'il affecte, le mucus ne subit aucune altération dans l'estomac, et nous verrons ailleurs qu'il est constamment rejeté du tube digestif comme produit excrémentitiel.

Nous avons maintenant à nous occuper de la chymification des principes immédiats non azotés ; toutefois, avant d'entrer dans aucun détail à cet égard, il est une question préjudicielle sur laquelle nous devons nous arrêter : c'est de savoir si ces substances ont réellement besoin de recevoir de la part du suc gastrique quelque élaboration spéciale. En effet, nous démontrerons plus loin, et le lecteur a déjà dû remarquer que l'action de ce fluide sur les principes que nous avons passés en revue jusqu'à présent consiste essentiellement à en dissoudre une proportion très-faible, et à ramollir le reste, de manière à lui permettre de se détacher sous forme de parcelles extrêmement ténues. Or, des principes non azotés que nous avons à examiner, les uns, tels que le sucre, la gomme, la pectine et l'amidon sont solubles dans l'eau, et les autres, tels que les matières grasses, ont, à la température de l'estomac, une consistance assez fluide pour être absorbés par les orifices béants des chylifères. Il est donc fort probable que le suc gastrique ne fait subir à ces substances aucune altération spéciale, et qu'il se borne à leur dis-

solution pure et simple, à raison de l'eau qu'il renferme. Les expériences que nous allons rapporter ne lais-
seront, je pense, aucun doute à cet égard.

Action du suc gastrique sur les matières grasses.
Ces matières se trouvent, comme on sait, dans presque
tous les organes des animaux ; on les rencontre aussi dans
les végétaux ; non-seulement dans les graines que l'on
désigne sous le nom d'oléagineuses ; mais même dans
les tiges et les feuilles de presque toutes les plantes. Il
est peu de matières herbacées qui, traitées par l'alcool
éthéré, ne lui abandonnent une certaine quantité d'une
huile plus ou moins concrète. Longtemps on a considéré
les matières grasses comme des principes immédiats ;
aujourd'hui, il est parfaitement démontré qu'elles sont
constituées par un nombre variable de principes distincts,
que l'analyse est parvenue à séparer. Les caractères
essentiels des corps gras sont de se liquéfier à une température peu élevée, s'ils sont solides, de tacher le
papier, d'être insolubles dans l'eau, de se dissoudre
dans l'alcool ou dans l'éther, surtout à chaud, de brûler
facilement, et enfin de former des combinaisons solubles
avec les alcalis. Agités ou triturés avec des fluides mucilagineux, ils se divisent en une multitude de particules
sphériques qui, tenues en suspension dans le liquide,
lui communiquent un aspect laiteux : c'est ce qu'on appelle une émulsion.

Pour étudier les changements qui arrivent aux matières grasses dans l'estomac, je fis l'expérience suivante.

Mon chien étant à jeun depuis la veille au soir, je lui
donnai, à neuf heures du matin, 100 grammes d'axonge

pure, qu'il mangea avec avidité. Or, en examinant l'estomac d'heure en heure, je n'y trouvai autre chose que de la graisse liquéfiée par la chaleur, et mélangée à un peu de mucus et de suc gastrique. J'en retirai à plusieurs reprises une quantité suffisante pour l'examiner, et constatai chaque fois que, par le refroidissement, elle reprenait sa consistance première et toutes ses autres propriétés physiques et chimiques. Sa quantité diminua peu à peu, mais d'une manière très-lente, de sorte qu'il fallut environ douze heures pour que l'estomac s'en trouvât complétement débarrassé.

La même expérience répétée avec du beurre frais donna lieu à des résultats absolument semblables. Au surplus, ces résultats sont parfaitement d'accord avec ceux que MM. Tiedmann et Gmelin ont obtenus dans une expérience analogue. Ayant mis à mort, trois heures après son dernier repas, un chien qu'ils nourrissaient depuis quatre jours de beurre fondu exclusivement, ils retrouvèrent, tant dans l'estomac que dans l'intestin, une partie du beurre tel que l'animal l'avait pris. MM. Sandras et Bouchardat ont constaté de même que les matières grasses traversent l'estomac sans éprouver d'altération.

Il est à remarquer que, lorsqu'il m'arrivait de donner à mon chien une grande quantité de matière grasse à la fois, il en vomissait presque toujours la majeure partie. Du reste, il contractait promptement du dégoût pour ce genre d'alimentation et refusait d'en faire usage, si on venait à lui en présenter plusieurs jours de suite. Dans ces circonstances, il n'était pas rare de voir un peu de bile parvenir dans l'estomac ; ce que le docteur Beaumont avait déjà remarqué sur l'homme.

Des expériences nombreuses m'ont démontré que les matières grasses ne sont pas attaquées davantage, hors de l'estomac, par le suc gastrique. Toutefois, différentes huiles placées dans les mêmes circonstances se réduisirent par l'agitation en un grand nombre de globules, dont les plus petits formaient en se rapprochant une légère couche crémeuse à la surface du liquide : ce qui, au premier aperçu, aurait pu faire croire à une véritable chymification. Ce n'était là qu'une fausse apparence ; car traitée par l'alcool éthéré, cette couche crémeuse se réduisait en huile immédiatement. Du reste, je me suis assuré que l'huile se comporte de même avec tous les liquides mucilagineux, tels que l'eau de guimauve légère, la salive filtrée, etc. : il n'y a donc là autre chose qu'une simple émulsion.

Action du suc gastrique sur la pectine. On a donné ce nom à un principe gélatineux qui se trouve dans la plupart des fruits et dans un grand nombre de racines comestibles. C'est ordinairement du jus de groseilla qu'on l'obtient ; il suffit pour cela de traiter ce suc par une quantité convenable d'alcool ; après un ou deux jours de mélange, la pectine se sépare en une masse de gelée tremblante, qu'on purifie par des lavages à l'alcool. Desséchée, cette substance se convertit en une sorte de tissu membraneux, demi-transparent, semblable à la colle de poisson. Elle se gonfle beaucoup dans l'eau, et finit par s'y dissoudre. Sa dissolution est fade, et n'éprouve aucun changement de la part des acides ni de l'ammoniaque ; mais une des propriétés les plus saillantes de ce corps, c'est d'être transformé en totalité et instantanément en acide pectique insoluble, sous l'influence de la plus légère trace d'un alcali fixe, d'une base alcaline terreuse, ou d'un carbonate alcalin.

Les expériences suivantes prouvent que la pectine n'éprouve aucune modification particulière sous l'influence du suc gastrique.

Mon chien étant à jeun depuis la veille au soir, je lui donnai, à neuf heures du matin, 100 grammes de pectine légèrement sucrée, que l'animal mangea avec avidité. Trois quarts d'heure après, je retirai de l'estomac un liquide acide dans lequel on reconnaissait encore çà et là quelques parcelles de matière ayant l'apparence de la gélatine. J'en plaçai environ dix grammes dans un tube de verre que je soumis à la température du bain-marie. Une demi-heure plus tard, l'estomac était vide.

Conjointement avec le tube ci-dessus, je soumis à la température de 40 degrés un flacon renfermant 20 grammes de suc gastrique avec 10 grammes de pectine pure. L'action de la chaleur fut continuée pendant plus de vingt-quatre heures, après quoi, ayant examiné le contenu des deux vases, je n'y trouvai qu'une simple dissolution de pectine, dans laquelle l'addition d'un peu de potasse faisait naître un précipité d'acide pectique.

Action du suc gastrique sur la gomme. Cette substance, dont on connaît un grand nombre de variétés, est très-répandue dans le règne végétal. Elle est caractérisée par sa solubilité dans l'eau, son insolubilité dans l'alcool, sa force adhésive lorsqu'elle est sèche, mais surtout par la propriété de ne point fournir de sucre avec l'acide sulfurique, et de se convertir en acide mucique lorsqu'on la traite par l'acide nitrique.

Ne pouvant faire avaler cette substance à mon chien, je pris le parti de lui en introduire dans l'estomac, à travers la fistule, un morceau enveloppé dans un sachet de tulle. En le retirant de temps à autre, je m'assurai qu'il s'y dissolvait peu à peu, absolument comme il l'eût fait dans la bouche. Du reste, le liquide que je retirai du viscère n'avait d'autre caractère que ceux de l'eau gommée.

De la gomme tenue en digestion dans du suc gastrique très-actif, à la température de 40 degrés, pendant plus de vingt-quatre heures, ne fit que s'y dissoudre en conservant toutes ses propriétés physiques et chimiques. Deux morceaux de papier collés avec une goutte de cette solution adhéraient très-fortement après la dessiccation. Traitée par l'acide nitrique et par l'acide sulfurique, le même solutum ne manifesta que les caractères de l'eau gommée.

Action du suc gastrique sur le sucre. Les propriétés de cette substance sont assez connues pour que nous puissions nous dispenser de les décrire ici. Nous rappellerons seulement qu'elle est surtout caractérisée par les deux espèces de métamorphoses qu'elle est susceptible d'éprouver sous l'influence de certaines matières organiques savoir, la fermentation alcoolique et la transformation lactique.

Pour étudier ce qui advient au sucre dans l'estomac, je fis l'expérience suivante.

Mon chien étant à jeun depuis la veille au soir, je lui

donnai, à neuf heures du matin, 100 grammes de sucre pur, qu'il mangea avec beaucoup d'avidité. Examinant l'estomac au bout d'une demi-heure, je trouvai qu'il renfermait une grande quantité d'un liquide blanchâtre, de consistance sirupeuse, d'une saveur douce, et d'une acidité très-prononcée. J'en mis de côté dix à douze grammes, et l'animal avala de nouveau le reste. Une demi-heure ensuite, je trouvai que l'estomac renfermait encore une très-grande quantité d'un liquide qui ne différait du premier que par son mélange avec de la bile, dont il avait contracté l'odeur, la couleur et l'amertume ; il était aussi moins acide, et renfermait une plus forte proportion de mucus écumeux. Une heure plus tard, l'estomac ne contenait plus qu'une petite quantité de mucus mélangé à du suc gastrique très-acide.

Les dix à douze grammes de liquide retirés de l'estomac dans l'expérience précédente furent exposés, dans un flacon fermé, pendant plus de douze heures, à une température de 40 degrés ; après quoi, le liquide fut partagé en deux parties, dont l'une fut mélangée avec de la levure de bière, et l'autre, après avoir été saturée exactement avec de la potasse, reçut une membrane animale propre à en déterminer la métamorphose en acide lactique ; or, sous l'influence d'une douce température, la fermentation alcoolique ne tarda pas à se développer d'une manière énergique dans le premier vase, et, dans le second, l'acide lactique apparut au bout de quelques heures ; d'où il suit que le sucre ne subit aucune altération de la part du suc gastrique, soit dans l'estomac, soit hors de ce viscère.

Action du suc gastrique sur la fécule. On rencontre cette substance dans presque tous les végétaux, et dans toutes leurs parties, mais particulièrement dans les graines des graminées, dans les tiges aériennes ou souterraines de plusieurs palmiers, et dans les racines tuberculeuses : telles sont l'Helianthus tuberosus, le Jatropha Manihot, le Solanum tuberosum, etc. C'est ce dernier qui fournit la fécule la plus pure. Pour l'en extraire, on rape des pommes de terre, on les place sur un tamis serré, et l'on verse de l'eau par dessus. Celle-ci passe laiteuse, et laisse déposer la fécule qu'elle a entraînée. On la lave à plusieurs reprises, après quoi on la fait sécher à l'air libre. Ainsi obtenue, c'est une substance blanche, pulvérulente, qui, vue au microscope, paraît composée de petits grains globuleux plus ou moins irréguliers, dont la dimension varie singulièrement ; les plus gros ont environ un huitième de millimètre de diamètre. Toutefois, il est bon de faire observer que la fécule fournie par la plupart des autres plantes présente des grains beaucoup plus petits ; par exemple, celle du froment n'est que de un vingtième de millimètre, et celle du petit millet ne dépasse pas un quatre-centième de millimètre. Chacun de ces grains communique par un hile à la plante qui le produit : c'est un véritable organe formé d'un tégument imperméable à l'eau froide, et d'une substance intérieure qui a quelque analogie avec la gomme, et qu'on désigne généralement sous le nom d'amidone.

La fécule est insoluble dans l'eau froide, mais, si l'on élève la température jusqu'à 60 degrés, ce liquide pénètre dans l'intérieur du grain, qui se gonfle et finit par éclater en répandant la matière qu'il renferme. Cette dernière se dissout alors plus ou moins complétement, et, conjointement avec les enveloppes brisées, forme une masse tremblante connue sous le nom d'empois. Le même effet peut être produit par la porphyrisation, qui use l'enveloppe tégumentaire de la fécule. Que cette enveloppe ait été brisée ou non, la fécule traitée par une dissolution alcoolique d'iode forme un composé bleu (iodure d'amidone), dont la nuance varie selon la proportion d'iode employée.

Dans le chapitre consacré aux altérations spontanées, nous avons fait voir que la fécule est susceptible de se convertir en sucre sous l'influence des acides ou de certaines matières azotées en état de décomposition ; nous n'y reviendrons pas ; seulement nous ferons remarquer à cet égard une particularité importante : c'est que, pour que la métamorphose en question s'effectue, il est avant tout nécessaire que les téguments de la fécule aient été préalablement rompus d'une manière quelconque.

A l'effet d'étudier les altérations que la fécule est susceptible d'éprouver dans l'estomac, je délayai 25 grammes de fécule de pommes de terre pure dans 75 grammes d'eau froide, et j'injectai le tout dans l'estomac de mon chien, à travers la fistule. Au bout d'une heure, j'examinai le contenu du viscère, et trouvai qu'il renfermait encore une partie de la fécule tenue en suspension dans un liquide acide et écumeux. J'en mis de côté environ dix grammes. Une demi-heure plus tard, l'estomac était complétement vide.

La matière retirée de l'estomac, dans l'expérience

ci-dessus, ayant été placée dans un petit flacon, et soumise à une température de 38 à 40 degrés, pendant douze heures, n'avait pas subi le moindre changement. En l'examinant au microscope, je reconnus qu'aucun des grains qui la constituent n'avait été rompu ; tous avaient conservé la forme et les dimensions diverses qu'ils présentaient auparavant, de sorte qu'il y avait impossibilité absolue à ce que l'amidone incluse eût éprouvé aucune métamorphose. Cette particularité importante vient donc à l'appui des expériences que nous avons déjà rapportées dans le chapitre des altérations spontanées, et démontre de la manière la plus péremptoire que la fécule ne se convertit point en sucre dans l'estomac, ainsi que l'avaient admis MM. Tiedmann et Gmélin. Quant à la conversion directe de la fécule en acide lactique, conversion que MM. Sandras et Bouchardat supposent avoir lieu dans l'estomac, les principes généraux que nous avons établis dans un chapitre précédent sur la nature et l'origine exclusive de cet acide démontrent suffisamment combien cette opinion est peu fondée.

Action du suc gastrique sur le ligneux. Le ligneux constitue le squelette de tous les organes chez les végétaux ; on le trouve à la fois dans le tronc, les branches, les tiges, les feuilles, les fleurs, les fruits et les racines de toutes les plantes. Dans ces différentes parties, il se rencontre en proportion plus ou moins considérable, et forme des tubes cloisonnés remplis de sucs. A l'extérieur du végétal, il s'épanouit en une membrane épidermique, qui le protége contre les injures de toute espèce auxquelles il est exposé.

Les caractères chimiques du ligneux sont presque tous négatifs, et consistent en ce que cette substance n'est soluble ni dans l'eau, ni dans l'alcool, l'éther, les acides et les alcalis convenablement étendus. A l'aide de l'ébullition, l'acide sulfurique le convertit en sucre de raisin.

Des faits nombreux m'ont démontré que le ligneux n'est attaqué en aucune façon dans l'estomac, même après un séjour de plusieurs semaines; nous nous contenterons de citer les suivants. Dans les différentes expériences où j'ai introduit dans l'estomac de mon chien des matières alimentaires enveloppées dans un sachet de tulle ou de mousseline claire, jamais ces tissus n'ont éprouvé d'altération appréciable. Un petit cylindre de bois que je maintins dans l'estomac de mon chien, après l'avoir fixé à l'aide d'un fil au bouchon de la canule, en fut retiré au bout d'un mois aussi intact que lorsqu'il y était entré. Le bouchon de liége qui fermait la canule était lui-même si peu attaqué par le suc gastrique que, malgré son contact habituel avec ce menstrue, il se trouvait encore en parfait état de conservation, après avoir servi pendant plus d'un an.

Cette inaltérabilité du ligneux dans l'estomac explique pourquoi les fruits, les feuilles, en un mot, toutes les parties des végétaux qui sont avalées sans que leur enveloppe épidermique ait été préalablement détruite, passent dans les intestins sans avoir subi d'altérations, et se retrouvent dans les excréments tels qu'ils ont été ingérés; de là l'importance de la mastication chez les herbivores, et en général chez tous les animaux qui se nourrissent de substances végétales.

Action du suc gastrique sur les résines. Les matières résineuses sont très-répandues dans les végétaux, et il n'est pour ainsi dire point de plantes ou de parties de plantes qui n'en contiennent. A l'état de pureté, elles sont incolores, inodores et insipides. Soumises à l'action du calorique, elles se ramollissent, se fondent et se décomposent, si la température est assez élevée. Insolubles dans l'eau pure et dans les acides, elles se dissolvent dans les alcalis, l'alcool, l'éther et les huiles volatiles. C'est à la faveur de ces dernières qu'elles se trouvent presque toujours dissoutes dans les différents produits naturels. Elles ne conduisent point l'électricité.

Pour éprouver si les corps résineux subissent dans l'estomac quelque altération de la part du suc gastrique, je remplis un tube en cuivre criblé de trous avec des fragments de laque, et l'introduisis dans l'estomac de mon chien, auquel je donnai ensuite des aliments à discrétion. Or, après quarante-huit heures et plus de séjour dans le ventricule, la matière résineuse n'avait éprouvé d'autre altération qu'un léger ramollissement évidemment occasionné par la température du viscère. La même expérience répétée avec des fragments de colophane donna lieu à des résultats absolument semblables.

ALIMENTS COMPOSÉS. — Après avoir étudié en quoi consiste la chymification des principaux aliments simples, il nous reste à examiner, sous le même point de vue, les aliments composés qui résultent de l'association des premiers. Dans l'impossibilité où nous sommes de les soumettre séparément aux épreuves auxquelles nous avons soumis chacun des aliments simples, attendu que le nombre en est véritablement incalculable, nous nous contenterons de vérifier sur les principaux si le suc gastrique opère à leur égard comme il le fait sur les principes immédiats qui les constituent.

Les aliments composés se divisent naturellement en deux grandes classes : ceux qui proviennent du règne animal et qui sont presque uniquement formés de matières azotées, et ceux qui proviennent du règne végétal, et qui ne renferment point, ou ne renferment qu'une proportion relativement très-faible de ces matières. Nous commencerons par les premiers.

Action du suc gastrique sur le tissu cellulaire. Essentiellement formé d'albumine à l'état concret et de la matière qui fournit la gélatine, ce tissu est très-répandu dans l'économie animale ; c'est lui qui sert en quelque sorte de trame à tous les autres ; et c'est pour cette raison que j'ai cru convenable de commencer par lui.

M'étant procuré environ 10 grammes de ce tissu recueilli sur un bœuf, je l'enfermai dans un sachet de tulle, que j'introduisis dans l'estomac de mon chien. Ayant retiré le sac au bout d'une heure, je vis qu'il était presque complétement vide ; ce qui restait de tissu était tellement mou qu'il s'écrasait entre les doigts en formant une sorte de pulpe. Je réintégrai le sachet dans l'estomac, d'où je le retirai au bout d'une demi-heure ; alors il était complétement vide.

Pour étudier la chymification du tissu cellulaire hors

de l'estomac, j'en mis 5 grammes dans un flacon avec 15 grammes de suc gastrique pur, et, pour terme de comparaison, j'en plaçai une même quantité dans 15 grammes d'eau acidulée avec du phosphate acide de chaux. Or, sous l'influence d'une température de 38 à 40 degrés, le tissu plongé dans le suc gastrique commença à se ramollir au bout de huit ou neuf heures, de sorte qu'en l'agitant on le réduisait en parcelles de toutes dimensions, qui, en se scindant de plus en plus, finirent par se convertir en un précipité extrêmement ténu, tandis que le liquide surnageant conservait sa transparence et sa fluidité primitives. Au contraire, le tissu plongé dans l'eau simplement acidulée, bien que soumis aux mêmes conditions de température, conserva, même au bout de douze heures, toute sa fermeté, tandis que le liquide surnageant se prit en gelée par le refroidissement.

Action du suc gastrique sur le tissu musculaire. C'est ce tissu qui constitue la chair des animaux, et l'on sait qu'il est essentiellement formé de fibrine réunie par du tissu cellulaire. Il est blanc chez les animaux à sang froid, et rouge chez ceux à sang chaud. Sa consistance varie singulièrement selon l'espèce animale qui l'a fourni, l'âge, et la partie de l'organisme d'où il a été tiré : ainsi il y a une grande différence, sous ce rapport, entre le tissu musculaire des animaux sauvages et celui des animaux domestiques; elle n'est pas moins marquée entre celui d'un même animal considéré aux diverses périodes de son existence, comme on le voit en comparant la chair du bœuf avec celle du veau, celle du mouton avec celle de l'agneau, etc. ; enfin il est des organes dans lesquels ce tissu acquiert une texture serrée toute particulière, tel est, par exemple, le cœur chez tous les animaux indistinctement; tel est aussi le gésier des oiseaux granivores. Du reste, les différentes préparations culinaires auxquelles nous avons coutume de le soumettre modifient beaucoup ses propriétés.

Voici les principales expériences que j'ai exécutées pour étudier la manière dont le tissu musculaire se comporte avec le suc gastrique.

Mon chien étant à jeun depuis la veille au soir, je lui donnai, à neuf heures du matin, 100 grammes de chair de bœuf crue, qu'il avala presque sans la mâcher. En examinant le contenu de l'estomac d'heure en heure, je constatai que les morceaux de viande se ramollissaient à l'extérieur de manière à se convertir en une matière pulpeuse, d'une teinte rougeâtre un peu plus pâle que celle de la viande avant son ingestion, tandis qu'à l'intérieur ils conservaient toute la consistance et la texture fibreuse de la viande fraîche ; du reste, ils étaient baignés dans un fluide rougeâtre, abondant, très-acide, tenant en suspension des parcelles de viande plus ou moins ramollie. La quantité de matière diminuant peu à peu, l'estomac se trouva complétement vide au bout de quatre à cinq heures.

Cinq grammes de la même viande placés dans un flacon avec vingt grammes de suc gastrique frais, à la température de 38 à 40 degrés commencèrent à s'y ramollir à l'extérieur entre la huitième et la neuvième heure ; il s'en détachait par l'agitation une matière pultacée qui gagnait le fond du vase sous forme d'un sédiment très-fin, tandis qu'à l'intérieur du morceau, le tissu paraissait intact. L'action de la chaleur ayant été continuée, le volume du morceau diminua insensiblement, et la matière sédimenteuse devint de plus en plus abondante ; cependant il fallut vingt-quatre heures au moins pour que la totalité du morceau fût convertie en matière chymeuse. Du reste, cette matière et le liquide surnageant offraient au microscope et avec les différents réactifs tous les caractères que nous avons indiqués en décrivant la chymification de la fibrine, de l'albumine, et des autres principes azotés susceptibles d'être attaqués par le suc gastrique.

Les expériences précédentes répétées avec du bœuf bouilli, donnèrent lieu à des résultats semblables, soit dans l'estomac, soit au dehors sous l'influence d'une température artificielle, à cela près qu'avec la viande bouillie, le suc gastrique, en pénétrant dans l'interstice des fibres, agissait plus profondément et sur une plus vaste surface à la fois, ce qui rendait l'opération beaucoup plus prompte.

Au lieu de bœuf, j'ai employé aux mêmes expériences différentes autres espèces de viandes, telles que celle du veau, du mouton, du porc, du chevreuil, du dindon, du poulet, de la grenouille, de la morue, du brochet, etc., soit à l'état cru, soit après avoir subi différentes préparations culinaires, et toujours j'ai obtenu des résultats analogues à ceux énoncés ci-dessus. Au surplus, ces résultats sont parfaitement d'accord, quant à l'essentiel, avec les observations de la plupart des auteurs qui ont expérimenté sur le même sujet. Nous citerons particulièrement les expériences suivantes de MM. Tiedmann et Gmélin.

Un chien tenu à jeun depuis la veille reçut, à huit heures du matin, 125 grammes de bœuf cru coupé en morceaux, et fut tué vers midi. — A l'autopsie, on trouva l'estomac très-distendu et embrassant la viande contenue dans son intérieur. Celle-ci avait une teinte brunâtre à l'extérieur, et l'on en détachait une matière pultacée, qui ressemblait presque à de la gélatine. Dans l'intérieur des morceaux, elle n'avait éprouvé aucun changement, et l'on y reconnaissait très-bien les fibres musculaires avec leur couleur rouge. La viande et le liquide brunâtre qui existait surtout près du pylore rougissaient la teinture de tournesol avec force. (Loc. cit., t. 1, p. 213.)

Un chien de moyenne taille mangea 250 grammes de bœuf bouilli entrelardé et coupé en morceaux. Quatre heures après il fut tué. — L'estomac, encore bien rempli, s'appliquait exactement sur son contenu. La viande qu'il renfermait était, à l'exception de quelques morceaux que l'animal avait avalés entiers, convertie en un chyme gris brunâtre, dont la plus grande quantité se trouvait auprès du pylore. Les morceaux encore entiers étaient ramollis à la surface, et l'on pouvait en détacher une matière d'un gris brunâtre. Dans l'intérieur, où le suc gastrique n'avait pas encore pénétré, ils n'étaient nullement altérés, et l'on y distinguait sans peine les fibres musculaires, dont il ne restait au contraire aucune trace à l'extérieur, etc.

Véritablement on a lieu d'être étonné qu'en présence de pareils faits, les savants professeurs de Heidelberg aient pu soutenir que la chymification ne soit qu'une dissolution pure et simple dans le sens rigoureux que les chimistes donnent à cette expression.

MM. Leuret et Lassaigne paraissent avoir mieux saisi le véritable caractère de l'altération que le suc gastrique fait subir au tissu musculaire. Selon ces auteurs, il se borne à le ramollir et à le délayer, ce qu'ils expriment par le mot dilution. De même aussi, en lisant attentivement les nombreuses expériences exécutées par Spallanzani sur la chymification de différentes espèces de viandes, on voit que le mot dissolution qu'il emploie habituellement ne doit pas être pris dans toute la rigueur technique de cette expression. Dans plusieurs endroits de son ouvrage, il indique clairement qu'il n'entendait par là qu'une sorte de ramollissement, qui permet aux matières alimentaires, et notamment à la viande, de se convertir en une bouillie plus ou moins consistante et homogène. Le professeur Schultz a observé des faits analogues. En examinant au microscope de la viande chymifiée, il a constaté que ses fibres, en perdant leur texture, se réduisaient en une multitude de corpuscules solides plus ou moins réguliers, qu'il a figurés dans une planche annexée à son mémoire.

C'est principalement sur le tissu musculaire que plusieurs expérimentateurs ont constaté un phénomène extrêmement remarquable, qui consiste en ce que la viande, en même temps qu'elle se réduit en chyme, acquiert la propriété de résister à la putréfaction. Voulant juger par moi-même de la réalité du fait, je pris environ 50 grammes de chyme produit, hors de l'estomac, par l'action du suc gastrique de chien sur de la viande de bœuf bouillie ; et, après en avoir enlevé par décantation la majeure partie du suc gastrique surnageant, je neutralisai le reste avec une légère solution alcaline, que je décantai à son tour; j'abandonnai ensuite la pâte chymeuse à elle-même dans un petit bocal découvert, et exposé à une température de 15 à 20 degrés, sans autre précaution que de l'agiter chaque jour pendant une minute ou deux, et d'y ajouter quelques gouttes d'eau à mesure que la matière se desséchait par l'évaporation spontanée de sa partie aqueuse. Or je pus constater de cette manière que la matière chymeuse resta exempte de toute putréfaction pendant deux à trois mois. Cette matière conserva tellement son intégrité de composition que de l'eau sucrée mise en contact avec elle, à une douce température, ne donna pas le moindre indice de fermentation alcoolique, contrairement à ce qui n'eût pas manqué d'avoir lieu, si la putréfaction eût commencé à s'y développer.

J'ai répété un très-grand nombre de fois cette expérience importante avec différentes espèces de viandes, et toujours les résultats ont été identiques; elle confirme donc ce que nous avons avancé relativement à la conservation du chyme provenant des principes immédiats qui renferment de l'azote.

Action du suc gastrique sur le tissu fibreux. Ce tissu, d'une texture serrée, forme la base des tendons, des ligaments, des aponévroses, du derme, etc. Il est constitué par une fibre d'une nature particulière, dure, et offrant beaucoup de résistance aux efforts que l'on fait pour la rompre. Plongé dans l'eau froide, à l'état frais, il ne se gonfle point, et ne s'altère qu'au bout d'un temps fort long; soumis à l'ébullition, il se convertit en

gélatine plus ou moins complétement ; mais en général
c'est un des tissus les plus réfractaires à l'action des différents réactifs qui tendent à les désorganiser. Nous allons voir qu'il est aussi attaqué très-difficilement par le
suc gastrique.

M'étant procuré un tendon de bœuf, de la grosseur du
petit doigt, je le fendis en deux, et en plaçai un morceau
long de cinq ou six centimètres dans un petit sac de tulle,
que j'introduisis ensuite, à travers la fistule, dans l'estomac de mon chien. L'animal, tenu à jeun depuis la
veille au soir, eut alors à manger de la viande et du pain
à discrétion. — Au bout de deux heures, je retirai le
sachet, et constatai que le tendon n'avait encore subi
aucune altération apparente. — Deux heures ensuite, il
paraissait légèrement ramolli à la surface, et, en le raclant
avec l'ongle, on pouvait aisément en détacher une matière
pulpeuse. — Deux heures plus tard, le morceau était
raccourci, et il en manquait un bon tiers à l'une des
extrémités ; ce qui en restait, considérablement ramolli,
visqueux et gluant, se laissait écraser entre les doigts
sans toutefois y adhérer. — Au bout de deux nouvelles
heures, il en restait à peine un tiers. — Deux heures ensuite, le sachet était absolument vide ; d'où il résulte que
ce morceau de tendon avait mis dix heures pour être
digéré.

La même expérience fut répétée avec des ligaments,
des aponévroses, de la peau, etc., et les résultats obtenus furent semblables aux précédents, à cela près qu'a-
vec les tissus membraneux, l'opération fut un peu plus
prompte, ce qui s'explique facilement par l'étendue de
la surface mise en rapport avec le fluide digestif.

Après m'être assuré que la peau des différents animaux se digère comme les autres tissus, je fus curieux d'essayer s'il en serait de même du cuir, c'est-à-dire de la peau soumise à l'opération du tannage. Or, ayant introduit différentes espèces de cuirs découpés en lanières minces dans des sachets de tulle, je les laissai séjourner dans l'estomac de mon chien pendant cinq jours, sans qu'ils parussent avoir éprouvé la moindre altération, résultat qui s'accorde avec ce que Spallanzani avait déjà observé sur des oiseaux de proie, auxquels il avait fait avaler du cuir enfermé dans des tubes.

Pour étudier la chymification du tissu fibreux hors de l'estomac, je mis un morceau de tendon de bœuf, en tout semblable à celui dont il a été fait mention ci-dessus, dans 25 grammes de suc gastrique aussi pur que possible, et récemment extrait de l'estomac de mon chien. Or, sous l'influence d'une température de 39 à 40 degrés, le morceau de tendon commença à se ramollir à la surface au bout de dix-huit à vingt heures, de sorte que, par l'agitation, il s'en détachait une matière floconneuse, légère, qui se dispersait dans le liquide pour se déposer ensuite sous forme d'un précipité tomenteux. — L'action de la chaleur ayant été continuée pendant vingt-quatre heures, le précipité augmenta notablement ; toutefois, le tendon ne semblait pas diminuer d'une manière proportionnelle, parce qu'il se gonflait par l'absorption du liquide. — Je ne crus pas devoir pousser plus loin cette expérience, dont les résultats étaient d'autant plus positifs que, pour contre-épreuve, je soumettais un autre morceau de tendon à l'action de l'eau simplement acidulée avec du biphosphate de chaux, sans qu'il éprouvât la moindre altération.

Je variai aussi l'expérience de la manière suivante. Ayant introduit un morceau de tendon dans un tube en cuivre criblé de trous, je le soumis à l'action du suc gastrique dans l'estomac de mon chien pendant huit heures ; après quoi, l'ayant retiré, je le trouvai converti aux trois quarts en une matière molle, demi-transparente, qui se gonflait beaucoup dans l'eau froide, sans toutefois s'y dissoudre. Placé dans du suc gastrique, à la température de 40 degrés, cette matière acheva en quelques heures de se transformer en un précipité floconneux semblable à celui de l'expérience précédente.

Action du suc gastrique sur le tissu cartilagineux. Jusqu'ici les cartilages n'ont été que fort peu étudiés sous le point de vue chimique. Ils sont formés d'une substance blanche, dure, élastique, qui fournit une certaine quantité de gélatine, quand on la soumet à une ébullition prolongée, mais qui, dans l'eau froide, ne s'altère que difficilement ; l'opinion la plus probable est que cette substance est de l'albumine dans un état particulier de coagulation.

M'étant procuré du tissu cartilagineux provenant des fausses côtes d'un veau, je le soumis aux expériences suivantes.

D'abord, j'en introduisis deux grammes dans l'estomac de mon chien, à travers la fistule, après les avoir enveloppés d'un sachet de tulle. Or, en les examinant d'heure en heure, je constatai qu'ils se ramollissaient à la surface comme les matières fibreuses, mais avec plus

de promptitude encore ; car huit heures suffirent pour
que le sachet fût complétement vide.

La même expérience répétée avec les parties cartila-
gineuses de l'articulation tibio-fémorale du bœuf donna
lieu à des résultats à peu près semblables.

J'étudiai ensuite l'action du suc gastrique sur le tissu
cartilagineux, hors de l'estomac. Après avoir coupé en
morceaux gros comme des pois deux grammes du cartilage costal dont il a été question ci-dessus, je les introduisis dans un flacon avec vingt-cinq grammes de suc
gastrique extrait la veille de l'estomac de mon chien.
Par la chaleur du bain-marie, le cartilage commença à
se ramollir à la surface, au bout de douze à quinze
heures, de sorte qu'en l'agitant, il s'en détachait une
matière floconneuse, légère, qui troublait le liquide, et
se déposait par le repos sous forme d'un sédiment tomenteux. — Au bout de vingt-quatre heures, le liquide
prenait, lorsqu'on l'agitait, l'aspect d'une émulsion, et,
par le repos, la quantité du sédiment se trouvait augmen-
tée de beaucoup ; d'un autre côté, les morceaux de cartilage étaient sensiblement diminués de volume. — Au bout
de trois jours, ils étaient réduits de moitié, et le liquide,
opaque, d'un blanc laiteux, ressemblait à du gruau
épais. Examiné au microscope, ce liquide se montrait
parsemé de molécules irrégulières, semblables à celles
que présentent l'albumine et la fibrine après avoir subi
l'action du suc gastrique. — Je crus inutile de pousser
l'expérience jusqu'à la complète disparition des morceaux de cartilage, d'autant plus que ce qui en restait
était devenu tellement mou qu'il se laissait écraser entre

les doigts comme de l'axonge, et conséquemment n'exigeait plus que l'intervention d'un agent mécanique pour être converti en pâte chymeuse.

Ces faits, que j'ai reproduits plusieurs fois pour m'assurer de leur exactitude, démontrent que, toutes choses égales d'ailleurs, le tissu cartilagineux cède plus facilement que le tissu fibreux à l'action du suc gastrique; mais que, du reste, le produit est identique dans les deux cas, et ressemble à celui qui provient des autres tissus déjà étudiés.

Action du suc gastrique sur le tissu osseux. Les os sont formés de deux éléments, dont les proportions relatives varient beaucoup; l'un est une matière organique que l'on assimile généralement aux cartilages, mais qui me semble se rapprocher beaucoup plus du tissu fibreux. Pour la mettre à nu, il suffit de placer un os dans de l'acide chlorhydrique étendu, qui, en s'insinuant dans ses pores, va dissoudre la partie terreuse, et finit par convertir les os les plus durs et les plus épais en une matière filandreuse, élastique, susceptible de s'enlever par couches plus ou moins épaisses, et de se convertir presque entièrement en gélatine par une ébullition prolongée. L'autre élément des os est une matière inorganique, terreuse, formée de phosphate neutre de chaux uni à un huitième environ de carbonate de la même base. Pour mettre cette matière à nu, il suffit de soumettre un os à l'action du feu, qui détruit sa matière organique, et laisse l'autre élément sous forme d'une masse poreuse plus ou moins friable.

Un grand nombre d'animaux mangent et digèrent les

os ; le fait ne saurait être révoqué en doute pour le chien, pour beaucoup d'oiseaux de proie, de serpents, etc., qui avalent, comme on sait, des animaux entiers, et ne rendent avec les excréments que la partie terreuse de leur squelette. Au surplus, des expériences directes ont prouvé depuis longtemps que les os sont attaqués par le suc gastrique dans l'estomac des espèces carnassières. Ainsi, par exemple, Spallanzani, en faisant avaler grand nombre de fois une petite bille d'os à un faucon, la vit diminuer peu à peu de volume, et disparaître enfin complétement après avoir séjourné cinq semaines en tout dans l'estomac. — La fistule établie sur mon chien me permettant d'approfondir cette question intéressante sous plus d'un rapport, j'en fis l'objet d'expériences nombreuses, dont je vais rapporter les principales.

Mon chien étant à jeun depuis la veille au soir, je lui donnai, à neuf heures du matin, environ 100 grammes d'os spongieux de bœuf, qu'il rongea sans presque rien en laisser. — A deux heures de l'après-midi, j'examinai l'estomac, et j'en retirai, avec environ 25 grammes de suc gastrique fort trouble, quelques parcelles d'os irrégulières, et à peu près telles qu'elles pouvaient être après avoir été avalées ; elles ne paraissaient nullement ramollies à la surface, et ne ressemblaient en aucune façon aux os attaqués par l'action des acides. Après les avoir lavées en les agitant dans de l'eau distillée, je les fis sécher à une douce chaleur ; leur surface se couvrit alors d'une légère couche de matière terreuse, très-blanche, que l'ongle détachait à l'état d'une poudre crayeuse ; à l'intérieur, elles étaient parfaitement intactes.

Quant au suc gastrique que j'avais extrait en même temps
de l'estomac, je le filtrai à deux reprises ; après quoi,
j'y versai de l'oxalate d'ammoniaque, qui n'y détermina
pas un précipité plus abondant que dans le suc gastrique
extrait de tout autre manière ; ce qui prouve que la
matière calcaire des os n'avait pas été dissoute. — Le
même jour, à six heures du soir, j'examinai de nouveau
l'estomac, et j'en retirai encore, avec une petite quantité
de suc, quelques fragments d'os aussi peu attaqués en
apparence qu'à l'examen précédent. — Le lendemain à
huit heures du matin l'estomac était absolument vide.

Un autre jour, mon chien étant à jeun depuis la veille
au soir, je lui introduisis dans l'estomac, vers neuf heures du matin, à travers la fistule, un petit cylindre d'os
compacte, confectionné au tour avec un morceau du fé-
mur d'un bœuf. Ce cylindre, portant de 4 à 5 millimètres de diamètre, sur une longueur de 20 à 25, pesait
exactement deux grammes. Afin de pouvoir le retirer
à volonté, je l'enfermai dans un petit sac de tulle attaché au bouchon de la canule au moyen d'un fil ; du
reste, l'animal eut à manger sa pitance ordinaire de
viande et de pain. — Le lendemain, à neuf heures du
matin, je retirai le sachet pour l'examiner ; or je n'y
trouvai plus qu'un fragment d'os pesant 20 centigrammes, ayant la forme d'un grain d'avoine, à contour irrégulier mais parfaitement lisse et poli, avec des arêtes aussi
vives que s'il eût été façonné à la lime ; à la surface, sa
couleur et sa dureté n'avaient subi aucune atteinte ; du
reste, lavé, puis desséché, il se couvrit d'une poudre
blanche, d'apparence crayeuse, que l'ongle pouvait
détacher facilement.

Cette expérience curieuse fut répétée et variée de différentes maniéres, et toujours je constatai les mêmes phénoménes, c'est-à-dire que toujours le tissu osseux ne fut attaqué qu'à la superficie, et que, loin que l'élément terreux de l'os parût enlevé d'abord, ainsi qu'il arrive lorsqu'on plonge un os dans un acide étendu, cette matière terreuse semblait ne se détacher qu'à mesure que l'élément organique l'abandonnait.

Une circonstance fort singulière que je ne dois pas passer sous silence, c'est qu'il arrivait quelquefois que le cylindre osseux, réduit à la moitié ou à une moindre partie encore de son volume primitif, se présentait hérissé de pointes aiguës, dures et polies comme le reste de l'os, de sorte que celui-ci ressemblait assez exactement à une tige épineuse. Ce phénoméne avait lieu lors même qu'avant son introduction dans l'estomac, le cylindre osseux présentait les contours les plus réguliers; du reste, comme il n'était point constant, je suis porté à croire qu'il dépend de la structure particulière à la portion d'os employée; dans tous les cas, j'ai cru devoir en faire mention, persuadé qu'il peut contribuer à jeter quelque lumière nouvelle sur la structure et le développement du système osseux.

Il est évident que plus le tissu osseux offre des points de contact multipliés avec le suc gastrique, plus la digestion doit s'en opérer avec promptitude et facilité; c'est ce dont je me suis assuré en introduisant dans l'estomac de mon chien des fragments d'os spongieux ou percés de trous médullaires; j'ai constaté, par exemple, qu'un morceau du tibia d'un poulet, pesant deux gram-

mes, introduit dans l'estomac après avoir été enveloppé de tulle, était complétement digéré en moins
de quinze heures. Des os de grenouille soumis à la même
épreuve exigèrent moins de temps encore.

Dans le but de recueillir la substance chymeuse provenant des os soumis dans l'estomac à l'action du suc
gastrique, je remplis avec des fragments d'os de bœuf
à tissu compacte un tube en cuivre criblé de trous et
revêtu d'un petit sac en mousseline épaisse, afin d'empêcher les aliments de pénétrer dans l'intérieur. L'appareil ainsi disposé, je l'introduisis dans l'estomac de mon
chien à travers l'ouverture fistuleuse.—Or, l'ayant retiré
au bout de vingt-quatre heures, je trouvai les fragments
d'os réduits au quart environ de leur volume primitif,
et présentant du reste une surface aussi dure et aussi
compacte qu'avant leur introduction dans l'estomac;
quant à la matière chymeuse qu'ils avaient produite, je
n'en trouvai nulle trace dans le sachet de mousseline, à
travers le tissu duquel elle s'était échappée à l'état de
dissolution ou de division extrême.

Il ne me restait donc d'autre ressource, pour étudier
la matière chymeuse provenant des os, que de recourir
aux digestions artificielles. Ce fut encore en vain; quelque précaution que je prisse, jamais il ne me fut possible
de voir le tissu osseux attaqué par le suc gastrique, même
en employant les os les plus tendres, les plus spongieux,
et en prolongeant l'expérience pendant plusieurs jours
consécutifs; toujours la surface de l'os restait dure et
consistante, de sorte qu'en la râclant avec l'ongle, c'était
à peine si l'on pouvait en détacher quelques parcelles

de matière pulpeuse, qui desséchées, devenaient blanches et comme terreuses.

Je dus apporter d'autant plus d'attention à ces expériences qu'elles sont en opposition formelle avec certains faits avancés par Spallanzani et par le docteur Beaumont, qui prétendent l'un et l'autre être parvenus à dissoudre des os artificiellement, le premier, dans le suc gastrique du faucon, et le second, dans le suc gastrique de l'homme. Or, en supposant qu'il y ait quelque différence dans le suc gastrique des divers animaux, ce qui ne me semble pas probable, cette différence devrait être tout à l'avantage du suc gastrique du chien, qui manifeste, comme on sait, une prédilection naturelle pour ce genre d'aliment. Au surplus, cette dissidence ne portant que sur des faits faciles à vérifier, chacun pourra se constituer juge dans la question en reproduisant les expériences.

Ne pouvant arriver directement à mon but, j'imaginai y parvenir par une voie détournée, en décomposant le problème ; c'est-à-dire en étudiant séparément l'action que le suc gastrique exerce sur la partie organique et sur la partie terreuse des os, soit dans l'estomac, soit au dehors.

Je pris donc un cylindre d'os de bœuf semblable à ceux dont il a été fait mention plus haut, et, après l'avoir complétement dépouillé de sa partie calcaire en le tenant plongé pendant plusieurs jours dans de l'acide chlorhydrique étendu, je l'enfermai dans un sachet de tulle, que j'introduisis dans l'estomac de mon chien. L'animal eut à manger comme à l'ordinaire. — Au bout de

six heures, ayant retiré le sachet, je trouvai la matière
fibro-cartilagineuse réduite d'environ moitié ; ce qui en
restait se trouvait ramolli à la surface, de sorte qu'on
pouvait en détacher aisément avec les doigts une matière
pultacée semblable à celle que les tendons fournissent
en pareil cas. Toutefois je dois dire que, dans les différents essais de ce genre que je renouvelai, la matière
organique des os me parut céder moins facilement encore
que les autres tissus fibreux à l'action du suc gastrique,
qui semblait ne pénétrer que très-difficilement dans son
intérieur et ne l'attaquer que par couches très-superfi-
cielles.

Je tentai aussi de faire agir du suc gastrique hors de
l'estomac, sur des os privés de leur matière calcaire ;
mais les résultats furent toujours négatifs, ou tellement
peu prononcés que je ne puis leur accorder quelque valeur.

Quoi qu'il en soit, il restait démontré que le suc gastrique agit dans l'estomac sur la partie organique des os
à peu près comme sur les tissus fibreux, c'est-à-dire
qu'il la ramollit au point de lui permettre de se diviser en molécules solides, plus ou moins fines et régulières.

Il ne s'agissait plus dès lors que d'étudier l'action du
suc gastrique sur la partie terreuse des os, abstraction
faite de leur matière organique. A cet effet, je soumis
des os de bœuf, d'un tissu compacte, à une température
suffisante pour que ce dernier principe fût complétement
détruit ; la partie terreuse qui resta après la calcination
était blanche, spongieuse, dure et cassante ; j'en choisis

un des fragments les moins friables, long de deux à trois centimètres sur trois à quatre millimètres d'épaisseur, et, après l'avoir enfermé dans un tube en cuivre revêtu d'une enveloppe de mousseline, je l'introduisis dans l'estomac de mon chien à travers l'ouverture fistuleuse. Du reste, l'animal eut à manger copieusement dans la journée.

D'après les données que je possédais sur la composition du suc gastrique, notamment sur la nature et l'état particulier du principe acide qui y prédomine, je devais m'attendre à ce que ce fluide restât aussi inactif à l'égard de la matière terreuse des os qu'à l'égard du carbonate calcaire. En conséquence, et pour lui laisser le temps d'agir, je ne retirai le tube de laiton qu'au bout de vingt-quatre heures ; mais quel ne fut pas d'abord mon étonnement, disons mieux, mon désappointement, en n'y retrouvant plus aucune parcelle de matière calcaire. Pour mieux m'assurer du fait, je recommençai l'expérience deux et trois fois, et toujours avec des résultats semblables. Cependant, à une quatrième tentative, je retirai le tube huit heures seulement après son introduction, et alors, en examinant attentivement le fragment d'os, je ne tardai pas à reconnaître la véritable cause du phénomène. En effet, ce fragment, un peu diminué de volume, avait la surface polie et les arêtes émoussées ; en le maniant entre les doigts, il abandonnait une poudre blanche, crayeuse, semblable à du blanc d'Espagne délayé dans de l'eau ; plongé dans ce liquide, il le troublait, et donnait naissance à un précipité blanc, très-fin, qui, traité par quelques gouttes d'acide chlorhydri-

que, se dissolvait avec une légère effervescence ; en un mot,
il était évident que la matière terreuse, au lieu de se dissoudre, dans l'acception rigoureuse du mot, ne faisait que
se réduire en poudre, ou se déliter par suite d'une modification survenue dans le mode d'agrégation de ses molécules intégrantes. Le suc gastrique n'agit donc point ici
par son acide, à la manière des simples menstrues chimiques, et il est probable qu'il n'intervient que par une
de ces influences de contact que l'on désigne sous l'expression générique de force catalytique.

Quoi qu'il en soit, il suffit d'un peu de réflexion pour
comprendre combien il était nécessaire que la matière
terreuse des os fût attaquée par le fluide digestif en
même temps que leur partie organique, bien que cette
dernière contribue seule à la nutrition. En effet, si elle
fût restée intacte, elle eût formé de petites mases plus
ou moins dures et poreuses, d'où la matière organique simplement
ramollie n'eût pu s'échapper, de manière que l'os
n'eût été digéré qu'à la surface. D'un autre côté, si cette
matière calcaire eût été dissoute, elle eût produit une
énorme quantité de phosphate acide de chaux, dont l'introduction dans l'économie n'eût pu se faire sans danger ;
tandis qu'à l'état pulvérulent, elle échappe à l'absorption
et se retrouve dans les matières excrémentitielles, ainsi
que nous le démontrerons par la suite.

Je me suis longuement étendu sur la digestion du tissu
osseux pour plusieurs raisons : la première était de prouver que, sous tous les états, il peut réellement servir de
nourriture aux différents animaux qui s'en repaissent,
contrairement à l'assertion de quelques physiologistes

qui ont prétendu que les os compactes se montrent absolument réfractaires à l'action du fluide digestif ; la seconde était de démontrer que l'élément inorganique des os , bien qu'insoluble dans le suc gastrique , n'en est pas moins attaqué par cet agent ; la troisième enfin est qu'indépendamment des idées théoriques que ces expériences suggèrent , on peut en déduire quelques considérations pratiques qui ne semblent pas sans importance. Je citerai seulement celles qui sont relatives à la question tant débattue de la gélatine employée comme matière alimentaire.

Nous avons vu précédemment que la gélatine, quel qu'en soit le mode de préparation, se dissout complétement dans le suc gastrique sans donner naissance à aucune molécule solide ; d'un autre côté, nous venons de démontrer que les os introduits dans l'estomac sans préparation ne font que s'y ramollir comme les tissus fibreux , et se digèrent ainsi en produisant une grande quantité de molécules chymeuses ; or , nous verrons par la suite que les substances qui ont été complétement dissoutes dans l'estomac , non-seulement ne pénètrent pas dans l'organisme par les mêmes voies que celles qui n'ont été que ramollies et divisées dans ce viscère , mais que ces dernières seules sont susceptibles de fournir un véritable chyle ; d'où il faut conclure que , sans refuser à la gélatine une propriété nutritive égale à celle des autres aliments solubles , elle ne saurait cependant entretenir la vie aussi longtemps que les os dont on l'extrait ; ce qui explique , ce me semble , d'une manière satisfaisante les résultats fort remarquables obtenus par la commission de l'Institut chargée d'étudier les propriétés nutritives de la gélatine ; en effet, d'après ses expériences, des chiens vivent beaucoup plus longtemps lorsqu'ils ont été nourris exclusivement avec des os, que lorsqu'ils l'ont été avec de la gélatine. Il suivrait de là qu'en cas de famine, il y aurait réellement plus d'avantage à se nourrir avec des os moulus, ainsi qu'on le fit jadis, qu'avec la gélatine qui en aurait été extraite artificiellement.

Action du suc gastrique sur quelques tissus parenchymateux. On désigne généralement sous le nom de parenchyme la substance plus ou moins complexe qui constitue les différents viscères. Tout parenchyme est formé de tissu cellulaire, trame commune de tous les organes, de tissu fibreux, qui forme ordinairement à la surface du viscère une enveloppe plus ou moins épaisse et pénètre dans l'intérieur avec les vaisseaux sanguins et les canaux excréteurs, enfin, d'une matière particulière qui diffère dans chacun de ces organes et paraît déposée dans les mailles du tissu cellulaire. Nous nous contenterons d'étudier la manière dont le suc gastrique agit sur les trois principaux, savoir : le foie, le poumon et le cerveau.

Mon chien étant à jeun depuis la veille au soir, je lui donnai, à neuf heures du matin, 100 grammes de foie de bœuf cru, qu'il mangea avec beaucoup d'avidité et presque sans le mâcher. A dix heures, je débouchai la canule, et retirai, au moyen de la sonde, quelques portions des matières contenues dans l'estomac, ainsi qu'une certaine quantité de suc gastrique. Ce dernier était plus trouble que de coutume, et avait une teinte jaunâtre qu'il conservait encore après plusieurs filtrations ; ce qui semblait indiquer qu'il contenait un peu de bile cédée par le tissu du foie ; quant à ce tissu lui-même, les morceaux, de différents volumes, en étaient ramollis à la surface, et il s'en détachait une matière pultacée, tandis qu'à l'intérieur, ils paraissaient n'avoir subi aucune altération. J'en mis de côté quelques-uns, qui, soumis à l'action du suc gastrique sous l'influence d'une température artificielle, achevèrent de se ramollir de manière qu'on pouvait aisément l'écraser entre les doigts. Quant aux morceaux restés dans l'estomac, leur nombre et leur volume diminuèrent insensiblement, et, à deux heures de l'après-midi, le viscère se trouvait complétement vide.

Je soumis aux mêmes expériences du poumon de mouton, et les résultats furent analogues ; c'est-à-dire que ce tissu ne subit d'autre altération qu'un simple ramollissement, qui lui permettait de se laisser écraser entre les doigts, quand il était réduit à des morceaux peu volumineux.

J'ai observé aussi des phénomènes semblables avec la matière cérébrale crue ou raffermie par une légère coction dans l'eau bouillante ; seulement la chymification était beaucoup plus prompte. Dans l'estomac, il ne fallut pas plus de deux heures pour que 100 grammes de cervelle de bœuf crue fût complétement digérée. En vases inertes, l'action du suc gastrique sur la matière cérébrale est aussi beaucoup plus rapide et plus évidente que sur les autres tissus parenchymateux ; c'est une des substances sur lesquelles les digestions artificielles réussissent le mieux et présentent les résultats les plus tranchés. Parmi un grand nombre d'expériences qui m'ont conduit à cette opinion, je citerai seulement la suivante.

J'introduisis dans un flacon, avec 25 grammes de suc gastrique fraîchement retiré de l'estomac de mon chien, un morceau de cervelle de bœuf crue ayant le volume d'une petite noix. Or, sous l'influence d'une température de 39 à 40 degrés, la matière cérébrale commença à se ramollir à l'extérieur du morceau, entre la cinquième et la sixième heure, de manière que, par l'agitation, il s'en détachait des parcelles qui, suspendues dans le liquide, lui donnaient l'aspect d'une émulsion. Au bout de dix-huit heures, la totalité du morceau avait subi cette transformation. L'expérience comparative faite en même temps avec de l'eau simplement acidulée au moyen du biphosphate de chaux donna lieu à des résultats tout opposés, car, loin de se ramollir, le morceau de cervelle parut acquérir une dureté plus grande.

Action du suc gastrique sur le lait. Le lait constitue, immédiatement après leur naissance, la nourriture exclusive de tous les mammifères, soit herbivores, soit carnivores. C'est une sorte d'aliment mixte qui tient des matières animales par la grande quantité de caséine qu'il renferme, et des matières végétales par les autres principes qui y sont en dissolution. Le lait des herbivores, le seul qu'on ait bien étudié jusqu'ici, peut être considéré comme un extrait des parties nutritives contenues dans les substances végétales dont l'animal se nourrit. A l'exception de la matière grasse, qui y est tenue à l'état d'émulsion sous forme de globules plus ou moins réguliers, tous les autres principes du lait s'y rencontrent en dissolution parfaite; ces principes sont la caséine, le sucre et différents sels, parmi lesquels prédominent le phosphate de chaux avec un peu de phosphate de magnésie, et le chlorure de sodium.

Lorsque le lait est ingéré dans l'estomac, il s'y coagule constamment; c'est là un fait parfaitement connu, et dont nous avons déjà fourni l'explication. Le sérum est alors absorbé avec promptitude, et la caséine, pressurée en quelque sorte par les parois du viscère, ne tarde pas à former, conjointement avec la matière grasse, des morceaux volumineux, plus ou moins durs, et absolument imperméables. Ces phénomènes peuvent être facilement vérifiés sur les animaux que l'on abat dans nos boucheries, en leur faisant boire du lait, une demi-heure ou une heure avant de les mettre à mort, ainsi que je l'ai fait plusieurs fois. Au surplus, on ne doit les envisager que comme des opérations préalables à la digestion proprement dite; car c'est seulement lorsque la caséine et la matière grasse sont pelotonnées en morceaux compactes, que le suc gastrique met en jeu son action spécifique : alors seulement commence la véritable chymification du lait. Pour l'étudier, je fis les expériences suivantes.

Je retirai de l'estomac d'un veau, tué une heure après avoir bu du lait copieusement, environ 100 grammes de matière fromageuse, en morceaux compactes. Or, mon chien étant à jeun depuis la veille au soir, je les lui donnai, à neuf heures du matin. Il les mangea avec beaucoup d'avidité, et, pour ainsi dire, sans les mâcher. — A dix heures, je retirai de l'estomac quelques grammes de suc gastrique, trouble, et tenant en suspension des molécules de matière caséeuse de toute dimension. — Il en fut de même à midi et à deux heures, et ce ne fut que vers quatre heures du soir que l'estomac fut complétement vide. Du reste, le liquide retiré à ces différentes reprises ayant été examiné au microscope, après filtration préalable à travers une mousseline claire, se présenta chargé d'une multitude de molécules semblables à celles de la caséine soumise isolément à l'action du suc gastrique ; on y remarquait aussi ça et là quelques gouttelettes de matière grasse.

Pour éprouver si le suc gastrique agirait encore, hors de l'estomac, sur la matière fromageuse du lait, j'introduisis dans 25 grammes de suc gastrique récemment extrait de l'estomac de mon chien, un morceau gros comme une noisette de cette substance retirée de l'estomac d'un veau. Or, sous l'influence d'une température artificielle, elle commença, au bout de sept à huit heures, à se ramollir à la surface, de sorte que, par l'agitation, il s'en détachait des molécules irrégulières, qui, suspendues dans le liquide, lui donnaient l'aspect d'une émulsion. Après cinq à six heures, la totalité du morceau avait subi cette transformation. Du reste, vu au microscope, après filtration préalable à travers une mousseline claire, le liquide offrait absolument les mêmes caractères que celui qui avait été retiré de l'estomac dans l'expérience précédente.

Ces faits sont intéressants sous plus d'un rapport : d'abord ils démontrent la nécessité qu'une partie au moins de la nourriture pénètre dans l'organisme à l'état concret, sous forme de molécules solides; ils font voir en même temps combien est peu fondée l'opinion des auteurs qui considèrent la digestion comme une simple dissolution; car, s'il en était ainsi, pourquoi la caséine, qui se trouve si bien dissoute dans le lait, en serait-elle d'abord précipitée, pour n'arriver dans l'organisme qu'à l'état solide? D'autre part, ces mêmes faits démontrent que le lait n'est point une nourriture aussi facile à digérer que semblerait le faire croire l'état de dissolution parfaite où ses éléments se trouvent; en effet, le lait n'est digéré que comme matière solide, et il se montre d'autant moins attaquable par le suc gastrique que les mouvements péristaltiques de l'estomac ont pelotonné sa matière caséeuse en morceaux plus volumineux. On comprend d'après cela pourquoi quelques personnes ne peuvent digérer le lait, lorsqu'elles le prennent seul et à jeun, tandis qu'elles le digèrent très-bien lorsqu'il est associé à quelqu'autre aliment, qui, en s'interposant, empêche la caséine de se rassembler en morceaux aussi volumineux et aussi compacts; ce qui lui permet d'être en contact avec le fluide chymificateur par une surface plus étendue.

Action du suc gastrique sur les matières végétales.

Il serait difficile de comprendre dans un article aussi succinct que celui dans lequel nous devons nous restreindre la composition générale des différentes matières végétales qui servent à l'alimentation des animaux. Il nous suffira donc d'indiquer sommairement les principaux éléments qui les constituent. On peut les diviser en deux classes : les uns sont en effet à l'état de dissolution, ou au moins susceptibles de se dissoudre dans l'eau pure ou dans l'eau légèrement acidulée : tels sont le sucre, la gomme, l'amidon, la pectine, et la plupart des acides ; les autres sont insolubles : on peut les sous-diviser en trois sections, dont la première comprend les principes complétement réfractaires à l'action du suc gastrique, tels que le ligneux, la fécule, et les résines ; la seconde comprend les substances susceptibles de se ramollir par l'action du suc gastrique, sous l'influence d'une température convenable : telle est notamment l'albumine végétale ; enfin la troisième section comprend les matières grasses qui ne font que s'émulsionner à l'aide des précédentes. Il est présumable d'après cela que la chymification des différentes matières végétales ne consiste généralement qu'en leur conversion en une matière molle et pulpeuse, mélange hétérogène des éléments dissous et de ceux qui n'ont fait que se diviser.

La manière de voir que je viens d'émettre, conduit par de simples inductions, se trouve pleinement justifiée par les faits ; car en introduisant dans l'estomac de mon chien, soit par les voies naturelles, soit à travers la fistule, un grand nombre de substances végétales, je ne leur ai jamais vu éprouver d'autre changement appréciable qu'un léger ramollissement. Voici du reste le résultat général de ces expériences, que je m'abstiens de reproduire ici avec détail pour ne pas prolonger indéfiniment ce chapitre.

Chaque fois que j'ai introduit dans l'estomac de mon

chien, à travers l'ouverture fistuleuse, soit des morceaux
entiers de fruits ou de racines charnues, tels que poires,
pommes, amandes, noix, pommes de terre, carottes,
navets, etc. ; soit des matières herbacées entières, soit
enfin des graines céréales non concassées, avec ou sans
leur écorce, elles n'ont éprouvé, même après un séjour
de quarante-huit heures, d'autre altération que celle
qu'elles auraient subies dans l'eau simple, à égale température. Au contraire, chaque fois que ces matières
étaient introduites dans l'estomac, après avoir été préalablement divisées par la râpe ou par une trituration
grossière, et enveloppées dans un sachet de mousseline
claire, je les ai retrouvées formant une pulpe un peu
plus molle qu'avant leur introduction.

Lorsqu'elles étaient introduites entières dans l'estomac par les voies naturelles, elles ne tardaient pas à être
expulsées de ce viscère, et se retrouvaient inaltérées
dans les matières excrémentitielles ; lorsqu'au contraire
elles n'arrivaient dans le ventricule qu'après leur division préalable, elles y séjournaient davantage, et on ne
retrouvait plus dans les excréments que leur partie
ligneuse jointe à la matière colorante et à une partie
au moins de la fécule. Lorsqu'elles avaient été ramollies par l'ébullition dans l'eau, elles séjournaient peu
de temps dans l'estomac, et, quand il m'arrivait d'en
retirer des parcelles plus ou moins longtemps après leur
ingestion, je n'y remarquais d'autre altération que
celles qui devaient résulter de leur mélange avec une
quantité variable de suc gastrique.

Il paraîtrait d'après cela que la digestion des substan-

ces végétales consiste dans la dissolution de ceux de leurs
principes qui sont naturellement solubles dans l'eau, et
dans la conversion du reste en une matière pulpeuse
analogue, peut-être même absolument identique à celle
en laquelle la simple cuisson les convertit.

VI. CONSÉQUENCES À DÉDUIRE DES EXPÉRIENCES PRÉCÉDENTES RE-
LATIVEMENT AU MODE SPÉCIAL D'ALTÉRATION QUE LES ALIMENTS
SUBISSENT DE LA PART DU SUC GASTRIQUE. — NATURE DU CHYME.

Le point de doctrine qui va nous occuper dans ce
chapitre est sans contredit un de ceux sur lesquels les
physiologistes manifestent le plus de dissidence. En effet,
la plupart des physiologistes partant de ce principe admis
à priori, que les matières alimentaires éprouvent dans
le tube digestif différentes métamorphoses par suite
desquelles leur composition se rapproche insensiblement de celle de l'animal dans lequel elles doivent
s'incorporer, prétendent que le suc gastrique, principal
agent de ces transformations diverses, est essentiellement destiné à faire subir à ces matières des combinaisons nouvelles en vertu desquelles leurs caractères
primitifs disparaissent plus ou moins complétement. Sous
cette influence mystérieuse, certains principes immédiats se convertissent en d'autres, l'albumine, par exemple,
se change en gélatine, et celle-ci se convertit en osmazôme
et en ptyaline ; d'autres, en s'appropriant de l'azote,
s'animalisent peu à peu et *s'assimilent* aux différents
principes solides ou liquides qui constituent l'organisme.

Du reste, ces auteurs sont loin d'être d'accord sur la manière dont le suc gastrique coopère à ces métamorphoses : les uns veulent qu'il se combine intégralement aux matières alimentaires, les autres prétendent qu'il leur cède seulement quelques-uns de ses éléments constitutifs, mais le plus grand nombre est aujourd'hui d'avis que le suc gastrique n'agit que par une simple influence de contact, ou, autrement dit, par catalyse, soit que la force catalytique intervienne seule pour l'accomplissement de ces transubstantiations merveilleuses, soit que la force vitale vienne à son aide pour imprimer aux aliments un premier degré d'animalisation.

Hâtons-nous de le dire, ces idées, dont l'imagination paraît avoir fait presque tous les frais, ne comptent plus aujourd'hui qu'un petit nombre de partisans. Il suffit en effet des plus simples notions de chimie pour en comprendre l'incohérence et le manque absolu de fondement. La plupart des expérimentateurs actuels en sont venus à une théorie beaucoup plus simple, comme on a pu le voir dans les notions historiques. Pour eux, la chymification n'est qu'une dissolution purement chimique effectuée par les acides qui entrent dans la composition du suc gastrique. On sait en effet que les acides chlorhydrique, lactique, acétique, et même l'acide phosphorique ont la propriété de dissoudre une certaine proportion des principes immédiats qui constituent la partie nutritive des matières alimentaires. Ainsi dissoutes, ces matières pénètrent dans l'organisme directement par la voie de l'absorption, ou bien, selon quelques auteurs, elles n'y parviennent qu'après avoir été

précipitées de nouveau par les sels alcalins de la bile et
des sucs intestinaux. D'après cette manière de voir, qui,
si elle n'est l'expression exacte de la vérité, offre au
moins l'avantage d'être facilement compréhensible, la
chymification n'aurait d'autre but que de mettre les aliments en état d'être absorbés, et de faciliter l'émigration
dans le corps des animaux des principes nutritifs qui
existent tout formés dans le règne végétal.

Telles sont les deux doctrines principales autour desquelles se groupent les différentes opinions des physiologistes de notre époque. Selon la première, les aliments se décomposent ou se métamorphosent dans l'estomac ; selon la seconde, ils ne font que s'y dissoudre
en conservant toute leur intégrité de composition. On le
voit, ces deux systèmes représentent exactement l'état
de la science à l'époque ou Réaumur entreprit ses travaux : alors, comme aujourd'hui, deux doctrines opposées se trouvaient en présence, savoir celle des chimistes, qui voulaient qu'il s'effectuât dans l'estomac des
putréfactions, des fermentations, en un mot, des transformations de toute espèce, et celle des mécaniciens,
qui faisaient consister tout le travail digestif dans une
division des aliments suffisante pour qu'ils pénétrassent
intégralement dans le système circulatoire. Ainsi, c'est
toujours la même difficulté qui se présente sous une autre forme ; sur ce point, les progrès de la science n'ont
donc abouti qu'à lui faire décrire un cercle ; mais, en le
parcourant, elle s'est enrichie de faits nombreux, à l'aide
desquels il nous sera peut-être permis de sortir enfin de
cette perpétuelle ornière.

Nous arrêterons-nous à réfuter sérieusement la doctrine des physiologistes qui voient dans la digestion de prétendues transformations de la matière? Ce serait assurément abuser de la patience du lecteur. En effet, pour réfuter avec méthode un système quelconque, il faut l'attaquer dans ses principes, et faire voir que les faits sur lesquels il repose sont inexacts ou n'ont pas la valeur qu'on leur accorde. Or, comment faire, quand ce système n'a aucun principe certain, quand il n'est basé que sur des suppositions et des conjectures gratuites, quand il admet des décompositions chimiques s'effectuant en dépit des lois les plus vulgaires de la chimie, quand, enfin, au lieu d'avouer franchement son insuffisance, il se réfugie derrière un ontologisme qui devrait être proscrit de la science depuis longtemps? Que signifient, par exemple, ces mots d'*animalisation*, d'*assimilation*, employés avec une sorte de complaisance par les partisans de ce système? Veulent-ils dire par là que les aliments non azotés introduits dans l'estomac absorbent de l'azote à la matière organique qui entre dans la composition du suc gastrique, de la salive, ou du mucus de l'estomac? Mais en vérité, pour qu'il en fût ainsi, il faudrait que cette matière éprouvât une décomposition radicale, qui ne manquerait pas de donner naissance à des produits gazeux, que l'on ne rencontre jamais dans l'estomac, lorsque la digestion s'effectue régulièrement. Et, d'ailleurs, ne sait-on pas que l'azote, à raison de son peu d'affinité pour la plupart des corps, est éminemment impropre à remplir le rôle imaginaire qu'on lui attribue? Veut-on dire, au contraire, que les matières peu azotées le deviennent davantage en perdant les éléments de l'eau, de l'acide carbonique, de l'hydrogène carboné, que sais-je? mais encore une fois, que deviendraient ces gaz, et comment ces décompositions pourraient-elles s'accomplir sans dégagement sensible de calorique? Dira-t-on qu'en vertu de son pouvoir catalytique le suc gastrique dispose les molécules organiques à entrer en de nouvelles combinaisons, sans qu'elles aient besoin de perdre aucun de leurs éléments, ni de rien emprunter aux corps qui les environnent? Mais, si le principe que nous avons admis à priori se trouve justifié par les expériences qui précèdent, ainsi que nous ne tarderons pas à le démontrer, le suc gastrique, loin de favoriser des altérations de ce genre, y oppose au contraire un obstacle insurmontable. Il faut donc le reconnaître, cette doctrine, qui pouvait paraître plausible à une époque où les sciences exactes étaient moins avancées, ne saurait plus satisfaire aujourd'hui qu'un petit nombre d'esprits arriérés ou excentriques, qui se complaisent dans le vague des hypothèses.

Si maintenant nous passons à la doctrine des physiologistes qui admettent que la digestion stomacale ne consiste essentiellement qu'en une *dissolution*, nous trouvons que ce système, quoique plus simple, et en apparence plus en harmonie avec les principes généraux de la science, ne saurait davantage se soutenir devant l'examen des faits. Il résulte en effet des expériences nombreuses rapportées dans le chapitre précédent qu'eu égard aux modifications qu'elles éprouvent de la part du suc gastrique, les matières qui font partie des aliments peuvent être rangées en trois catégories.

La première comprend les substances qui sortent de l'estomac telles qu'elles y étaient entrées ; ce qui est le cas du mucus liquide ou solidifié, des résines, du ligneux, et de la fécule. Non-seulement ces substances passent inaltérées à travers l'estomac, mais, ainsi que nous le verrons par la suite, elles parcourent le trajet des intestins dans le même état, et sans que l'absorption leur enlève aucun principe nutritif.

La seconde catégorie comprend les substances qui se dissolvent dans le suc gastrique absolument comme elles le feraient dans l'eau pure, ce qui est le cas de l'albumine liquide, de la pectine, du sucre, de la gomme, et de l'amidon ; de sorte que, pour ces substances, la chymification n'est bien réellement qu'une simple dissolution chimique, dans toute la rigueur de l'expression.

La troisième catégorie comprend les substances sur lesquelles l'action dissolvante du suc gastrique est nulle ou à peu près, mais qui, sous l'influence de cet agent, perdent une grande partie de leur cohésion. Pour quelques uns, cet effet est produit par l'eau acidulée qui entre dans la composition du suc gastrique, et n'a rien de spécifique ; tel paraît être le cas du tissu parenchymateux des différents fruits et racines succulentes. Pour les autres, ce ramollissement est dû à une modification spéciale que le suc gastrique leur fait éprouver : ce qui est le cas de la fibrine, de l'albumine animale et végétale à l'état concret, de la caséine durcie par la chaleur, des matières qui fournissent la gélatine, et enfin de la gélatine elle-même. Cette action spéciale, constituant le phéno-

mène essentiel et caractéristique de la chymification, exige
de notre part un examen d'autant plus approfondi que
les matières sur lesquelles elle s'exerce sont éminemment
nutritives et réparatrices. Toutefois, avant de pénétrer
plus avant dans la question, nous ferons quelques remarques préalables, qui ne semblent pas sans importance.

Nous observerons d'abord que toutes les substances
nutritives qui sont susceptibles d'éprouver cette modification renferment de l'azote, et paraissent appartenir à
une même famille de produits. Les travaux récents des
chimistes ont en effet prouvé qu'elles sont isomères,
c'est-à-dire composées des mêmes éléments, en mêmes
proportions, mais disposés dans un ordre différent. Il
résulte de là que le suc gastrique, loin d'étendre indiffé-
remment son action spéciale sur toutes sortes de matières
alimentaires, ainsi qu'on le croit généralement, ne la déploie en réalité que sur les variétés d'un produit essentiellement identique.

Un autre point qu'il importe de bien établir, c'est
que le suc gastrique ne dissout réellement pas les substances qui font partie de cette catégorie, ou du moins
que l'action dissolvante qu'il exerce sur elles est à peu
près insignifiante. Or, c'est ce que prouvent de la manière la plus péremptoire les expériences nombreuses
que nous avons rapportées. Nous avons vu en effet que
la fibrine, l'albumine coagulée et la caséine durcie par
la chaleur ne se dissolvent pas plus dans le suc gastrique
que dans l'eau acidulée au même degré par l'acide phosphorique ou tout autre acide ; ce qui revient à dire que
cette dissolution est à peu près nulle, car on sait qu'e-

tendus à ce point, les acides, quels qu'ils soient, attaquent à peine les matières énoncées ci-dessus; aussi avons-nous vu qu'après un contact prolongé avec ces matières, à une température de 40°, le suc gastrique, de même que l'eau simplement acidulée, ne donne par l'acide nitrique et le bichlorure de mercure qu'un précipité tellement peu abondant, en comparaison de la matière restée indissoute, qu'on ne saurait lui attribuer aucune signification. A proprement parler, cette dissolution d'une minime quantité de produit doit être considérée comme u phénomène accidentel, occasionné par l'acide dont la présence est indispensable pour que le suc gastrique mette en jeu son action spécifique. Cela est tellement vrai qu'il est certaines substances appartenant à cette catégorie, la partie organique des os , par exemple, qui ne se dissolvent en rien absolument dans le suc gastrique et dans les acides étendus, bien que leur digestibilité dans l'estomac, et même hors de ce viscère, soit incontestable.

Ainsi, comme nous l'avons énoncé d'abord, ce n'est point à une simple dissolution chimique effectuée par l'acide qui prédomine dans le suc gastrique, mais bien à une action sui generis, qu'il faut attribuer les modifications que les matières azotées indiquées ci-dessus éprouvent de la part de cet agent. Or, en analysant les effets de cette action, on peut ramener à deux chefs principaux les modifications subies par les matières qui lui ont été soumises, savoir une diminution dans leur consistance, d'une part, et de l'autre, une résistance plus grande à la putréfaction.

Le premier point a été suffisamment démontré par les expériences nombreuses que nous avons exposées dans le chapitre précédent. Nous y avons vu en effet que la fibrine, l'albumine concrète, la caséine et les matières qui fournissent la gélatine, éprouvent de la part du suc gastrique un ramollissement très-remarquable, par suite duquel la moindre agitation les réduit en molécules solides d'une extrême ténuité. Or, pour que ce ramollissement ait lieu, il faut que l'affinité de cohésion qui réunissait les molécules intégrantes de la matière organique ait subi un véritable affaiblissement, en vertu de l'action intestine exercée par le suc gastrique. C'est aussi cet affaiblissement de la cohésion qui explique pourquoi la gélatine, quand elle a subi l'influence du suc chymificateur, n'est plus susceptible de se prendre en gelée par le refroidissement, ni de précipiter en filaments par le chlore et les autres réactifs. En effet, ces changements, qui n'impliquent aucune altération dans la composition élémentaire de la gélatine, indiquent seulement que chaque molécule intégrante de cette substance n'a plus pour ses congénères le même degré d'affinité qu'auparavant.

La même explication est également applicable aux matières composées qui résultent de la combinaison des différents principes immédiats dont il vient d'être question; puisque l'expérience nous a démontré que la seule modification qu'elles subissent de la part du suc chymificateur consiste aussi dans un simple ramollissement. Au surplus, il est une manière bien simple de mettre ce fait dans toute son évidence.

Prenez deux morceaux aussi semblables que possible
de tissu musculaire préalablement soumis à l'ébullition,
mais pourtant assez ferme pour que, tout en permettant
l'introduction des liquides dans l'interstice de ses fibres,
il conserve encore la forme plus ou moins régulière que
vous lui aurez donnée; placez l'un de ces morceaux dans
du suc gastrique pur, et l'autre dans de l'eau ordinaire
convenablement acidulée avec un acide quelconque; puis,
introduisez les deux vases dans un même bain-marie,
dont vous entretiendrez la température entre 38 et 40
degrés pendant dix à douze heures, ayant soin de ne pas
y toucher, et de ne communiquer aux vases aucune agitation. Vous pourrez d'abord constater que, pendant
toute la durée de l'expérience, il ne s'échappe aucune
bulle gazeuse, à l'exception de la petite quantité d'air
adhérente aux morceaux. Dans les deux vases, le liquide
conserve la couleur et la consistance qu'il avait auparavant; décanté à l'aide d'une pipette, il ne précipite pas
ou précipite à peine par l'acide nitrique, le bichlorure
de mercure et l'infusion de noix de galle. Aucun des deux
morceaux ne diminue de volume, aucun ne change de
forme ou de couleur, en un mot, ni l'un ni l'autre ne semblent avoir subi d'autre altération que celle qu'ils auraient
éprouvée par une simple macération dans l'eau; de sorte
que, lorsque au bout de douze heures l'expérience est terminée, il serait absolument impossible à l'œil le plus exercé de reconnaître entre les deux morceaux la moindre différence. Agitez-les alors avec une baguette de verre, et
vous reconnaîtrez bien vite celui des deux qui a subi
l'influence du suc gastrique. En effet, tandis que la chair

plongée dans l'eau acidulée conserve sa fermeté, sa structure organique, et ne se sépare que dans le sens longitu-
dinal de ses fibres, de manière à former des espèces de
paquets filandreux, semblables à ceux que formerait de
la charpie agitée avec de l'eau, le morceau plongé dans
le suc gastrique se trouve tellement ramolli dans toute
son épaisseur, qu'il ne tarde pas à se réduire en une sorte
de matière pultacée, formée de molécules dont la ténuité
est telle qu'on n'y reconnaît plus l'apparence d'une organisation, même en l'examinant au microscope. — Il
serait inutile de commenter cette expérience ; elle démontre évidemment que le suc gastrique dont le tissu
musculaire était imprégné dans toute son épaisseur, n'a
produit sur lui d'autre effet qu'un simple ramollissement,
ou, autrement dit, qu'il n'a porté atteinte qu'à l'affinité
de cohésion.

Le second effet produit par le suc gastrique sur les
matières azotées appartenant à cette catégorie consiste,
avons-nous dit, dans la propriété fort remarquable qu'il
leur communique de résister à la putréfaction. L'action
anti-sceptique que ce fluide exerce sur la plupart des
matières animales a été constatée par un grand nombre
d'expérimentateurs ; plusieurs ont même cru reconnaître
que, sous l'influence de cet agent, non-seulement la putréfaction s'arrête, mais qu'elle semble même rétrograder. Ainsi Spallanzani assure que de la viande corrompue se conserve pendant vingt-cinq jours, à une température de dix à douze degrés, dans du suc gastrique de
chien, de corneille ou d'aigle, sans que la putréfaction
fasse de progrès, qu'à la chaleur du soleil elle se dissout

et perd sa fétidité, et que le chyme produit dans l'estomac par de la viande gâtée n'a pas de mauvaise odeur. Le docteur Beaumont a fait les mêmes remarques sur le suc gastrique de l'homme. Enfin Helm, ayant introduit de la viande gâtée, par la fistule, dans l'estomac de sa malade, trouva, au bout de trois heures, qu'elle ne portait plus aucune trace de corruption. Tous ces faits, dont j'ai vérifié scrupuleusement l'exactitude en les répétant sur mon chien, semblent d'abord mettre hors de doute le principe général que nous nous proposons d'établir. Cependant, en les analysant, il est facile de voir qu'ils sont loin d'avoir la valeur qu'on serait disposé à leur attribuer.

Que de la viande encore saine, ou déjà en partie corrompue se conserve pendant quelques jours dans du suc gastrique, à une basse température, sans que la putréfaction s'établisse dans le premier cas, ou fasse des progrès sensibles dans le second; il ne faut voir dans ce fait que l'action plus ou moins anti-sceptique exercée sur les matières animales par tous les acides étendus indistinctement, et non le résultat d'une modification spéciale développée par le suc gastrique, attendu que l'acidité constante de ce fluide suffit à elle seule pour expliquer le phénomène. Relativement aux expériences des docteurs Helm et Beaumont, quoique d'abord elles semblent plus concluantes, je ne les crois pas à l'abri de toute objection. Voici en effet ce que j'ai remarqué en les reproduisant sur mon chien. Lorsque j'introduisais dans l'estomac de cet animal des morceaux de viande corrompue, que j'avais préalablement enveloppés d'un tissu clair, afin de pouvoir les retirer à volonté, la chair conservait son caractère putridineux pendant les premières heures, et jusqu'à ce que les couches les plus extérieures en eussent été détachées par la chymification ; alors la partie centrale exhalait réellement une odeur de moins en moins infecte, et le chyme qui en provenait différait à peine de celui qui aurait été fourni par de la viande fraîche. Que conclure de là, si ce n'est que la putréfaction étant moins avancée dans l'intérieur des morceaux que dans leurs parties extérieures, et le chyme disparaissant de l'estomac à mesure qu'il est élaboré, les dernières portions de ce produit pouvaient offrir des caractères putridineux de moins en moins prononcés sans qu'il soit besoin d'admettre que la putréfaction ait réellement rétrogradé. Enfin, si la viande gâtée mise en digestion à 40 degrés avec du suc gastrique fournit un chyme moins fétide, cela peut très-bien provenir de ce que la putréfaction cessant de faire des progrès, une partie des gaz infects déjà formés se dégagent par l'effet de la chaleur, sans être remplacés par d'autres.

Il résulte de ces considérations que, parmi les faits connus, il n'en est jusqu'ici aucun qui prouve suffisamment que le suc gastrique ait pour effet de faire rétrograder la putréfaction des matières qui sont soumises à son influence, soit dans l'estomac, soit au dehors, à la température naturelle du corps, et que, si des substances animales peuvent se conserver pendant quelques jours exemptes de putréfaction, lorsqu'elles sont plongées dans ce suc à une température inférieure à celle qui est nécessaire pour opérer leur conversion en chyme, il ne faut voir en cela que l'effet ordinaire exercé sur les matières putréfiables par les acides étendus.

Ce point étant établi, il nous reste à constater ce qui advient aux substances putrescibles, après qu'elles ont été converties en chyme par le suc gastrique sous l'influence d'une température convenable, soit dans l'estomac, soit hors de ce viscère. Or nous avons vu dans le précédent chapitre que toutes ces matières peuvent se conserver exemptes de putréfaction pendant un temps variable, mais toujours fort long, plusieurs mois par exemple; ce qu'on ne saurait attribuer ni à l'acide qui prédomine dans le suc gastrique dont elles sont encore imprégnées, puisque nous avons constaté que le phénomène avait également lieu après que la pâte chymeuse avait été rendue alcaline par l'addition de la potasse ou de la soude, ni à la continuation de l'influence toute spéciale que le suc gastrique exerce sur ces sortes de matières, puisque la neutralisation dont nous venons de parler anéantit complétement la vertu chymifiante de ce suc, ainsi que nous le démontrerons par la suite. Il faut donc reconnaître que, si les matières azotées ramollies par le suc gastrique conservent leur intégrité de composition beaucoup plus longtemps qu'elles ne l'eussent fait avant d'avoir éprouvé le travail chymificateur, cela tient évidemment à un fait accompli, à une modification intime qu'elles ont subie dans ce travail, et par suite de laquelle l'affinité qui réunissait leurs molécules intégrantes s'est accrue en même temps que l'affinité de cohésion éprouvait au contraire l'affaiblissement dont nous avons parlé. On dirait donc que l'une de ces forces s'est convertie en l'autre, ce qui indiquerait entre elles une identité d'origine qui s'accorderait assez bien avec la manière dont on envisage aujourd'hui la composition générale des corps. Quoi qu'il en soit, et sans aborder ces hautes questions de philosophie chimique, nous pouvons conclure des expériences et considérations précédentes que l'action spéciale exercée par le suc gastrique sur les matières azotées qui font partie de cette catégorie consiste *à diminuer leur affinité de cohésion et à augmenter leur affinité de composition.*

S'il en est ainsi, l'action spéciale exercée par le suc gastrique, loin de favoriser la décomposition des matières alimentaires, et de faire que leurs éléments se combinent dans de nouveaux rapports pour donner naissance à un même produit, cette action, disons-nous, a au contraire pour effet d'en maintenir la stabilité, et de mettre obstacle aux différentes altérations spontanées qu'elles subiraient sans son intervention. Ainsi se trouve légitimé le principe fondamental que nous avons admis à priori dans un de nos premiers chapitres, savoir que toute substance azotée qui a subi convenablement l'action du suc gastrique est préservée de la putréfaction pendant un temps qu'on ne saurait limiter, mais dont la durée excède toutefois de beaucoup celle du séjour que les matières alimentaires font généralement dans les différentes parties du tube digestif.

Nous devons conclure également des faits qui précèdent que le chyme n'est point une matière homogène, pultacée, grisâtre, etc., tel qu'on le trouve décrit dans la plupart des auteurs classiques, et c'est avec raison

que M. Magendie rejette cette description banale, qui
fait du chyme un produit chimérique bien différent du
véritable chyme que l'on rencontre dans l'estomac ou
que l'on produit artificiellement à l'aide du suc gastrique.
« Il y a, dit ce célèbre expérimentateur, autant d'espèces
de chyme qu'il y a d'espèces d'aliments, si l'on en juge
par la couleur, la consistance, l'aspect, etc., comme on
peut aisément s'en assurer en faisant manger à des chiens
différentes substances alimentaires simples, et en les
tuant pendant le travail de la digestion. J'ai plusieurs
fois constaté le même résultat chez l'homme, sur des
cadavres de suppliciés, ou d'individus morts d'accidents. »
(Traité de physiologie, t. 2, p. 88.)

Le grand nombre d'expériences que j'ai faites sur
ce produit, et dont j'ai consigné une partie dans le
chapitre précédent, sont complétement d'accord avec
l'opinion émise par M. Magendie, et m'ont démontré
que le chyme offre des caractères extérieurs aussi variables que les aliments susceptibles de le fournir. En
effet, d'après ce que nous avons vu, le chyme doit être
considéré comme un composé de matières ou simplement dissoutes par l'eau acidulée qui entre dans la composition du suc gastrique, ou ramollies et divisées par
l'action de ce suc et des mouvements péristaltiques de
l'estomac, ou enfin inaltérées, et telles qu'elles ont été
ingérées après la mastication. Il n'est donc pas étonnant
qu'il conserve en grande partie la couleur, l'odeur et la
saveur des aliments qui l'ont produit. Quant à la prétendue homogénéité du chyme, je puis affirmer que
c'est une erreur dont on peut se convaincre en exami-

nant les aliments aux différentes périodes du travail digestif, soit à l'aide des fistules gastriques établies sur des chiens, soit en mettant à mort plusieurs de ces animaux plus ou moins longtemps après leur repas. On trouve alors dans l'estomac une masse hétérogène, dans laquelle il est presque toujours facile de reconnaître une partie des aliments plus ou moins intacts. Ce n'est que vers la portion pylorique que cette matière, devenue à demi fluide, présente une certaine homogénéité ; mais, s'il est impossible d'y découvrir les différents éléments organiques qui entrent dans sa composition, cela tient uniquement à l'état de division extrême dans lequel ils se trouvent.

Comme c'est dans la portion pylorique que l'on rencontre ordinairement le chyme le plus parfait, le plus complétement élaboré, la plupart des auteurs admettent que cette partie du viscère est plus apte à la formation de ce produit que le reste de l'estomac, attribuant cet effet à la plus grande quantité de suc qui y serait sécrété. Cette opinion est évidemment erronée, et il est étonnant qu'on n'en ait pas senti plus tôt toute l'inconséquence. En effet, si l'estomac était un vase inerte, c'est tout au plus si l'on eût pu admettre une pareille explication ; mais, comme cet organe est dans une agitation continuelle pendant le travail digestif, il est de toute impossibilité qu'il en soit ainsi, puisque la matière que l'on rencontre vers le pylore n'a pas toujours occupé cette portion du viscère.

La cause pour laquelle on rencontre ordinairement vers l'orifice pylorique le chyme le mieux élaboré me paraît complexe. L'action de la pesanteur semble ne pas y être complétement étrangère, et il est facile de comprendre que la position relativement inférieure de l'extrémité pylorique détermine le suc gastrique et les parties les plus atténuées, et par conséquent les plus mobiles, de la pâte chymeuse à y affluer en s'infiltrant en quelque sorte à travers les parties les plus grossières de la masse alimentaire. Il est encore une autre cause dont l'efficacité me paraît à la fois et plus grande et plus incontestable, mais dont le modus faciendi est environné de la plus profonde obscurité : c'est une sorte d'élection effectuée par le viscère lui-même sur les différentes matières qu'il renferme, élection par suite de laquelle certaines de ces matières sont dirigées de préférence vers telle ou telle partie de l'organe, par un mécanisme dont le jeu échappe à nos moyens d'investigation. Voyez ce qui se passe chez quelques personnes dont l'estomac est affecté de maladie organique ou même d'une simple névrose ; souvent il leur arrive de vomir, peu de temps après les repas, des aliments qu'elles ont pris la veille, sans rejeter ceux du dernier repas ; d'autres fois, ce qui est plus incompréhensible encore, si au nombre des aliments ingérés simultanément dans un même repas il s'en trouve un seul pour lequel le malade éprouve de l'antipathie, il le rejette bientôt par le vomissement en conservant tous les autres, malgré l'état de mélange ou ils doivent nécessairement se trouver dans l'estomac. Or, n'est-il pas fort probable qu'en vertu de cette faculté élective dont il est doué, l'estomac dirige vers l'extrémité pylorique, par une certaine combinaison dans le

mouvement péristaltique de ses parois, les matières alimentaires les plus atténuées, ou du moins les plus propres par leur ramollissement à subir le dernier degré de
trituration que la partie pylorique du viscère leur fait
éprouver ? Enfin, une troisième cause qui contribue
incontestablement à ce qu'on rencontre en cet endroit
un chyme plus fluide et plus homogène, c'est que cette
portion du viscère est, comme nous l'avons vu, spécialement organisée pour pétrir et broyer les matières dont
la cohésion a été préalablement affaiblie par l'action du
suc gastrique. C'est là en effet, c'est dans le boyau pylorique, véritable gésier rudimentaire, que la pâte chymeuse
reçoit son dernier perfectionnement par l'action toute
mécanique exercée sur elle.

On le voit, considérée d'une manière générale, la
chymification n'est, en dernière analyse, qu'une *dissolution* ou une *division* de la matière, qui ne subit dans ce
changement d'état aucune espèce de décomposition. Pris
dans un sens large, le système des mécaniciens était donc,
de tous les systèmes anciens, celui qui s'approchait le plus
de la vérité ; car, en définitive, il aboutissait à ce principe,
que les matières alimentaires s'introduisent dans l'organisme avec toute leur intégrité de composition, et sans
subir aucune de ces métamorphoses chimériques auxquelles les chimistes d'alors avaient recours pour expliquer les phénomènes digestifs. Au surplus, et ce fait est
digne de remarque, les découvertes les plus récentes des
chimistes modernes viennent ici prêter leur appui au système que leurs devanciers ont combattu avec tant de
persévérance, en prouvant de la manière la plus péremp-

toire, que l'on rencontre tout formés dans le règne végétal la plupart des principes immédiats qui constituent l'organisme animal, et qu'en conséquence le travail digestif n'aboutit qu'à leur faire subir un simple changement d'état ou de forme sans en altérer la nature. On peut notamment consulter sur ce point le brillant Essai de statistique chimique des corps organisés publié par **M. Dumas**; on y verra que, considérant la digestion sous un point de vue général, ce célèbre chimiste ne lui attribue en définitive d'autre effet que de dissoudre ou de diviser les aliments, de façon, dit-il, que les matières solubles passent dans le sang, inaltérées pour la plupart; tandis que les matières insolubles arrivent dans le chyle, étant assez divisées pour être aspirées par les orifices des vaisseaux chylifères. (p. 40.) Cette théorie si simple, à laquelle l'auteur a été conduit par de hautes considérations philosophiques, est précisément celle à laquelle je suis arrivé moi-même par la voie de l'expérience; et, je l'avoue, ce n'est pas sans quelque satisfaction que j'ai vu le résultat de mes recherches confirmer ainsi les heureuses inspirations d'un savant aussi distingué.

VII. RECHERCHE DU PRINCIPE AUQUEL LE SUC GASTRIQUE EST REDEVABLE DE L'ACTION SPÉCIALE QU'IL EXERCE SUR CERTAINES MATIÈRES AZOTÉES.

Ce chapitre est, en quelque sorte, la suite et le complément de celui où nous avons fait l'analyse chimique du suc gastrique. Nous avons alors indiqué les différents principes organiques et inorganiques qu'il est possible de découvrir dans ce fluide à l'aide des procédés ordinaires ; mais nous n'avons pas dissimulé que ce travail était nécessairement incomplet, puisqu'il ne rendait pas compte du principe en vertu duquel ce suc exerce son influence particulière sur certains aliments. Comme, avant d'avoir étudié la formation du chyme, nous ignorions encore en quoi consiste cette influence, nous avons cru convenable de suspendre nos recherches sur ce point, jusqu'au moment où nous aurions le moyen de constater quels sont les agents capables d'isoler, s'il est possible, le principe en question, sans anéantir sa vertu spécifique.

Il est d'abord de toute évidence que, parmi les éléments indiqués dans notre formule, il ne s'en trouve aucun qui puisse expliquer l'action spécifique développée par le suc gastrique, cet effet ne pouvant être attribué ni à l'eau, ni au phosphate acide de chaux, ni aux deux chlorures alcalins, ni au mucus, ni à la matière odorante que l'analyse nous y a démontrés. Est-ce à dire pour cela qu'aucun de ces principes ne contribue à cette action ? Non, assurément. Or, pour apprécier la part que chacun d'eux peut y prendre, nous procéderons par voie d'exclusion, en les éliminant les uns après les autres, au moyen de différents agents chimiques.

Action du calorique sur le suc gastrique. La température de l'homme et des animaux dont l'organisation se rapproche le plus de la sienne est de 38 à 40 degrés centigrades. Du reste, on sait qu'elle peut varier de quelques degrés dans un même individu, selon les conditions de repos ou de mouvement auxquelles il est soumis, et selon aussi la situation plus ou moins profonde des parties explorées. C'est ce qui a été observé par le docteur Beaumont sur l'estomac de l'homme lui-même. En introduisant un thermomètre à travers la fistule de son malade, cet expérimentateur a souvent constaté que la température de ce viscère varie de 38 à 40°. Le travail digestif n'y apportait aucun changement. L'exercice pouvait l'élever d'un degré environ. Lorsqu'il enfonçait la boule du thermomètre profondément vers l'extrémité pylorique, la température s'élevait sensiblement, et la différence pouvait aller jusqu'à près d'un degré. De mon côté, j'ai vérifié sur mon chien toutes ces observations, et je les ai trouvées parfaitement exactes. Lorsque je maintenais la boule du thermomètre vers la portion moyenne de l'estomac, l'instrument marquait invariablement 39° ; mais en l'enfonçant vers le pylore, je pouvais le faire monter jusqu'à 39° 3/4. Du reste, j'ai constaté un très-grand nombre de fois que le travail digestif n'élève pas sensiblement la température du viscère.

C'est donc à la température de 38 à 40° degrés centig. que le suc gastrique agit chez l'homme et chez la plupart des animaux à sang chaud ; et c'est aussi à ce degré de chaleur que nous l'avons fait agir dans les expériences précitées de digestion artificielle, afin d'imiter le plus possible le travail de la nature. Toutefois, dans le but actuel de nos investigations, il devenait intéressant de rechercher quelle modification exercerait sur ce suc une température supérieure ou inférieure à celle que nous venons d'indiquer.

Le docteur Schwan dit positivement qu'une courte ébullition fait perdre à ce qu'il appelle le suc gastrique artificiel toute son action spéciale. Non-seulement j'ai constaté le même fait sur du suc gastrique naturel extrait de l'estomac de mon chien ; mais, ce qu'on était loin de prévoir, et ce que des expériences nombreuses m'ont démontré de la manière la plus positive, c'est qu'il suffit d'exposer le suc gastrique le plus actif à une température de 40 à 50 degrés centigrades pour lui faire perdre complétement et irrévocablement sa vertu, sans que, à l'aide de nos moyens actuels d'investigation, on puisse découvrir en quoi consiste l'altération qu'il a subie. En effet, il conserve toute sa transparence, sa limpidité, sa couleur, son odeur, son acidité ; aucun gaz ne s'en échappe ; aucun précipité, aucune coagulation ne s'y effectue ; en un mot, il serait impossible au chimiste le plus habile de distinguer un suc qui aurait subi cette altération, d'un autre suc qui ne l'aurait pas éprouvée, autrement qu'en essayant leur pouvoir chymificateur.

Ce fait est assurément fort remarquable ; et, si l'on pouvait encore conserver des doutes sur la réalité de l'action spécifique exercée par le suc gastrique, il serait bien propre à les anéantir. D'un autre côté, il semble déjà nous indiquer que l'action spéciale de ce suc tient à une matière éminemment altérable ; or, comme la plupart de ces matières sont de nature organique, c'est en quelque sorte une présomption pour penser que le principe dont il s'agit appartient à un composé de ce genre.

Si, au lieu d'élever la température du suc gastrique au-dessus de 40° centigrades, nous éprouvons sa vertu à une température inférieure à ce degré, nous la voyons aller en s'affaiblissant, à mesure que la température baisse. J'ai fait sur ce sujet les expériences suivantes.

Je pris deux flacons d'une égale contenance, et je les remplis exactement avec une même proportion de suc gastrique et de bœuf bouilli ; puis, après les avoir bien bouchés, j'exposai l'un à une température de 39 à 40° degrés centigrades, et laissai l'autre à une température de 18 à 20°. J'agitai de temps à autre. Or, tandis que la chymification était achevée au bout de huit ou neuf heures dans le premier vase, elle ne le fut qu'au bout de vingt-quatre ou trente heures dans le second. Du reste, le chyme produit dans les deux cas était exactement identique.

Je répétai la même expérience en baissant encore davantage la température, et, à 10 degrés, la chymification eut encore lieu, contrairement à l'assertion de Spallanzani, qui prétend qu'à 12 degrés le suc gastrique n'est pas plus actif que de l'eau pure. Toutefois, je dois dire que, dans ce cas, la chymification est extrêmement lente, et exige plusieurs jours pour s'accomplir.

Ainsi l'action intestine exercée par le suc gastrique sur les matières azotées se développe en raison directe de la température jusqu'à un point déterminé, passé lequel elle s'anéantit sans retour. Ces faits expliquent la lenteur bien connue du travail digestif chez les animaux à sang froid, qui empruntent des milieux ambiants la majeure partie du calorique dont ils sont imprégnés. Ces animaux, comme les plantes, reçoivent

du soleil l'influence vivifiante qui ranime les fonctions de
leur économie engourdie pendant la saison des froids, et
la digestion, dont l'énergie est subordonnée à celle du calorique, acquiert ainsi une activité proportionnée à l'augmentation des matériaux réparateurs que l'organisme
réclame pour se maintenir dans ce nouvel état ; admirable harmonie, qui coordonne le jeu des différentes parties de ce mécanisme compliqué, de telle sorte qu'elles
se servent mutuellement de régulateur.

Le suc gastrique ne se congèle qu'à deux ou trois degrés au-dessous de zéro. Lorsque, après l'avoir ainsi solidifié, et l'avoir maintenu dans cet état pendant un temps
plus ou moins long, on le fait dégeler lentement à une douce
température, il récupère toutes ses propriétés physiques,
et devient propre, comme auparavant, à opérer des chy-
mifications artificielles.

Action de l'air sur le suc gastrique. Quoi qu'on en
ait dit, l'estomac ne contient jamais d'air dans l'état
normal ; et l'on sait aujourd'hui à quoi s'en tenir sur les
assertions de Chaussier, qui prétendait que nous avalons
de l'air avec nos aliments. Lorsque l'estomac est rempli,
il s'applique exactement sur son contenu, et l'embrasse
de toute part. Il suit de là que le suc gastrique et les
matières alimentaires sont soustraits à l'influence de ce
gaz, ce qui en éloigne une des causes les plus actives de
décomposition putride.

Un fait très-singulier, et qui semble d'abord en
contradiction avec ce que nous avons dit dans le chapitre
précédent sur les propriétés anti-sceptiques du suc gastrique, c'est que ce fluide, exposé à l'air, à une douce

température, ne tarde pas à se putréfier. Pendant les chaleurs de l'été, l'espace de cinq ou six jours suffit pour produire cet effet. D'abord le liquide exhale une odeur fade, putridineuse ; il se trouble en perdant son acidité, se couvre de moisissures, et finit par offrir une réaction franchement alcaline. Ainsi décomposé, le suc gastrique a perdu complétement et irrévocablement sa propriété spécifique, et l'addition d'aucun acide ne peut la lui restituer.

Quelle est la matière qui se putréfie dans ce cas ? C'est, d'abord et bien certainement, le mucus, dont la filtration n'a pu débarrasser complétement le suc gastrique, mais c'est aussi, selon toute apparence, quelqu'autre principe organique auquel ce suc est redevable de sa vertu, et qui, une fois décomposé, ne peut reprendre son état primitif. Que cette matière, qui jouit de la singulière propriété d'affermir l'affinité de composition de certains corps quaternaires , ne puisse résister elle-même à la putréfaction, lorsqu'elle est exposée à l'air, cela est sans doute fort remarquable, mais n'implique nullement contradiction au principe que nous avons émis relativement à la résistance que le chyme oppose à la putréfaction ; car on comprend qu'un corps puisse, par sa présence ou son contact immédiat, déterminer dans un autre corps une modification moléculaire dont il n'est pas lui-même susceptible. Du reste, comme dans aucune partie du tube gastro-intestinal, le suc gastrique, pas plus que le chyme, n'est soumis à l'influence de l'air, il ne saurait y éprouver l'altération dont il s'agit.

Quoi qu'il en soit, le suc gastrique se putréfie au contact de l'air, lors même que celui-ci n'est pas renouvelé, ou qu'il ne se trouve qu'en proportion très-faible. Par exemple, si l'on remplit un flacon aux trois quarts avec du suc gastrique, et qu'on le bouche ensuite hermétiquement, la petite quantité d'air enfermé dans le vase suffit pour entraîner la putréfaction du fluide.

Ces faits expliquent peut-être les résultats négatifs obtenus par Spallanzani en voulant opérer des digestions artificielles à une température de dix à douze degrés. En effet, comme il agissait au contact de l'air, la putréfaction devait commencer à s'emparer du suc avant l'accomplissement du travail digestif, qui est très-long en pareil cas, ainsi que nous l'avons démontré.

Soustrait au contact de l'air, dans des flacons bien remplis et hermétiquement clos, le suc gastrique se conserve sans altération pendant un temps fort long. C'est ainsi que le docteur Beaumont a pu opérer des digestions artificielles avec du suc extrait de l'estomac de son malade depuis dix mois. De mon côté, je conserve 500 grammes de suc gastrique très-pur, que j'ai retiré, il y a deux ans, de l'estomac de mon chien. Renfermé, après une simple filtration, dans un flacon bouché à l'émeri, qu'il remplit complètement, il est resté sur une planche de mon laboratoire, où il a subi toutes les vicissitudes de température qu'entraîne le changement des saisons. Cependant il a conservé son odeur, sa couleur, sa transparence, et, ce qui est l'essentiel, toute la vertu qu'il possédait au sortir de l'estomac; ce dont je me suis assuré récemment, en le faisant agir, à une température convenable, sur différentes espèces de viande. Après l'avoir transvasé dans un flacon plus petit, je l'ai réintégré dans sa place habituelle, afin de pouvoir juger combien de temps sa propriété chymifiante pourra durer encore.

Neutralisation de l'acide, et élimination des sels du suc gastrique. Nous avons vu plus haut que le suc gastrique peut perdre toute sa vertu spécifique, sans rien perdre de son acidité normale; ce qui prouve surabondamment, je crois, que l'acide qui prédomine dans ce fluide n'est point la cause active de son action spéciale ; et pourtant, des expériences nombreuses m'ont démontré qu'après avoir été neutralisé avec un alcali, il perd complétement sa vertu, de sorte que la chair qui y reste plongée, à la température de 40°, ne tarde pas à entrer en fermentation putride.

D'autre part, si, après avoir neutralisé du suc gastrique avec un alcali, on le filtre, pour en séparer le phosphate neutre de chaux qui s'est en grande partie précipité, et qu'on l'acidifie de nouveau au même degré à peu près qu'auparavant, avec de l'acide phosphorique pur, il récupère à l'instant toute son énergie primitive. Au lieu d'acide phosphorique, on peut aussi employer avec un égal succès tout autre acide organique ou inorganique, tel que les acides chlorhydrique, sulfurique, sulfureux, acétique, lactique, citrique, cyanhydrique, etc.

De ces faits, nous devons conclure que l'acidité est une condition sans laquelle le suc gastrique ne peut développer son action spécifique, mais qu'elle n'est point la cause efficiente de cette action, et que, du reste, la nature de l'acide ne paraît pas être ici d'une grande importance.

Nous avons dit que, quand on neutralise du suc gastrique, la matière calcaire se précipite à l'état de phosphate neutre ; or, comme l'élimination de ce sel n'empêche pas le suc gastrique de reprendre son activité
première par l'addition d'un acide quelconque, il résulte
de là que la présence d'un sel calcaire n'est point indispensable, et que l'acide phospqhorique à l'état de
liberté absolue agirait aussi énergiquement. Au surplus,
une expérience bien simple permet de mettre cette vérité
hors de toute contestation : elle consiste à précipiter
toute la matière calcaire contenue dans le suc gastrique,
à l'aide de l'acide oxalique ou de l'oxalate d'ammoniaque, et à faire agir ensuite ce suc, après filtration, sur
de la viande ; on voit alors qu'elle éprouve les mêmes
modifications que si le suc gastrique eût été dans son état
normal.

Les autres sels que le suc gastrique renferme ne paraissent pas non plus essentiels à son action spéciale ;
car on peut les éliminer sans que ce suc perde sensiblement sa vertu. Ces sels sont, comme nous l'avons vu, du
chlorure de sodium et peut-être du chlorhydrate d'ammoniaque. Pour les précipiter l'un et l'autre, il suffit de
verser dans du suc gastrique un sel argentique soluble,
jusqu'à ce qu'il n'y détermine plus aucun trouble. A cet
effet, je me suis servi, soit du phosphate acide d'argent,
soit même du nitrate, en ayant soin, dans ce dernier cas,
de rendre la dissolution du sel d'argent légèrement acide
par l'addition de quelques gouttes d'acide acétique ou d'a-
cide lactique. Nous verrons plus loin ce qui oblige d'acidu-
ler ainsi les réactifs liquides par lesquels on traite le

suc gastrique. Du reste, comme il est presque impossible
d'ajouter précisément la quantité de sel argentique nécessaire pour précipiter tout le chlore des chlorures, il
convient d'en employer un petit excès, sauf à précipiter
ensuite cet excès par quelque chlorure insignifiant, tel
que celui de magnésium, de calcium, etc. Quoi qu'il en
soit, des expériences répétées à plusieurs reprises m'ont
démontré clairement qu'ainsi privé de ses chlorures, le
suc gastrique n'en opère pas moins bien la chymification des matières azotées.

*Action de l'eau simple ou acidulée sur le suc gastri-
que.* Comme la plupart des autres fluides qui font partie
de l'économie animale, le suc gastrique contient une
forte proportion d'eau. On ne saurait révoquer en doute
que cette eau ne soit nécessaire à son action ; cependant
il était intéressant de rechercher si la soustraction ou
l'addition d'une certaine quantité de cet élément appor-
terait quelque modification à sa manière d'agir.

Je fis donc dessécher du suc gastrique à l'air libre, en
l'étendant sur des plaques de verre, que j'exposai au
soleil, ou mieux encore, sous le vide de la machine pneumatique. Dans les deux cas, le résidu de cette opération
fut une matière blanchâtre, déliquescente, qui, lorsqu'elle
était bien sèche, adhérait aux parois des vases, et que je
détachai en la raclant avec un couteau. Cette matière
était soluble dans l'eau pure, à l'exception de quelques
flocons muqueux. Or, le solutum, acidulé par de l'acide
acétique, au même degré à peu près que le suc gastrique,
opéra la chymification de différentes espèces de viandes
presque aussi parfaitement que le suc gastrique au sor-

tir de l'estomac. De même aussi, du suc gastrique réduit à moitié de son volume sous le vide de la machine pneumatique, ayant été mis en contact immédiatement et sans aucune autre modification, à une température de 40° degrés centigrades, avec de la viande bouillie, en opéra très-bien la chymification. L'action parut même plus énergique que de coutume.

Si, au lieu de priver le suc gastrique d'une partie de l'eau qu'il renferme, on y en ajoute une nouvelle proportion, sa propriété chymifiante s'affaiblit à mesure que son acidité diminue, et finit par s'anéantir complétement. Il suffit, pour produire cet effet, d'ajouter au suc gastrique le plus actif environ deux fois son volume d'eau. Mais si, au lieu d'étendre le suc gastrique avec de l'eau pure, on y ajoute de l'eau acidulée avec un acide quelconque, au même degré à peu près que le suc gastrique naturel, ce fluide conserve sensiblement toute sa vertu primitive. On peut ainsi, non-seulement doubler, tripler, quadrupler le volume du suc gastrique, mais même y ajouter jusqu'à vingt et trente fois son poids d'eau acidulée, sans qu'il cesse pour cela de fonctionner à la manière ordinaire. Toutefois, il est bon de faire observer que tous les sucs gastriques ne supportent pas également bien une semblable dilution, et qu'il arrive quelquefois à ce fluide de perdre toute sa vertu, lorsqu'il est étendu de dix à douze fois son volume d'eau acidulée ; ce qui semble indiquer que le principe actif que nous recherchons ne s'y trouve pas toujours en même proportion, ou peut être aussi qu'il n'est pas toujours doué d'une même énergie. Quoi qu'il en soit, ces faits, dont j'ai vérifié scrupuleusement l'exactitude par de nombreuses expériences, m'ont paru dignes de remarque, et nous aurons occasion de revenir plus loin sur les conséquences qu'on peut en déduire.

Altération ou élimination des matières organiques contenues dans le suc gastrique. Nous avons déjà vu qu'il suffit d'une température de 40 à 50 degrés centigrades pour faire perdre irrévocablement au suc gastrique sa propriété spécifique, et tout nous porte à croire que cet effet provient de l'altération subie par quelque matière organique particulière. Ce qui vient à l'appui de cette opinion, c'est que tout agent chimique tant soit peu énergique produit le même résultat : tels sont, entre autres, l'alcool absolu, les acides et les alcalis concentrés, le chlore, etc. Voici du reste les expériences qui prouvent cette assertion.

Je pris 100 grammes de suc gastrique pur, et, après les avoir filtrés, je les desséchai complétement sous le vide de la machine pneumatique; puis, je traitai le résidu par 60 grammes d'alcool à 40 degrés, ayant soin de n'agir qu'à une température inférieure à 40 degrés centigrades. Par l'agitation, le mélange se troubla beaucoup, et laissa ensuite déposer une grande quantité de flocons blancs. Le liquide surnageant devint alors parfaitement limpide. J'en décantai la majeure partie à l'aide d'une pipette, et, après l'avoir convenablement acidulée avec de l'acide acétique, je constatai qu'il ne possédait aucune vertu spécifique. Quant à la matière floconneuse restée au fond du vase, je la traitai par 50 grammes d'eau acidulée, qui parut n'en dissoudre qu'une faible partie. Du reste, le solutum filtré ne possédait pas la moindre vertu.

Si, au lieu d'agir ainsi que nous venons de l'indiquer, on traite le suc gastrique par de l'alcool faible, ce fluide conserve en grande partie sa vertu particulière. Il suffit, pour en acquérir la preuve, de mélanger ce suc avec son volume d'eau-de-vie commune légèrement acidulée, et de constater ensuite son action spécifique. Les conséquences à déduire de ce fait sont trop évidentes pour que nous soyons obligés de les signaler.

Les acides minéraux concentrés anéantissent aussi la vertu du suc gastrique, quand ils sont employés en certaine proportion; un quart d'acide sulfurique, par exemple, suffit pour produire cet effet. Les alcalis caustiques agissent de même, sans qu'aucune acidification secondaire puisse rétablir la propriété perdue.

Il est certains agents chimiques qui jouissent, comme on sait, du pouvoir d'absorber ou de précipiter la plupart des matières organiques de leurs dissolutions : tels sont, entre autres, le noir animal, l'acide tannique, et certains sels. Nous allons entrer dans quelques détails à cet égard.

Si l'on traite à froid du suc gastrique aussi pur que possible par environ le quart de son poids de noir animal préalablement lavé à l'acide chlorhydrique, et qu'ensuite on le filtre, il perd complétement sa vertu, bien qu'il reste aussi acide qu'auparavant, et qu'il conserve tous les principes inorganiques que nous y avons signalés. Après ce traitement, il perd sa couleur et son odeur, et il ne renferme plus ni mucus ni matière organique quelconque. J'ai répété plusieurs fois cette expérience aussi simple que remarquable.

L'acide tannique détermine dans le suc gastrique un précipité blanc très-abondant, et la liqueur filtrée ne conserve plus aucune vertu.

Le chlore agit d'une manière semblable, et le précipité n'est plus susceptible de se dissoudre dans l'eau simple, ni dans l'eau acidulée. Après ce traitement, le liquide perd également toute son action spécifique.

A l'exception de l'acétate de plomb, je ne connais aucun sel qui précipite la matière organique contenue dans le suc gastrique. Ni le sulfate d'alumine et de potasse, ni le prussiate ferruré de la même base, ni le deuto-chlorure de mercure lui-même ne sauraient produire cet effet. Traité par ces réactifs, et filtré ensuite, le suc gastrique ne perd pas sensiblement de sa vertu.

S'il en est ainsi, que penser des expériences du docteur Schwan, qui prétend avoir isolé le principe actif du suc gastrique en le précipitant à l'aide du deuto-chlorure de mercure ? Pour faire comprendre la méthode analytique employée par cet auteur, il est nécessaire que nous entrions d'abord dans quelques explications sur certaines idées fort répandues en Allemagne relativement au suc gastrique ; ce que nous ferons d'autant plus volontiers que les faits dont nous aurons à nous entretenir ne peuvent que concourir à éclairer la question qui nous occupe en ce moment.

Le Dr Eberle ayant remarqué que, chez certains animaux qui avaient mangé beaucoup de matières solides, la pelote alimentaire était recouverte d'un mucus ferme et grisâtre qui, dissous dans de l'eau acidulée, exerçait une action dissolvante presque égale à celle du suc gastrique, en conclut que la propriété spécifique de ce suc est due à une matière muqueuse, et que tout mucus, même le mucus nasal, mis en contact avec de l'eau acidulée par l'acide acétique ou par l'acide chlorhydrique, est susceptible de produire une liqueur digérante, qu'il désigne sous le nom de *suc gastrique artificiel*. Pour obtenir ce suc, il suffit de traiter, à une douce chaleur, une membrane muqueuse quelconque par de l'eau faiblement acidulée à l'aide d'un des acides précédents. La liqueur filtrée jouit, selon l'auteur, de la propriété de dissoudre et de ramollir plusieurs substances alimentaires, notamment le blanc d'œuf coagulé.

Les idées du docteur Eberle ont été adoptées, avec quelques modifications, par la plupart des physiologistes allemands, notamment par MM. Muller, Purkinje et Pappenheim, Burdach, Schwan, etc. Ce dernier va même plus loin, et prétend, comme nous l'avons dit ailleurs, extraire du suc gastrique artificiel un principe particulier, qu'il désigne sous le nom de *pepsine*. Cette substance se dissout dans l'eau, l'acide chlorhydrique étendu et l'acide acétique ; l'alcool et la chaleur de l'ébullition la décomposent ; le tanin, l'acétate de plomb, et le deuto-chlorure de mercure la précipitent ; mais elle n'est point précipitable par les alcalis, ni par le cyanure de potassium et de fer. Pour la mettre en évidence, il faut ajouter du cyanure de potassium et de fer au suc gastrique artificiel, filtrer la liqueur, la neutraliser par du carbonate de potasse, y verser du deuto-chlorure de mercure qui précipite la pepsine combinée avec de l'osmazôme, redissoudre ces substances par l'ad-

dition de l'acide chlorhydrique , faire passer un courant
de gaz sulfhydrique dans la liqueur, enfin les séparer par
la filtration du sulfure de mercure ; il ne reste plus alors
qu'à séparer l'osmazôme de la pepsine. L'auteur indique le lait comme le réactif qui sert à distinguer cette
dernière, de manière qu'un liquide neutre qui fait cailler
le lait, et qui perd cette propriété par l'ébullition doit
être considéré comme contenant de la pepsine. (Muller,
Archiv., 1836, p. 130.)

En vérité, c'est une étrange prétention que de vouloir
faire passer pour une matière distincte et isolée le produit complexe qui doit résulter d'un semblable traitement ; et j'avoue que, pour mon propre compte, il m'est
impossible de comprendre la manière d'agir de tous les
réactifs employés dans cette opération. Par exemple,
que fait là le cyanure de potassium et de fer, qui, mis en
contact avec une liqueur acide comme le suc gastrique,
ne manque pas de dégager de l'acide cyanhydrique, en
même temps qu'il précipite du phosphate neutre de chaux
entraînant un peu de mucus ? Si c'est là le résultat qu'on
en attend , je ne comprends pas où cela peut conduire.
Quant au deuto-chlorure de mercure, que l'auteur considère comme l'agent qui doit précipiter la pepsine, je
déclare formellement ne point lui reconnaître cette propriété, attendu qu'il ne précipite point ce principe, lorsqu'on l'ajoute à du suc gastrique naturel, ainsi que nous
l'avons démontré. Je ne puis donc voir dans tout cela
qu'une analyse défectueuse ; et j'en conclus qu'il faut ranger la pepsine à côté de la ptyaline, parmi les fausses découvertes, qui ne sauraient avoir de valeur qu'aux yeux

des personnes complétement étrangères aux connaissances chimiques; non point que je conteste l'existence, dans le suc gastrique, d'un principe organique particulier, que tout concourt, au contraire, à y faire admettre; mais je nie que le produit obtenu d'après la méthode du docteur Schwann soit réellement ce principe à l'état d'isolement.

La question que nous venons de soulever nous conduit naturellement à examiner les faits d'après lesquels les savants physiologistes que nous avons cités ont été conduits à admettre la possibilité de produire un suc gastrique artificiel. J'avais fait moi-même un très-grand nombre d'expériences sur ce sujet, avant d'avoir connaissance des travaux publiés en Allemagne. Voici comment j'y avais été amené.

Dès le début de mes recherches sur la digestion, et lorsque je n'avais encore sur la composition et la manière d'agir du suc gastrique, que les notions vagues que j'avais puisées dans les auteurs, je crus devoir essayer quelle serait l'action de l'acide lactique sur différents aliments, notamment sur de la viande bouillie. A cet effet, je mis une certaine quantité de cette dernière substance dans de l'eau sucrée préalablement acidifiée sous l'influence d'une portion de caillette de veau bien lavée, ayant soin de maintenir constamment la température à 40 degrés centigrades. Or, quel ne fut pas mon étonnement de voir qu'au bout de huit ou neuf heures, la viande s'était ramollie absolument comme dans le suc gastrique, de sorte qu'en l'agitant, on la réduisait en une pâte chymeuse parfaitement homogène. Je pensai d'abord que

l'acide lactique jouissait peut-être de la propriété singulière de ramollir les tissus animaux, et que c'était probablement à cet acide que le suc gastrique était redevable de sa vertu. Toutefois mon erreur ne fut pas de
longue durée, car ayant répété l'expérience avec de l'eau
sucrée acidifiée sous l'influence d'une portion d'intestin
de veau, au lieu de caillette, je ne pus obtenir aucune
espèce de chymification : la viande resta dure, filandreuse
telle qu'elle est, en un mot, après avoir été macérée dans
l'eau. Il me fut dès lors facile de comprendre que la différence entre ces deux résultats provenait de ce que,
dans le premier cas, la membrane muqueuse de l'estomac employée à l'acidification du sucre avait cédé au
liquide un principe particulier qui ne se trouvait point
dans la muqueuse intestinale.

Les mêmes expériences répétées comparativement sur
d'autres parties du tube digestif de différents animaux
donnèrent constamment des résultats identiques avec
ceux que nous venons d'indiquer : c'est-à-dire que l'eau
sucrée acidifiée par l'estomac jouit seule de la vertu
chymifiante, tandis que la même eau acidifiée par toute
autre portion du canal digestif ne donnait lieu à aucun
phénomène semblable, à tel point qu'il était toujours
facile de distinguer par ce moyen un liquide acidifié par
l'estomac, d'un autre liquide semblable en apparence,
mais qui avait été acidifié par le contact de tout autre
tissu.

Chacun peut facilement répéter ces expériences, qui,
non-seulement offrent un moyen aussi simple que commode de vérifier la plupart des phénomènes de diges-

tions artificielles dont nous avons parlé précédemment,
mais qui conduisent à des conséquences importantes,
que nous allons indiquer en peu de mots.

Et d'abord, elles peuvent servir à faire distinguer quelle
est la portion du tube digestif qui doit être considérée
comme l'estomac, lorsqu'il existe plusieurs dilatations
successives qui sembleraient mériter également cette dénomination. C'est ainsi, par exemple, que chez les gallinacés, il existe trois de ces dilatations, dont la plus petite, et en apparence la moins importante, est cependant
le véritable estomac ; car elle seule abandonne à l'eau
acidulée un principe spécifique : c'est le ventricule succenturié. Il en est de même des ruminants, dont la caillette se trouve être, par suite de ce genre d'épreuve, le
seul et unique estomac ; puisque, des quatre ventricules
qui existent chez ces animaux, elle seule communique
à l'eau acidulée la propriété de convertir en chyme les
matières azotées.

Ces expériences font voir aussi qu'il n'existe aucun suc
intestinal analogue au suc gastrique ; et, comme le cœcum
n'est pas plus capable que le reste de l'intestin de produire une liqueur digestive quand on le traite par de
l'eau acidulée, il s'ensuit que cet organe ne sécrète aucun
suc analogue au suc gastrique, contrairement à l'opinion
d'un grand nombre de physiologistes allemands, qui
considèrent le cœcum comme une sorte de second
estomac.

Enfin, ces expériences prouvent que le principe actif
du suc gastrique est essentiellement identique dans
toutes les espèces animales, quel que soit leur genre d'a-

limentation. En effet, de l'eau sucrée acidifiée sous l'influence d'une portion d'estomac exerce sur les différents tissus animaux une action chymifiante aussi énergique, lorsque l'estomac provient d'un herbivore, que lorsqu'il provient d'un carnivore. C'est ainsi, par exemple, qu'un liquide acidifié par un estomac de veau, de mouton ou de lapin, opère la chymification de la viande tout aussi bien que s'il avait été préparé avec l'estomac d'un chien, d'un chat, ou de tout autre animal carnassier. L'estomac des animaux à sang froid communique aussi aux liquides qu'ils acidifient une puissance chymifiante au moins égale à celle dont sont doués les liquides acidifiés par des estomacs d'animaux à sang chaud. J'ai particulièrement constaté ce fait avec des estomacs de couleuvres, d'anguilles, de brochets, de truites et de saumons. C'est ce qui explique comment il se fait que tous les herbivores peuvent devenir carnivores, ainsi que l'attestent des faits nombreux qui sont à la connaissance de tous les lecteurs. Si la réciproque n'a pas toujours lieu, c'est-à-dire, si les carnivores peuvent rarement devenir herbivores, on doit l'attribuer surtout à l'insuffisance des agents de mastication. On sait, du reste, que les carnassiers que nous élevons en domesticité contractent facilement l'habitude de notre régime en partie végétal, et l'on sait aussi que la plupart de ceux qui vivent à l'état sauvage, tels que les loups, les renards, etc., sont très-avides de fruits. En cas de besoin, presque tous les animaux peuvent devenir omnivores. Au surplus, qu'un même principe puisse agir sur les aliments provenant des deux règnes, il n'y a en cela rien de bien surprenant, puisque, comme nous l'avons vu, ce principe n'exerce son action spécifique que sur certaines substances azotées, dont la composition est la même, soit qu'elles se trouvent disséminées dans les produits des végétaux, ou qu'elles constituent les divers tissus des animaux.

Si, au lieu d'acidifier de l'eau sucrée par des morceaux d'estomac ou d'intestin, on traite directement chacun de ces tissus par de l'eau acidulée à l'avance avec un acide quelconque, et qu'on prolonge le contact, à une douce température, pendant plusieurs heures, le résultat est absolument le même que dans les expériences précédentes : c'est-à-dire que le liquide dans lequel l'estomac a macéré possède seul la propriété spécifique, tandis que le liquide acidulé sous l'influence de l'intestin en est complétement dépourvu.

S'il en est ainsi, la théorie émise par le docteur Eberle, relativement à la formation du suc gastrique artificiel, est complétement fausse, puisque, loin que toute membrane muqueuse soit susceptible de lui donner naissance, sous l'influence d'un menstrue acide, il n'y a absolument que l'estomac qui produise cet effet. On ne saurait donc l'attribuer au mucus, comme le fait cet auteur, et prétendre que, dans ces circonstances, le fluide chymificateur se forme de toute pièce par la combinaison directe de l'acide et de la matière muqueuse, ou par la décomposition de cette dernière. Il me semble, au contraire, de toute évidence que la vertu spécifique dont sont doués les liquides acides dans lesquels des morceaux d'estomac ont macéré est due à la présence d'une certaine quantité du principe auquel le suc gastrique naturel est redevable de son action particulière, principe qui paraît être logé et mis en réserve dans les follicules nombreux dont la muqueuse gastrique est parsemée. Dans tous les cas, des expériences multipliées m'ont démontré que ce suc factice se comporte avec la chaleur et les différents réactifs, comme le suc gastrique naturel, abstraction faite des caractères particuliers dus aux acides mis en usage.

En résumé, si nous récapitulons les différents ordres de faits relatés dans ce chapitre, nous trouvons que l'action spécifique exercée par le suc gastrique sur certaines substances azotées doit être attribuée à une matière particulière, qu'il n'a pas été possible d'obtenir jusqu'alors à l'état d'isolement, et qui est bien certainement de nature organique. Quoique cette matière paraisse avoir de l'analogie avec le mucus, à en juger d'après la manière dont elle se comporte avec les réactifs, elle en diffère cependant par quelque modification chimique que nous ne pouvons comprendre, et encore moins reproduire artificiellement. Elle appartient évidemment à cette classe particulière de produits organiques que l'on désigne sous le nom générique de ferments, et dont les moindres parcelles suffisent, comme on sait, pour susciter dans certains composés, avec lesquels ils sont en rapport, des changements moléculaires plus ou moins prompts à se manifester. Tantôt, ces matières paraissent agir par leur simple contact (force catalytique), et d'autres fois, elles ne parviennent à rompre l'équilibre dans les affinités des autres corps qu'en entrant d'abord elles-mêmes en action chimique. Il serait difficile de déterminer en vertu duquel de ces deux modes d'influence la matière particulière du suc gastrique intervient dans le travail de la chymification, et nous n'entreprendrons pas de pousser plus avant nos recherches vers ces points obscurs, qui semblent limiter le champ de la science.

La matière particulière du suc gastrique, ou, autrement dit, le ferment gastrique commence sans doute à exercer son action dès qu'il est en contact avec les différents principes azotés dont il détruit la cohésion. Toutefois, il est digne de remarque que l'effet produit, au lieu de se manifester graduellement, se développe, pour ainsi dire, tout à coup, et s'achève dans un court espace de temps. Par exemple, si vous plongez de la viande bouillie dans du suc gastrique, à une température de 39 à 40 degrés, vous n'y remarquez pas le moindre changement pendant les sept ou huit premières heures : le tissu reste aussi dur et aussi ferme que s'il avait été plongé dans l'eau simple, et ce n'est que vers la huitième heure qu'on s'aperçoit d'un commencement de ramollissement, qui fait des progrès tellement rapides qu'au bout d'une heure au plus, la chimification est complétement terminée, si rien n'a entravé la marche régulière de l'opération. On peut donc comparer la manière dont le suc gastrique procède à celle suivant laquelle agissent les substances azotées qui provoquent la conversion du sucre en mannite et en acide lactique. Nous avons vu en effet que, dans ce cas, le liquide ne commence à donner des indices d'acidité qu'après un

certain laps de temps, à partir duquel la métamorphose
s'effectue d'une manière très-rapide.

J'ai constaté que le même phénomène a lieu dans
l'estomac, à cela près qu'il est moins marqué, parce que
le travail chymificateur y marche avec beaucoup plus de
promptitude. C'est sans doute ce qui a fait dire à quelques auteurs que le suc gastrique ne commence à exercer son action sur les aliments qu'une heure environ après
leur introduction dans l'estomac. C'est une erreur ; car,
de ce que l'action de ce suc ne devienne perceptible à
nos sens qu'après un certain temps, il ne s'ensuit pas
qu'elle n'ait été mise en jeu qu'au moment où ses effets
nous deviennent manifestes.

Nous venons de dire que le travail de la chymification
s'effectue beaucoup plus rapidement dans l'estomac que
dans des vases inertes. Ce fait a été constaté par tous
les expérimentateurs, notamment par Spallanzani et
par le docteur Beaumont. D'après les observations qui
me sont propres, le suc gastrique agit deux ou trois
fois plus lentement dans des vases inertes que dans le
ventricule, quoique, finalement, le produit soit parfaitement identique dans les deux cas, et qu'il soit absolument impossible de distinguer, toutes choses égales d'ailleurs, du chyme provenant d'une digestion artificielle
de celui qui aurait été élaboré dans l'estomac lui-même.

A quoi tient cette différence dans la marche du travail
chymificateur ? Spallanzani l'attribuait à ce que le suc
gastrique n'était pas suffisamment renouvelé dans les vases, opinion qui lui avait été suggérée sans doute par sa
théorie de la dissolution chimique ; attendu qu'une ma-

tière soluble se dissout généralement d'autant plus vite dans un menstrue, que celui-ci est plus abondant, ou, ce qui revient au même, plus fréquemment renouvelé. Une telle doctrine ne saurait être admise aujourd'hui, car nous avons prouvé que la chymification n'est point une dissolution dans le sens rigoureux du terme, et nous avons vu précédemment qu'il suffit aux matières contenues dans l'estomac d'être imprégnées de ce suc pour que la digestion s'accomplisse avec la promptitude accoutumée.

J'avais d'abord pensé que la lenteur relative des digestions artificielles pouvait provenir de quelque altération subie par la matière particulière, par suite de son exposition à l'air et à la lumière ; mais je n'ai pas tardé à me convaincre qu'il n'en est rien. En effet, je me suis assuré que ce suc opère aussi vite à vase ouvert qu'en vase parfaitement clos, et, qu'après avoir été desséché sur des plaques de verre exposées au soleil, il récupère à peu près toute sa vertu par l'addition de l'eau acidulée, ce qui ne saurait avoir lieu d'après ma supposition. L'explication qui me paraît aujourd'hui la plus probable, c'est que l'agitation continuelle à laquelle les matières en travail de chymification sont exposées dans l'estomac est peut-être une condition qui favorise l'action intestine de cet agent. On sait en effet que, si quelques espèces de fermentations exigent le repos, il en est d'autres qui exigent au contraire un certain mouvement. Par exemple, le sucre contenu dans le lait ne peut entrer en fermentation alcoolique qu'autant qu'on l'agite fréquemment avec la crème et les autres principes azotés du lait, qui servent de ferment. Le même lait abandonné au repos ne produirait que de l'acide lactique, et à peine de l'alcool. Ce fait, que j'ai vérifié moi-même, semble indiquer qu'il est des ferments qui ne développent toute leur puissance que sous l'influence d'une certaine agitation.

Quoi qu'il en soit, l'action spécifique exercée par le suc gastrique sur les aliments azotés doit être rapportée à une véritable fermentation, sui generis : ce qui justifie jusqu'à un certain point la doctrine des médecins-chimistes qui attribuaient la digestion à un mouvement fermentatif. C'est ainsi qu'en physiologie, comme en pathologie, la plupart des systèmes imaginés pour coordonner les faits plus ou moins incomplets que la science possède, ont presque toujours un côté plausible : presque tous, en effet, sont l'expression d'une vérité, qui ne s'est faussée qu'en devenant exclusive.

Quant à la question qui nous occupe, il est bien évident que deux ordres de phénomènes concourent simultanément à la digestion, en se prêtant une mutuelle assistance. Ainsi la mastication, en divisant mécaniquement la matière alimentaire, la dispose à être attaquée chimiquement par le suc gastrique, et celui-ci, à son tour, en diminuant la cohésion de cette même matière, ne fait que faciliter la division mécanique effectuée par les mouvements péristaltiques du viscère. On le voit, les forces mécaniques et chimiques semblent également concourir à la formation de la pâte chymeuse; toutefois, en examinant la question du point de vue le plus général, et en considérant surtout son résultat définitif, nous devons admettre que son essence appartient à l'action mécanique, puisque, en la subissant, la matière ne fait que se dissoudre ou se diviser, sans éprouver aucune de ces transformations chimiques qui n'ont jamais existé que dans l'imagination des auteurs.

Il nous resterait maintenant à assigner l'origine et la source du suc gastrique ; mais ici, il faut l'avouer, l'observation ne nous a encore rien appris de positif. On doit toutefois admettre que le suc gastrique étant essentiellement formé de deux parties distinctes, savoir, la matière particulière et le principe acide, chacun de ces deux éléments est probablement sécrété par des organes spéciaux. Tout porte à croire que ce sont les follicules nombreux qui garnissent la muqueuse stomacale qui fournissent le premier. Le fait est que, si, après avoir lavé aussi exactement que possible une portion d'estomac, on comprime légèrement entre les doigts quelques uns de ces follicules, on en fait sortir une matière d'apparence muqueuse sans réaction acide ; et pourtant, c'est cette même matière qui, mise dans de l'eau acidulée, lui communique une vertu particulière ; d'où il suit qu'elle n'est point sécrétée simultanément avec le principe acide, ni par les mêmes organes.

Quant à ce dernier principe, il paraît exhalé par la surface plane de la membrane muqueuse, lorsqu'elle vient à passer dans l'état turgide. On sait en effet, par les expériences récentes du docteur Donné, que, lorsque les muqueuses entrent dans l'état inflammatoire, leur produit devient acide, d'alcalin qu'il était auparavant. Or, il y a une analogie incontestable entre l'état inflammatoire et ce que nous avons appelé l'état turgide. Dans l'un comme dans l'autre de ces états, la muqueuse se gonfle par l'abord d'une plus grande quantité de sang ;

elle devient plus rouge et plus sensible, enfin sa sécrétion augmente et change de caractère ; seulement le premier est un état pathologique, qui persiste, et entraine
des désordres plus ou moins graves dans le tissu qui en
est le siége, tandis que le second est un état physiologique, qui disparait avec la cause qui l'avait produit, et ne
laisse à sa suite aucune altération organique ; en sorte
qu'on serait tenté de dire que l'état turgide n'est autre
chose qu'une espèce d'inflammation normale et passa-
gère. Quoiqu'il en soit, il est bien certain qu'ainsi modifiée,
et, pour ainsi dire, élevée à sa seconde puissance, la muqueuse gastrique fournit un produit acide, qui dissout la
matière particulière avec laquelle il constitue le suc gastrique.

Les considérations dans lesquelles nous venons d'entrer ne sont point de ces théories spéculatives qui ne
conduisent à aucun résultat pratique. En effet, si les
éléments du suc gastrique proviennent réellement
de deux sources distinctes, n'est-il pas possible que, dans
certaines affections de l'estomac, l'une de ces sources
seulement soit altérée, tandis que l'autre continue à fonctionner régulièrement ? Que, par l'effet d'une cause quelconque, la matière particulière cesse d'être sécrétée en
assez grande abondance ou avec les qualités requises, la
liqueur acide aura beau être fournie, la digestion ne
pourra avoir lieu que d'une manière plus ou moins im-
parfaite. Ne serait-ce pas là le cas des personnes affectées de dyspepsie, qui rendent de grandes quantités de
liquide acide par le vomissement, soit dans l'intervalle
des repas, soit pendant la digestion ? Le fait est que

m'étant procuré vingt-cinq à trente grammes de ce liquide rendu par un malade à jeun, j'ai constaté qu'il ne jouissait d'aucune vertu spécifique.

D'un autre côté, il peut arriver que la matière particulière ou le ferment gastrique se sécrète comme de coutume, mais que le liquide acide ne soit pas fourni par l'estomac en quantité convenable ou avec une acidité suffisante ; or, dans ces circonstances, la digestion sera encore plus ou moins dérangée. J'ai donné des soins à une dame de distinction qui me paraissait être dans ce cas : ses digestions étaient longues et laborieuses, et le moyen qui lui réussissait le mieux pour les accélérer était de prendre quelque boisson acide, un verre de limonade, par exemple, une heure ou deux après les repas. N'est-ce pas aussi ce qui arrive aux personnes qui, jouissant d'ailleurs d'un bon appétit et de toutes les apparences de la santé, ne parviennent cependant à digérer leurs aliments qu'après un laps de temps plus ou moins long; et n'est-il pas possible que, dans ces cas pathologiques, l'acide provienne en partie d'une véritable formation lactique, attendu que, d'une part, il est peu de nos aliments qui ne renferment quelques parcelles de matière sucrée, et que, de l'autre, le contenu de l'estomac ne possède point alors, comme dans l'état normal, une acidité suffisante pour empêcher entièrement ce genre de métamorphose ? La lenteur du travail digestif se trouverait ainsi expliquée, puisqu'il nécessiterait deux fermentations successives, savoir, celle du sucre d'abord, et ensuite la chymification proprement dite. On comprendrait aussi par là comment il se fait que ces diges-

tions longues et laborieuses n'entraînent pas toujours à
leur suite un dépérissement général, puisque, finalement,
le chyme produit dans ces circonstances peut être aussi
parfait que dans l'état normal. On le voit, ces questions
sont d'un haut intérêt pour la pratique, et peut-être pour-
ront-elles servir à donner, quelque jour, au traitement
des différentes affections de l'estomac une direction moins
incertaine.

VIII. CONSIDÉRATIONS SUR LA DIGESTIBILITÉ RELATIVE DES DIFFÉRENTES SUBSTANCES ALIMENTAIRES.

Il est facile de comprendre de quelle importance il
serait pour l'hygiène et la diététique de pouvoir déterminer à priori quels sont les aliments dont la chymification s'effectue avec le plus de promptitude et le moins de
fatigue pour l'estomac, et quels sont ceux qui, au contraire, exigent, pour leur élaboration parfaite, que ce
viscère se trouve dans les meilleures conditions de vi-
gueur et de validité. Aussi, beaucoup d'expérimentateurs ont-ils dirigé particulièrement leurs recherches sur
cette question éminemment pratique : tels sont, entre
autres, Gosse, le professeur Schultz, le docteur Beaumont et le professeur Lallemand. Toutefois, il faut l'a-
vouer, les résultats obtenus par ces différents auteurs
sont tellement contradictoires, plusieurs même sont en
opposition tellement formelle avec les données les plus
positives de l'expérience quotidienne, que, loin d'élucider le problème, ils semblent en avoir singulièrement
compliqué la solution.

On concevra facilement cette divergence et les écarts presque incroyables dans lesquels plusieurs de ces auteurs sont tombés, lorsqu'on saura que, non-seulement ils ont procédé à leurs recherches à l'aide de méthodes tout à fait différentes, mais que plusieurs d'entre eux n'ont tenu aucun compte des particularités qui naissent des idiosyncrasies et des circonstances nombreuses qui modifient habituellement ou momentanément l'organisme individuel. Or, selon moi, ce sont ces influences, plus ou moins difficiles à saisir, qui règlent, en quelque sorte, l'activité du travail digestif, et lui impriment une direction particulière. Aussi, pour éviter de tomber dans de pareilles erreurs, je vais d'abord exposer succinctement de quelle manière je conçois que ces influences diverses interviennent dans la fonction qui nous occupe, et je montrerai ensuite par un examen critique, que les principaux arguments en faveur de la doctrine que j'aurai émise peuvent se déduire des faits observés par les auteurs mêmes dont je combats les opinions théoriques.

Lorsque nous avons parlé des relations sympathiques que l'estomac entretient avec les différentes parties de l'économie, nous avons dit que ce viscère est un véritable centre de perceptions internes, en conséquence desquelles il exprime, à sa manière, les besoins des autres organes de l'économie, dont il devient ainsi le mandataire. De là l'instinct qui porte l'homme et les autres animaux à la recherche de la nourriture particulière qui convient à chacun d'eux, non-seulement dans l'état normal, mais souvent aussi dans les perturbations diverses dont leur économie est susceptible. C'est, comme on sait,

ce sentiment intime qui nous prévient du moment où la
machine épuisée réclame des matériaux réparateurs; c'est
lui aussi qui nous avertit quand la quantité de ces matériaux déjà ingérés dans l'estomac dépasse les besoins de
l'organisme ; c'est lui enfin qui nous désigne, jusqu'à un
certain point, quels sont ceux qui conviennent dans les
différentes situations où ce dernier se trouve. Du reste,
nous ne prétendons nullement expliquer ces rapports
admirables, pas plus que les naturalistes n'expliquent
les merveilleux instincts qui, en l'absence de toute lueur
intellectuelle, dirigent les espèces les plus infimes de l'é-
chelle zoologique, avec lesquelles l'estomac des animaux
supérieurs, considéré abstractivement, présente une analogie frappante.

S'il en est ainsi, si l'estomac est bien réellement l'interprète fidèle de l'organisme en général, ses exigences
doivent varier avec les conditions diverses dans lesquelles celle-ci se trouve : d'où il arrive que tantôt il réclame plus, et d'autres fois moins ; que tantôt c'est une alimentation azotée, fortement réparatrice, qui lui convient ; et que, dans d'autres circonstances, il ne demande
que quelques substances solubles, peu nutritives. Dans
tous les cas, ce n'est presque jamais impunément qu'on
enfreint les ordres de cet arbitre tutélaire, soit qu'on ne
satisfasse pas complétement à ses exigences ou qu'on les
outre-passe, soit qu'on lui administre d'autres substances alimentaires que celles dont il exprime le besoin.
Vient-on, par exemple, à introduire dans sa cavité une
proportion d'aliment insuffisante; vite il l'élabore en l'a-
breuvant d'un suc plus abondant et probablement aussi

plus actif que de coutume, en même temps que ses mouvements péristaltiques redoublent d'énergie. Se trouve-t-il, au contraire, rempli outre mesure des matières alimentaires les mieux appropriées par leur nature aux besoins généraux de l'organisme, il en digère d'abord la quantité qui est nécessaire à ce dernier, et le reste achève lentement de s'élaborer en surchargeant le viscère, qui quelquefois s'en débarrasse par le vomissement ou par des évacuations alvines. C'est, comme on sait, ce qui arrive dans l'indigestion. Le même effet a également lieu, lorsqu'un aliment contraire a été ingéré, même en faible proportion, comme on en a la preuve chez les malades qui, dans l'état fébrile, et contrairement à la répulsion de leur instinct, s'avisent de manger des substances très-nutritives. Un phénomène semblable s'observe aussi dans les empoisonnements.

Il résulte de ces considérations qu'une même matière alimentaire doit faire dans l'estomac un séjour plus ou moins long, selon une foule de circonstances qu'il n'est pas toujours facile d'apprécier. Ces circonstances sont relatives, non-seulement aux différentes espèces zoologiques, mais encore, dans le même individu, elles varient singulièrement selon l'âge, l'idiosyncrasie, l'état plus ou moins sain de l'estomac et de l'organisme tout entier, la température extérieure, l'exercice ou le repos, les pertes que le corps a éprouvées, la durée de l'abstinence qui a précédé, la nature plus ou moins réparatrice de l'alimentation mise en usage auparavant, la situation morale, etc. ; or, je le demande, qui peut se flatter de résoudre un problème dont les éléments sont aussi variables ?

Au surplus, avant d'aller plus loin , il est peut-être nécessaire de préciser mieux qu'on ne l'a fait jusqu'ici, ce qu'on entend par digestibilité. Veut-on exprimer par là la durée du séjour que les aliments font dans l'estomac ? mais, dans ce cas, il arriverait fort souvent que l'on rangerait au nombre des matières les plus faciles à digérer celles que l'expérience journalière nous signale au contraire comme les plus réfractaires au travail de la chymification, par exemple, la plupart des légumes crus ou mal cuits, tels que pois, haricots, pommes de terre, carottes, navets, etc. En effet, le docteur Beaumont a constaté, sur son malade, qu'il n'était pas rare de voir ces substances sortir intactes de l'estomac, peu de temps après leur ingestion. « En vertu d'une loi de l'économie, qu'on ne saurait bien comprendre, il arrive quelquefois, dit-il, que des substances végétales crues traversent l'orifice pylorique sans avoir éprouvé de changements, lors même que l'estomac est dans les conditions normales, tandis que d'autres aliments sont retenus dans ce viscère pour y subir l'action dissolvante du suc gastrique. » (Loc. cit., p. 37.)—Nous verrons plus loin que des observations analogues ont été faites par le professeur Lallemand, sur des malades affectés d'anus contre nature. Si, au contraire, nous mesurons le degré de digestibilité à la facilité plus ou moins grande avec laquelle les divers aliments se dissolvent ou subissent l'action ramollissante du suc gastrique, il arrive que nous devrons placer en tête des substances faciles à digérer celles qui n'exigent que la chaleur normale du corps pour être en état de pénétrer dans l'organisme par la voie de l'absorption : tel est, par exemple, le cas des matières grasses. Or, nous avons vu que ce sont précisément ces matières qui font dans l'estomac le séjour le plus long, et chacun sait qu'on les considère avec raison comme étant d'une digestion laborieuse.

Qu'est-ce donc que la digestibilité? A mon avis, ce mot ne saurait exprimer une propriété absolue des matières alimentaires, mais bien un simple rapport entre ces propriétés et la situation actuelle de l'organisme; or, comme cette situation est susceptible de varier à chaque instant, il s'ensuit que ce rapport, ou, autrement dit, la digestibilité, n'a rien de constant ni de général. En effet, nous prouverons bientôt qu'un aliment peut être fort digestible dans certaines conditions de l'économie, et ne plus l'être dans d'autres, sans que pour cela l'estomac cesse d'être dans l'état normal.

La plupart des médecins attribuent à l'estomac lui-même les changements qui surviennent dans nos facultés digestives; mais, s'il est positif que, dans beaucoup de cas d'inappétence, ce viscère est réellement malade, il n'est pas moins vrai que, dans d'autres plus nombreux peut-être qu'on ne le croit généralement, cet organe ne refuse de fonctionner que parce que l'organisme tout entier repousse des matières nutritives qu'il n'est pas en état de dépenser ou de s'assimiler. Ce n'est donc pas à l'estomac qu'il faut alors adresser les moyens curatifs ; c'est l'économie elle-même qu'il s'agit de modifier dans son ensemble, ou dans quelques-unes de ses parties seulement. Que de prétendues gastrites, que de gastralgies surtout ne se montrent rebelles que parce qu'on méconnaît l'affection générale dont elles ne sont que l'expression !

En résumé, je pose en principe que, dans l'état normal, la digestibilité d'une substance alimentaire quelconque est entièrement sous la dépendance de la situation actuelle où se trouve l'organisme, et ne présente en conséquence rien de constant ni d'absolu. Je dis de plus que, dans l'état pathologique, sauf les cas exceptionnels où l'estomac lui-même se trouve affecté idiopathiquement, il arrive toujours que cet organe ne suspend ses fonctions digestives qu'en raison de la situation générale de l'économie. Enfin, j'admets que, dans tous ces cas, un sentiment instinctif partant de l'estomac prescrit aux différents animaux et à l'homme lui-même la conduite qu'ils doivent tenir relativement à leur alimentation. Heureux celui qui sait obéir à ces salutaires inspirations, et sage est le médecin qui, appelé à seconder la nature dans les efforts qu'elle ne cesse de faire pour rétablir l'harmonie de nos organes, n'a pas la ridicule prétention de la régenter, au lieu de suivre humblement ses conseils!

Si maintenant, du point de vue où nous venons de nous placer, nous examinons les travaux des auteurs qui ont eu recours à l'expérimentation directe pour déterminer la promptitude et la facilité avec laquelle les différents aliments subissent le travail digestif, nous trouvons dans la divergence de leurs assertions les meilleures preuves que nous puissions citer à l'appui des principes généraux que nous venons d'émettre.

Les plus anciennes expériences sur ce sujet sont dues à Gosse, de Genève, qui, possédant la faculté de vomir à volonté, l'a mise à profit pour étudier le temps que les différents aliments exigent pour être digérés. Il les divise, sous ce rapport, en trois catégories.

1° *Substances indigestes.*—Ce sont les parties tendineuses et aponévrotiques du bœuf, du veau, du porc, de la raie, de la volaille, etc., — les os,—le blanc d'œuf durci par la chaleur, — les champignons, les truffes, etc.,—les substances grasses animales et végétales, telles que noix, amandes, pignons, pistaches, etc., — les pepins de fruits, — l'enveloppe des substances farineuses et en général de tous les fruits.

2° *Substances moins indigestes.*—Ce sont la chair de porc et toutes ses préparations,—le sang cuit, — les jaunes d'œufs durcis, les omelettes aux œufs, les œufs au miroir, — les herbes crues dans la salade, telles que laitue, dent-de-lion, cresson de fontaine, chicorée, etc., — les choux, surtout les blancs, les bettes, poirées, cardons, poireaux, oignons, raifort, carottes, etc., — la pulpe des fruits à pepins qui ne sont pas fondants,—les figues fraîches et sèches, — le pain chaud, — les pâtisseries. Du reste, toutes ces substances perdent leur digestibilité quand elles sont frites dans le beurre ou dans l'huile.

3° *Substances faciles à digérer.*—Ce sont la chair du veau, du poulain, de l'agneau, des volailles, — les œufs frais, cuits à la coque,—le lait de vache,—la perche cuite à l'eau, — certains légumes, tels que l'épinard, le céleri, les bourgeons d'asperges, de houblon, d'ornithogale, les artichauts, — la pulpe cuite des fruits à pepins et à noyau, —la farine de différentes graines, telles que blé, orge, riz, maïs, pois, fèves, châtaignes, etc., — le pain de froment rassis, — les raves, navets, pommes de terre, salsifis, etc., de bonne qualité, — la gomme arabique.

De toutes les méthodes employées pour reconnaître la

digestibilité des aliments, celle de Gosse est sans contredit la moins sujette à contestations, puisqu'il agissait sur
l'homme lui-même, et sur l'homme dans toute la plénitude de la santé. Aussi les résultats qu'il a obtenus sont-
ils à peu près d'accord avec les données fournies par
l'expérience que chacun a pu acquérir en s'observant
soi-même ; toutefois, leur valeur n'est encore que relative ; et, bien qu'ils soient applicables à la généralité des
cas, ils ne prouvent rien pour les cas particuliers où des
dérangements survenus, soit dans l'estomac, soit dans l'é-
conomie tout entière, réclameraient un régime spécial,
c'est-à-dire dans les circonstances où il importerait surtout d'être fixé sur la digestibilité absolue des différentes
matières alimentaires. Il y a plus, c'est que plusieurs
de ces résultats ne sont pas même applicables à tous les
hommes en santé, et il est facile d'y reconnaître le cachet
soit d'un idiosyncrasie, soit de l'état particulier où se
trouvait l'expérimentateur. Par exemple, Gosse range
les parties tendineuses et aponévrotiques des animaux
au nombre des substances indigestes, et il les place, sous
ce rapport, à côté des matières ligneuses les plus éminemment réfractaires au travail digestif; or, il y a là
évidemment une erreur ou du moins une exagération ;
car, non-seulement ces substances peuvent être digérées,
mais elles n'exigent même pas toujours un temps fort
long pour être converties en chyme, ainsi qu'on a pu le
voir dans un des chapitres précédents, et comme on peut
en acquérir la preuve en consultant les expériences du
docteur Beaumont, que nous rapporterons plus loin. En
effet, les pieds de cochon sont bien certainement des ma-

tières tendineuses ; or, tandis que, d'après les principes de Gosse, ils devraient être rangés en tête des substances indigestes, l'auteur américain les place au contraire en tête des substances faciles à digérer, étrange contraste, qui prouve bien la vérité des principes généraux que nous avons posés.

Le professeur Schultz a suivi une autre méthode d'expérimentation. Il a tout simplement fait manger à des chiens et à des chats différentes espèces d'aliments; puis, mettant ces animaux à mort plus ou moins longtemps après leur repas, il a examiné le degré d'élaboration que ces aliments avaient subi. Cette méthode l'a conduit à des résultats fort étranges : entre autres singularités, il frappe d'une espèce de proscription les huîtres, le poisson, et en général tous les animaux à sang froid, comme étant d'une digestion laborieuse. Heureusement pour les amateurs de marée, le docteur Beaumont s'est chargé de démontrer combien, sur ce point, les craintes du savant professeur allemand étaient chimériques, au moins pour notre espèce. En effet, il nous fait voir que des huîtres fraîches exigèrent moins de trois heures pour être digérées dans l'estomac de son homme, que du stokfiche le fut dans deux heures, et que de la truite et du saumon n'employèrent même pas une heure et demie pour y être complétement élaborés. Il est évident, d'après cela, que la singularité des assertions émises par le docteur Schultz tient à ce qu'il n'a pas tenu compte des circonstances au milieu desquelles il opérait, notamment de la contrainte qu'il avait été obligé d'employer pour faire avaler à ses animaux des substances pour lesquelles ils manifestent une aversion naturelle plus ou moins prononcée. Il en serait certainement de même pour nous, si l'on nous forçait de manger des aliments qui nous répugnent ; et il n'est pas douteux que des huîtres, par exemple, avalées ainsi par une personne chez qui l'habitude n'en aurait pas développé le goût, ne se digérassent avec beaucoup plus de lenteur qu'elles ne le font communément.

Ces remarques sont également applicables à ce que le professeur Schultz avance relativement au café pris après les repas. Que des médecins s'élèvent contre l'usage inconsidéré de cette infusion éminemment excitante, qui peut développer chez certaines personnes délicates ou maladives des affections nerveuses, et même des irritations gastriques, cela se conçoit ; mais prétendre que le café empêche la digestion, ou qu'il précipite les aliments hors de l'estomac avant leur parfaite élaboration : voilà assurément ce que personne ne saurait admettre, attendu que, d'une part, cette assertion est contredite par l'expérience journalière, et que de l'autre, l'aversion naturelle que les chiens manifestent pour ce breuvage suffit pour rendre compte de l'espèce d'indigestion que le professeur Schultz a observée sur ceux de ces animaux auxquels il en avait fait prendre forcément.

Au surplus, le docteur Beaumont s'est encore chargé de nous rassurer sur ce point, comme sur le précédent. Nous verrons en effet, dans un des tableaux ci-dessous, qu'un déjeuner composé uniquement de pain et de café exigea quatre heures pour être digéré, tandis que le même repas composé de beurre, de pain et d'eau ne mit que trois heures quarante-cinq minutes pour être élaboré complétement, malgré la présence d'un corps gras, plus propre assurément à retarder qu'à précipiter le travail de la chymification. Nous trouvons aussi, dans un autre endroit du même tableau, qu'un repas composé de poulet bouilli et de pain exigea le même espace de temps pour quitter l'estomac, soit que le sujet eût pris du café, ou qu'il se fût contenté de boire de l'eau pure.

De tous ces faits, il faut conclure que le savant professeur allemand a complétement manqué son but, lorsqu'il a cru pouvoir appliquer à l'homme, sans restriction, des expériences différentielles faites sur des animaux qui n'ont ni ses goûts ni ses habitudes. Eussent-elles été faites sur l'homme lui-même, ces expériences n'auraient pas encore beaucoup de valeur, attendu l'extrême difficulté, pour ne pas dire l'impossibilité où nous sommes d'apprécier convenablement les modifications que les différentes vicissitudes où l'organisme se trouve, apportent dans le travail de la digestion, ainsi qu'on pourra s'en convaincre par l'inspection des tableaux ci-contre, empruntés à l'ouvrage du docteur Beaumont.

Ce médecin s'est servi, pour étudier la digestibilité des différents aliments, de la facilité qu'il avait d'inspecter l'estomac de son homme à travers la fistule, et d'en retirer des matières alimentaires à toutes les périodes de la digestion. Le tableau ci-joint, que j'ai traduit textuellement de son ouvrage, peut donner une idée approximative des résultats généraux auxquels il est parvenu.

ESPÈCE D'ALIMENT.	PRÉPARATION.	REPAS.	H. M.	REMARQUES.
Porc salé récemment	bouilli	déjeuner	4 »	le sujet gardant le repos.
Id	id.	dîner	3 30	id.
Porc frais	rôti	id.	6 30	repas plus copieux que de coutume.
Id	bouilli	id.	3 15	
Id	id.	déjeuner	4 30	
Mouton entrelardé	rôti	dîner	3 15	
Id	bouilli	déjeuner	3 »	le sujet gardant le repos.
Id	id.	id.	3 30	
Id	id.	id.	4 30	apparence morbide de l'estomac.
Id	id.	dîner	4 »	
Id	id.	déjeuner	4 30	repas copieux, mastication imparfaite.
OEufs	cuits durs	id.	3 30	pain seul, ou pain et café sans légumes.
Id	id.	id.	3 30	apparence morbide de l'estomac.
Id	id	dîner	3 30	id
Id	cuits clair	id.	3 »	
Saucisses	bouillies	déjeuner	3 30	avec des œufs durs.
Id	id.	dîner	3 »	
Id	frites	déjeuner	4 »	dans un sac de mousseline contenant plusieurs autres aliments.—apparence morbide de l'estomac.
Id	rôties	id.	3 30	
Id	id.	id.	4 15	repas copieux.—exercice violent.
Poule	bouillie	id.	4 »	avec du pain et du café.
Id	id.	dîner	4 »	avec du pain et de l'eau.
Id	id.	id.	4 »	id
Veau frais	bouilli	déjeuner	4 »	dans un sac de mousseline.
Id	id.	dîner	4 »	
Id	id.	déjeuner	4 »	
Id	id.	dîner	4 45	apparence morbide de l'estomac.
Id	id.	déjeuner	3 45	exercice plus fatigant que de coutume.
Id	id.	dîner	4 30	
Id	id.	déjeuner	5 30	apparence morbide de l'estomac.
Pain, beurre et café		id.	4 15	apparence morbide de l'estomac.
Pain, beurre et café		id	3 45	
Pain et café		id.	4 »	
Pain et pommes-de-terre	en bouillie	id	3 45	

NOTA. Avec chacun de ces aliments le sujet mangea une certaine quantité de pain et de légumes, que l'auteur ne détermine pas. De plus, sauf les cas particuliers que nous avons annotés, il se livra à un exercice modéré, qui consistait, selon toute apparence, à remplir ses fonctions de domestique.

L'inspection de ce tableau fait voir combien il est difficile d'établir des lois générales sur la digestibilité absolue des matières alimentaires ; car, s'il se montre à peu près en harmonie sous certains rapports, avec l'expérience de tous les jours, il s'en écarte dans plusieurs endroits de la manière la plus frappante. Par exemple, le veau et le poulet passent à bon droit pour des viandes faciles à digérer, tandis que le chevreuil, l'oie sauvage, et toutes les viandes noires sont généralement reconnues comme plus réfractaires au travail de la chymification ; or, nous trouvons dans ce tableau que des côtelettes de chevreuil bouillies furent digérées en une heure, et de l'oie sauvage en deux heures et demie ; tandis que le veau et le poulet exigèrent constamment quatre heures pour être élaborés. On sait aussi qu'autant les œufs cuits clair se digèrent avec facilité, autant, lorsqu'ils ont été durcis par la chaleur, ils se montrent indigestes : opinion qui est confirmée par les expériences directes que nous avons rapportées dans un des chapitres précédents ; or, dans le tableau du docteur Beaumont, nous voyons que les premiers exigèrent trois heures pour être digérés, tandis que les seconds n'employèrent qu'une demi-heure de plus, ce qui ne correspond certainement point à la différence de leur digestibilité absolue. Nous pourrions multiplier ces citations, mais nous préférons laisser ce soin au lecteur, qui y trouvera la preuve des principes généraux que nous avons émis.

Au surplus, le docteur Beaumont lui-même est le premier à reconnaître l'imperfection de ce tableau. Selon lui, le seul moyen d'étudier avec quelque précision la digestibilité relative des différentes espèces d'aliments serait d'essayer, dans plusieurs séries d'expériences, l'action du suc gastrique, d'abord sur une espèce d'aliment, et ensuite sur une autre, en répétant et modifiant chacune d'elles selon les changements survenus à l'estomac, et les différentes vicissitudes dont l'économie est susceptible, entreprise immense, qui exigerait des années de travail, et n'aboutirait encore qu'à des résultats fort incomplets.

On conçoit cependant qu'en répétant un grand nombre de fois une même expérience, de manière à en déduire la durée moyenne, on puisse arriver à un chiffre plus exact; c'est ce qu'a fait le docteur Beaumont dans le tableau ci-joint, qui résume en quelque sorte tous les travaux de l'auteur.

...LEAU INDIQUANT LE TEMPS MOYEN QUE DIFFÉRENTES MATIÈRES ALIMEN-
...AIRES ONT MIS POUR ÊTRE DIGÉRÉES, DANS L'ESTOMAC DE L'HOMME,
...APRÈS LE DOCTEUR BEAUMONT.

Aliment		h. m.
....	bouilli	1
...s de cochon marinés.......	bouillis	1
...bes marinées..	bouillies	1
...fs conservés..	crus	1 30
...lte et saumon ...rais.........	frits	1 30
....	bouillis	1 30
...pe au gruau...	bouillie	1 30
...mmes douces et ...ien mûres.....	crues	1 30
...lette de che-reuil.........	bouillie	1 35
...velle.........	bouillie	1 45
...ou..........	bouilli	1 45
...ioca........	bouilli	2
...au d'orge.....	bouilli	2
....	bouilli	2
...de bœuf frais	grillé	2
...ta frais......	crus	2
...kfisch........	bouilli	2
...mes aigres bien ...ûres.........	crues	2
...de de choux..	crue	2
....	non bouilli	2 15
...s frais......	rôtis	2 15
...d'Inde sauvage	rôti	2 18
...d'Inde domes-que.........	bouilli	2 25

Aliment		h. m.
Gélatine.........	bouillie	2 30
Coq d'Inde domes-tique.........	rôti	2 30
Oie sauvage......	rôtie	2 30
Cochon de lait....	rôti	2 30
Agneau frais......	bouilli	2 30
Hachis de viande et légumes........	chaud	2 30
Haricots en cosse.	bouillis	2 30
Gâteau tendre....	bien cuit	2 50
Navets..........	bouillis	2 30
Pommes de terre..	frites	2 30
Id............	cuites au four	2 30
Choux pommés...	crus	2 30
Moelle épinière..	bouillie	2 40
Poulet adulte.....	fricassé	2 45
Tarte...........	cuite au four	2 45
Bœuf avec un peu de sel.........	bouilli	2 45
Pommes sures, du-res...........	crues	2 50
Huîtres fraîches...	crues	2 55
Œufs frais......	cuits clairs	3
Loup marin frais..	bouilli	3
Bœuf frais, mai-gre...........	bouilli	3
Bifteck..........	grillé	3
Porc récemment salé.........	cru	3

Aliment	Préparation	h.	m.
Porc récemment salé	cuit à l'étuvée	3	
Mouton frais	grillé	3	
Id.	bouilli	3	
Soupe aux haricots	bouillie	3	
Soupe de poulet	bouillie	3	
Aponévroses	bouillies	3	
Boudin aux pommes	bouilli	3	
Gâteau	cuit au four	3	
Huîtres fraîches	rôties	3	15
Porc récemment salé	grillé	3	15
Côtelette de porc	grillée	3	15
Mouton frais	rôti	3	15
Pain de froment	cuit au four	3	15
Carottes rouges	bouillies	3	15
Saucisse fraîche	grillée	3	20
Carrelet frais	frit	3	30
Chat marin frais	frit	3	30
Huîtres fraîches	à l'étuvée	3	30
Bœuf frais, maigre, sec	rôti	3	30
Bœuf, avec moutarde	bouilli	3	30
Beurre	fondu	3	30
Fromage vieux et fort	cru	3	30
Soupe au mouton	bouillie	3	30
Soupe aux huîtres	bouillie	3	30
Pain blanc frais	cuit au four	3	30

Aliment	Préparation	h.	m.
Navets doux	bouillis	3	30
Pommes de terre	bouillies	3	30
Œufs frais	cuits durs	3	30
Id.	frits	3	30
Blé vert et fèves	bouillis	3	45
Bettes	bouillies	3	45
Saumon salé	bouilli	4	
Bœuf	frit	4	
Veau frais	bouilli	4	
Poule domestique	bouillie	4	
Id.	rôtie	4	
Canard domestique	rôti	4	
Soupe de bœuf et de légumes	bouillie	4	
Cœur	frit	4	
Bœuf salé, vieux, dur	bouilli	4	15
Porc récemment salé	frit	4	15
Soupe à la moelle de bœuf	bouillie	4	15
Cartilages	bouillis	4	15
Porc récemment salé	bouilli	4	30
Veau frais	frit	4	30
Canard sauvage	rôti	4	30
Graisse de mouton	bouillie	4	30
Porc entrelardé	rôti	5	15
Tendon	bouilli	5	30
Graisse de bœuf, fraîche	bouillie	5	30

Le professeur Lallemand a cru pouvoir arriver à la solution du problème dont nous nous occupons à l'aide d'une méthode nouvelle, qui paraît au premier aperçu aussi simple qu'ingénieuse. Elle consiste à observer ce qui se passe dans les cas où des anus contre nature se sont établis accidentellement chez l'homme.

On sait que, chez les personnes affectées de cette dégoûtante infirmité, une portion d'intestin adhérente aux parois abdominales s'ouvre à la surface de la peau, et conduit à l'extérieur tantôt la totalité, tantôt une partie seulement des matières alimentaires, suivant que l'ouverture anormale est située plus ou moins haut, et suivant aussi que la capacité du tube intestinal se trouve plus ou moins exactement interceptée. Ainsi, lorsque les aliments sortent par cette ouverture, ils n'ont parcouru que la moitié, le tiers ou même le quart de la longueur des intestins, ce qui permet d'examiner l'ordre dans lequel ils abandonnent l'estomac, et le degré d'altération qu'ils ont éprouvé lorsqu'ils arrivent au point du canal où est situé l'orifice anormal. Il a donc semblé au célèbre professeur de Montpellier qu'on pouvait faire sur ces malades des observations analogues à celles auxquelles les sujets affectés de fistules gastriques ont donné lieu, et même avec plus d'avantage encore, puisque l'estomac, jouissant de toute son intégrité, devait être, selon lui, plus en état d'exécuter régulièrement ses fonctions.

L'auteur observe d'abord que, dans les premiers temps où l'anus est établi, tous les malades éprouvent un amaigrissement rapide et une grande diminution de force, en même temps qu'un appétit presque insatiable ; un sentiment instinctif les porte tous à ne faire usage que d'aliments très-nutritifs et faciles à digérer : tous ceux que le professeur Lallemand a eu occasion de voir avaient renoncé aux fruits, aux plantes légumineuses et potagères, à tous les aliments dont la fécule forme la base. Tous avaient observé que ces matières les sustentaient peu et n'apaisaient la faim que pour un instant ; aussi tous, sans exception, avaient-ils été conduits à faire de la viande leur nourriture à peu près exclusive.

Si, faisant en quelque sorte violence à leur instinct, il leur arrivait d'ingérer des matières végétales peu réparatrices, celles-ci ne tardaient pas à sortir par la plaie sans avoir subi d'altération sensible ; par exemple, les haricots, les lentilles, les pommes de terre, les épinards, les poireaux, les navets, les carottes, les pruneaux, les fruits crus, etc., sortaient ordinairement au bout d'une heure parfaitement reconnaissables, et en occasionnant une sorte de diarrhée. Si, au contraire, ils ne faisaient usage que de viande ou de matières végétales très-nutritives, comme le pain, ces substances ou leurs résidus ne commençaient à apparaître à la plaie que beaucoup plus tard, et il était impossible d'en reconnaître la structure organique. Si enfin leur alimentation était mixte, c'est-à-dire composée de matières azotées très-nutritives et de substances végétales peu réparatrices, les dernières ne tardaient pas à sortir par l'ouverture accidentelle, ainsi qu'il a été dit, tandis que les premières restaient dans l'estomac pendant un temps suffisant pour y subir une élaboration parfaite.

Le docteur Lallemand a cru pouvoir admettre, d'après ces faits, que la digestion des substances végétales mentionnées ci-dessus ne s'effectue jamais dans l'estomac, et n'a lieu que dans les intestins : ce qui permettrait, selon lui, d'expliquer pourquoi, lorsque, chez les personnes en santé, elles sortent par les voies naturelles, elles sont ordinairement méconnaissables ; tandis que, chez les sujets affectés d'anus contre nature, elles conservent encore une partie de leurs caractères organiques au moment où elles se présentent à la plaie. Partant de ce principe, l'auteur conclut qu'en général plus une matière contient d'élément nutritif, plus elle exige de travail de la part de l'estomac, et qu'au contraire moins elle est réparatrice, moins aussi elle séjourne dans le ventricule, attendu que le soin de l'élaborer est réservé à l'intestin ; qu'en conséquence, on doit ranger en tête des matières les plus digestibles les pois, les haricots, les pommes de terre, les choux, la salade, et en général tous les légumes et tous les fruits ; tandis que le pain, l'albumine, et surtout la viande constituent des aliments très difficiles à digérer, raison pour laquelle ils ne conviennent point aux estomacs débiles.

On a lieu d'être étonné qu'un savant aussi judicieux que le professeur Lallemand ne se soit pas aperçu de la fausseté de ses principes à l'énormité des paradoxes qui en sont la conséquence rigoureuse. Quoi, les personnes dont l'estomac est délabré, les malades affectés de gastrite devraient choisir leur nourriture parmi les substances légumineuses, que l'expérience journalière, et l'avis unanime des médecins de tous les siècles rangent

au nombre des aliments grossiers et indigestes ! En vérité, si, pour éprouver la solidité d'un principe, il suffit
d'en apprécier les conséquences extrêmes, nous devons
conclure que la méthode d'investigation employée par le
professeur Lallemand doit nécessairement pécher par la
base. L'erreur provient en effet de ce que l'analogie
établie par l'auteur entre les fistules intestinales et les
fistules gastriques n'est juste que dans certaines circonstances, c'est-à-dire dans les cas où les malades perdent
par la plaie de l'estomac une partie de leurs aliments,
ainsi que cela avait lieu chez la femme observée par
Richerand ; tandis que cette analogie cesse complétement
d'exister, lorsque les malades peuvent garder dans leur
estomac la totalité des matières qu'ils y ont ingérées,
comme cela avait lieu chez le sujet sur lequel le docteur
Beaumont a fait ses observations. On va comprendre la
raison de cette différence.

Chez les malades affectés de fistule intestinale, les aliments élaborés par l'estomac s'échappent par la plaie
avant d'avoir été dépouillés de toute la matière nutritive
qui, dans l'état normal, eût été absorbée par la portion
inférieure de l'intestin; la nutrition ne tarde pas à se res-
sentir de cet état de choses, et les malades maigrissent. Cependant, comme il est possible de suppléer, jusqu'à un
certain point, au défaut d'absorption dans le bout inférieur
du tube digestif en la rendant permanente dans le bout
supérieur, les malades, par l'effet de ce sentiment instinctif
dont nous avons si souvent parlé, éprouvent sans cesse le
besoin de prendre des aliments, mais en petite quantité
à la fois. Pour les mêmes motifs, ces aliments doivent

être éminemment réparateurs, afin de compenser par
leur nature la faible proportion qui en pénètre dans l'organisme. On conçoit enfin qu'ils doivent être faciles à
chymifier, sans quoi, l'estomac se trouverait dans l'impossibilité d'accomplir le surcroît de travail qui lui est imposé. De là, sans aucun doute, la propension de tous les
malades pour la viande, et leur aversion décidée pour
les matières végétales, qui offrent, comme on sait, le
double désavantage d'être peu nutritives, et de résister
longtemps à l'action de l'estomac. Cela étant, si, en
dépit des sages avertissements de leur centre épigastrique, les malades s'obstinent à introduire dans leur
estomac des aliments qui ne sauraient lui convenir,
cet organe se révolte, et fait voir que, non seulement
il sait parler pour exprimer les besoins généraux de
l'organisme, mais qu'il sait aussi agir conformément à ses
exigences. En effet, il expulse immédiatement ces substances par les voies inférieures, sans perdre à les élaborer un temps précieux, et, si elles sont mélangées à des
matières plus confortables, il garde celles-ci pour les convertir en chyme comme dans l'état normal. Ce qui se
passe alors est donc analogue à ce qui a lieu dans les
cas d'occlusion de l'orifice pylorique par une tumeur can-
céreuse, et dans les autres affections où l'estomac exerce
ses droits de contrôle, en expulsant par le vomissement
celles des matières ingérées qui ne sont point à sa con-
venance. Si cette explication n'était pas la véritable, il
faudrait de toute nécessité admettre, avec le professeur
Lallemand, que les matières végétales qui arrivent
encore intactes à la plaie de l'intestin ne commencent à

se digérer qu'à partir de ce point, puisque, chez les personnes saines, elles ne sont plus reconnaissables à leur sortie par les voies naturelles. Or, nous avons prouvé que l'intestin ne produit aucun fluide chymificateur comparable au suc gastrique, et qu'ainsi il est absolument impossible qu'il remplisse le rôle qu'on lui attribue. Il n'y a donc d'analogie entre les fistules intestinales et les fistules gastriques que pour celles de ces dernières qui laissent échapper une partie des aliments ; et de fait, les malades qui en sont affectés présentent des phénomènes semblables à ceux que nous offrent les malheureux atteints de perforation à l'intestin, ainsi qu'on peut en acquérir la preuve en lisant les relations qui nous ont été laissées sur deux cas de ce genre par Helm et par Richerand. Hors ces cas exceptionnels, l'analogie admise par le professeur Lallemand est complétement fausse, et c'est à cette erreur fondamentale qu'il faut attribuer la singularité des conséquences qu'il a déduites de ses observations.

En effet, lorsque les fistules gastriques ne laissent échapper spontanément aucune des substances contenues dans le ventricule, l'expérience, d'accord avec la théorie, fait voir que les choses sont loin de se passer comme dans les circonstances précédentes. Tel était notamment le cas du sujet observé par le docteur Beaumont. Or, l'inspection des tableaux dressés par cet auteur nous a démontré que les matières végétales peu réparatrices restaient en général dans son estomac autant de temps que les matières animales, pour y subir une élaboration parfaite. Il est vrai qu'il leur arrivait aussi quelquefois de quitter cet organe avant d'être digérées, comme le docteur Beaumont l'a observé très-judicieusement. Mais, loin de détruire la règle, cette exception vient en quelque sorte la confirmer ; car il est facile de comprendre que l'organisme peut, sous l'influence de différentes circonstances, se trouver momentanément dans des conditions analogues à celles où les sujets affectés de fistules intestinales se trouvent habituellement placés : c'est ce qui a lieu surtout chez les enfants, dans les convalescences, après des pertes abondantes, etc.

En définitive, les considérations critiques auxquelles nous venons de nous livrer relativement à la doctrine du professeur Lallemand viennent confirmer d'une manière éclatante les principes généraux que nous avons émis d'abord sous forme dogmatique, savoir, que la digestibilité des matières alimentaires varie selon les différentes circonstances où l'organisme se trouve, et que l'estomac est un véritable centre de perceptions internes, en conséquence desquelles il parle et agit pour satisfaire aux différents besoins de l'économie.

La digestibilité absolue est donc une chimère à la détermination de laquelle on emploierait inutilement son temps. Toutefois, en limitant davantage la question, et en se bornant à rechercher, dans un seul genre d'alimentation, la viande, par exemple, quelles sont les espèces qui se digèrent avec le plus de facilité, et quelles sont les préparations culinaires qui favorisent le plus l'action du suc gastrique, on arrive à quelques données générales, qu'il n'est peut-être pas inutile de signaler.

Pour éclairer cette question, j'ai eu principalement

recours aux digestions artificielles ; ce genre d'expérience étant le plus convenable pour de semblables recherches, attendu qu'il permet d'agir simultanément sur plusieurs espèces de viandes, avec le même suc, et dans les mêmes conditions. Voici comment j'y procédais ordinairement.

Après avoir recueilli sur mon chien une quantité suffisante de suc gastrique, je le partageais en autant de parties égales que j'avais d'espèces de viandes à chymifier ; après quoi, tous les flacons étaient placés dans un même bain-marie, les uns à côté des autres. Or, en procédant ainsi, j'ai constaté que, toutes choses égales d'ailleurs, les viandes les plus molles et les plus tendres sont celles qui se convertissent en chyme avec le plus de promptitude et de facilité : ainsi, par exemple, la chair du veau, du poulet, de certains poissons, de la grenouille, etc., offrent, sous ce rapport, une grande différence avec celle du bœuf, du mouton, du chevreuil, et en général des animaux sauvages. J'ai constaté de même que, toutes choses égales d'ailleurs, les préparations culinaires qui ont pour effet de ramollir la fibre musculaire accélèrent la chymification ; telle est notamment une ébullition prolongée. Toutefois, nous ferons observer que, dans ce cas, la promptitude avec laquelle le tissu est converti en bouillie chymeuse provient peut-être moins d'un véritable ramollissement de la fibre, que de la dissolution par l'eau de certains principes interposés, dont la disparition laisse entre les fibres des espaces perméables dans lesquelles le suc gastrique s'insinue, comme dans une éponge, de manière qu'il agit à la fois sur une plus large surface. Pour la même raison, toutes les préparations qui durcissent les viandes, ou qui bouchent par de la graisse les espaces interfibreux ont pour résultat constant d'en retarder la chymification : tel est, par exemple, le cas des viandes rôties. Enfin les viandes crues étant complétement imperméables ne peuvent être attaquées qu'à la superficie et couche par couche, aussi sont-elles les plus réfractaires au travail de la digestion.

On le voit, ces résultats, que l'on pouvait en quelque sorte prévoir à l'avance, ne font que confirmer ce que l'expérience la plus vulgaire nous a appris sur la digestibilité des différentes espèces de viandes. Toutefois, ils constituent une preuve de plus en faveur de nos principes, et, sous ce rapport au moins, ils ne semblent pas dénués d'intérêt.

ABSORPTION

DES ÉLÉMENTS NUTRITIFS, ET FORMATION DES
MATIÈRES FÉCALES.

—

I.

ABSORPTION DES ÉLÉMENTS NUTRITIFS.

L'intestin proprement dit étant l'organe qui effectue l'absorption des éléments nutritifs, il est avant tout nécessaire que nous en prenions une connaissance générale sous le rapport anatomique, ainsi que nous l'avons fait pour les autres parties de l'appareil digestif.

Considéré dans son ensemble, le tube digestif peut être divisé en trois sections, dont les deux extrêmes, ordinairement fort courtes et terminées par des renflements, présentent entre elles une certaine analogie de structure, tandis que l'intermédiaire, à peu près uniforme d'un bout à l'autre, constitue un long canal cylindrique, qui semble d'abord n'avoir d'autre office que d'établir une voie de communication entre les deux autres, mais qui, examiné de plus près, paraît être au contraire la partie fondamentale de l'appareil entier, attendu que l'introduction dans l'économie des matériaux nutritifs, but final du travail digestif, lui est presque exclusivement réservé.

Ces trois sections sont parfaitement limitées par des rétrécissements valvulaires, qui existent dans presque tous les animaux supérieurs, et ne disparaissent complétement qu'aux derniers degrés de l'échelle zoologique : ce sont les valvules pylorique et cœcale. La première section comprend donc la bouche, l'œsophage, et l'estomac ; la dernière comprend l'anus, le gros intestin, et le cœcum ; enfin la section médiane est constituée par l'intestin grêle, y compris le duodenum, qui véritablement n'en forme point une partie distincte.

Nous avons déjà étudié la première section ; nous n'y reviendrons pas. La troisième ou dernière représente un sac allongé, contourné sur lui-même en forme de cercle. Son fond, qui correspond au cœcum, est plus ou moins renflé, selon les espèces. En général, il est beaucoup plus développé chez les herbivores que chez les carnassiers ; ce qui devait être, puisqu'il est surtout destiné à recevoir la partie des aliments qui ne peut servir à la nutrition, et que ce résidu se trouve en proportion beaucoup plus considérable dans les végétaux. Dans tous les cas, le gros intestin est un large canal, qui présente ordinairement des bosselures et quelquefois des appendices plus ou moins allongés. Cette section du tube digestif se termine par l'orifice anal, après avoir présenté, dans beaucoup de familles, un renflement plus ou moins considérable, que l'on désigne sous le nom de cloaque. En général, toute cette partie des voies digestives possède des parois musculeuses plus épaisses que celles de la partie médiane ; on y remarque surtout trois faisceaux de fibres longitudinales, qui, plus courtes que l'intestin, le plissent dans le sens de la longueur, et y déterminent des bosselures plus ou moins prononcées.

Nous avons dit que les deux sections extrêmes du canal digestif offrent entre elles un grande analogie. Le parallèle suivant met cette proposition hors de doute. Chacune de ces sections s'ouvre à l'extérieur du corps par un orifice muni d'un muscle constricteur, dont l'action est soumise à l'empire de la volonté : pour la section antérieure, cet orifice est celui de la bouche, et pour la postérieure, c'est l'anus. Immédiatement ensuite vient un canal musculeux, plus ou moins large, qui, d'un côté, est représenté par l'œsophage, et, de l'autre, par le colon. De part et d'autre, la section se termine par une extrémité renflée en manière de sac, dans laquelle des matières séjournent, et qui n'est séparée de la portion précédente par aucun rétrécissement fixe et invariable, car on sait que le cardia manque dans un grand nombre d'espèces, notamment dans la plupart des reptiles et des poissons. Enfin chacune de ces sections est séparée de l'intestin médian par un rétrécissement valvulaire, siège d'un tact spécial. Certes, quelque peu disposé qu'on soit à généraliser, on ne saurait récuser une analogie manifestée par des caractères aussi frappants.

La portion médiane du tube digestif est, avons-nous dit, tout d'une venue, et s'étend de l'un à l'autre des renflements précédents. Elle se compose de trois parties, que l'on désigne généralement sous le nom de duodenum, de jéjunum et d'ilion, distinction arbitraire autant que puérile. Cet intestin est du reste plus ou moins développé suivant les espèces animales, et l'on peut même dire d'une manière générale que sa capacité est proportionnelle à celle des deux autres sections prises ensemble.

Toutefois, son mode de développement est bien différent ;
car, tandis que les cavités cœcale et stomacale prennent
le leur en largeur, l'intestin médian reste grêle et prend
presque tout le sien dans le sens de la longueur : disposition qui offre le grand avantage de multiplier beaucoup les surfaces en contact avec les matières à absorber. Du reste, cet intestin n'a que des parois très-minces et incapables d'exercer une action dynamique bien
énergique.

Les trois sections du tube digestif sont revêtues intérieurement par une membrane muqueuse, qui s'étend,
sans interruption, de la bouche à l'anus, en pénétrant
dans les différents conduits excréteurs qui s'ouvrent dans
ce canal. Nous avons déjà parlé de celle qui tapisse la
première section. Celle de la portion médiane ressemble
beaucoup à celle de l'estomac ; elle en diffère cependant
par le grand nombre de replis transversaux qu'elle forme
dans l'intérieur de l'organe, replis qui ont pour effet de
multiplier les surfaces absorbantes, en même temps
qu'elles retardent la progression des matières ; de plus,
ses villosités, extrêmement nombreuses, sont encore
plus apparentes que dans l'estomac ; elles sont quelquefois minces et flexibles ; d'autrefois, elles sont comme
pédiculées, et leur extrémité libre offre un renflement
en forme de massue. En les examinant à la loupe, on
reconnaît que chacune d'elles est terminée par une am
poule ovalaire, percée d'un petit trou, qu'on regarde
généralement, d'après Lieberkuhn, comme l'entrée d'un
vaisseau chylifère. Les parois de cette ampoule sont
tapissées d'un réseau artériel et veineux, très-fin et très-

serré. Les intervalles qui existent entre ces villosités sont garnis d'un grand nombre de follicules muqueux, qui font une légère saillie en dedans de l'intestin. Ils sont plus multipliés du côté du mésentère que partout ailleurs, et se rencontrent surtout à la région inférieure de l'intestin. Enfin, dans la troisième section du tube digestif, la muqueuse offre généralement des villosités moins nombreuses, et beaucoup moins apparentes que dans l'intestin grêle. On n'y trouve plus de valvules conniventes, et les follicules mucipares, quoique encore très-nombreux, n'y affectent plus la forme de glandes agminées.

La membrane muqueuse de l'appareil digestif est très-riche en vaisseaux sanguins et lymphatiques.

Chez l'homme et chez les mammifères dont l'organisation se rapproche le plus de la sienne, la membrane interne de l'estomac reçoit des artères volumineuses, qui proviennent des deux gastro-épiploïques, de la pylorique, de la coronaire stomachique et de la splénique. Elles rampent d'abord dans le tissu cellulaire intermédiaire aux tuniques péritoniales et charnues, mais leurs dernières ramifications vont former un réseau très-fin et très-délié dans l'épaisseur de la muqueuse. Ces artères sont extrêmement flexueuses, pour s'accommoder aux changements de volume auxquels l'estomac est exposé. Dans l'intestin médian, les artères sont aussi très-nombreuses, surtout à la partie supérieure ; elles proviennent de la mésentérique supérieure, de la pylorique, des pancréatiques, et des gastro-épiploïques. Enfin, dans le cœcum et le gros intestin, les vaisseaux artériels deviennent plus rares, et tirent exclusivement leur origine des deux mésentériques.

Les veines du tube digestif accompagnent partout les artères correspondantes, et toutes aboutissent à la veine-porte, qui se distribue dans le parenchyme du foie.

Les vaisseaux lymphatiques du canal intestinal sont très-nombreux, surtout dans la partie médiane de ce conduit. On peut les distinguer en deux ordres, eu égard à leur origine ; car, du reste, ils se ressemblent tous sous le rapport de leur structure et de leur disposition générale.

Ceux du premier ordre tirent leur origine de la surface interne de la muqueuse par un orifice béant, qui s'ouvre au sommet des villosités. Extrêmement grêles d'abord, ils se réunissent, soit avec leurs congénères, soit avec des lymphatiques du second ordre, pour former des troncs de plus en plus volumineux. Pour bien voir ces vaisseaux, et comprendre la manière dont ils prennent naissance dans les villosités, il faut les examiner sur un animal vivant, trois ou quatre heures après qu'il a mangé, c'est-à-dire, quand ils sont remplis par un chyle blanc et opaque, qui les fait parfaitement ressortir. A raison du fluide qu'ils renferment ordinairement, on les désigne sous le nom de vaisseaux chylifères. Très-nombreux dans l'intestin médian, ils diminuent beaucoup dans le gros intestin, et à peine si l'on en rencontre à l'estomac. Quelques auteurs en ont même nié l'existence dans cette partie des voies digestives ; mais je me suis assuré par l'expérience directe qu'ils commencent déjà à s'y montrer dans la région pylorique. Plusieurs observateurs, notamment MM. Lauth, Leuret et Lassaigne, ont constaté le même fait.

Les lymphatiques du second ordre naissent dans l'épaisseur même des parois du canal digestif. De même que pour ceux qui viennent de la profondeur des différents organes, il est impossible de distinguer la manière dont ils se comportent à leur origine; on n'a pu jusqu'alors émettre à cet égard que des conjectures plus ou moins hasardées, dont nous n'avons pas à nous entretenir. Pour les distinguer des précédents, nous donnerons à ces vaisseaux le nom de lymphatiques généraux.

Tous les lymphatiques sont grêles, cylindriques et flexueux; ils présentent de distance en distance des dilatations plus ou moins considérables, qui les font paraître comme noueux, et qui indiquent la présence de valvules placées dans leur intérieur. Ils s'anastomosent fréquemment entre eux, et s'entre-croisent en formant des plexus successifs, dans lesquels les chylifères communiquent fréquemment avec les lymphatiques généraux, et, après s'être ainsi fréquemment anastomosés, tous aboutissent à un tronc commun, que l'on désigne sous le nom de canal thorachique. Quoique fort irrégulier dans sa conformation, ce canal offre presque constamment avant son entrée dans la poitrine une dilatation appelée réservoir de Pecquet. Du reste, il remonte dans la cavité thorachique, appuyé contre la colonne vertébrale et en longeant les principaux vaisseaux sanguins, pour venir enfin se déverser dans la veine sous-clavière gauche, après s'être quelquefois partagé en deux ou trois branches.

Tous les lymphatiques aboutissent de distance en di-

stance à de petits corps irréguliers et très-variables sous
le rapport de la forme et du volume : ce sont les gan-
glions lymphatiques. C'est principalement dans l'abdomen, sur le trajet des chylifères, qu'on en rencontre un
très-grand nombre. Ils paraissent résulter d'un entrela-
cement inextricable de vaisseaux lymphatiques, qui en
ressortent moins nombreux et plus volumineux qu'ils
n'y étaient entrés. Ils reçoivent aussi beaucoup de vaisseaux sanguins.

Tel est l'appareil assez simple qui est chargé d'effectuer l'absorption des éléments nutritifs contenus dans les
aliments, et de loger le résidu, qui, conjointement avec
les différents liquides sécrétés dans le tube gastro-intestinal, constituent les matières excrémentitielles. Nous
allons d'abord étudier ce qui concerne l'absorption,
et nous nous occuperons ensuite de la formation des
fèces.

Dans un des chapitres précédents, nous avons prouvé
que, sous le rapport des altérations qu'elles subissent
dans l'estomac, toutes les substances qui font partie des
aliments peuvent être rangées en trois catégories, savoir :
1° celles qui se dissolvent dans le suc gastrique et dans
les différents fluides qui arrivent dans l'estomac ; 2° celles qui, après s'être ramollies sous l'influence du suc gastrique, se divisent en particules plus ou moins ténues ;
3° enfin celles qui se montrent complétement réfractaires
aux actions précédentes. Or, je dis que toutes les matières solubles sont absorbées par les veines, que toutes celles qui sont simplement divisées sont absorbées
par les orifices béants des lymphatiques chylifères, et

qu'enfin celles qui sont restées intactes vont s'accumuler dans le gros intestin, où elles contribuent à former les excréments. Cette triple proposition demande à être démontrée par des faits.

1° *Absorption, par les veines, des matières solubles.* Des expériences très-nombreuses, prouvent que les liquides introduits dans l'estomac et les intestins sont généralement absorbés avec promptitude. Si l'on fait boire abondamment à un chien, et qu'on le mette à mort une demi-heure après, il est rare que l'on trouve encore du liquide dans l'estomac et l'intestin, ainsi que je m'en suis assuré à plusieurs reprises. Ce fait est d'ailleurs attesté par MM. Magendie, Tiedman et Gmélin, etc. Le docteur Beaumont a aussi observé souvent, sur son malade, que les boissons disparaissent de l'estomac très-rapidement, ce que, de mon côté, j'ai également constaté sur les chiens auxquels j'ai établi des fistules gastriques. Par exemple, deux à trois cents grammes de bouillon, que je fis prendre à l'un de ces animaux, avaient déjà quitté l'estomac au bout d'une demi-heure. Il est probable que, dans ces différents cas, c'est principalement dans l'estomac lui-même que se fait la majeure partie de l'absorption, et qu'il passe très-peu de liquide dans l'intestin ; du moins M. Magendie a-t-il observé qu'une ligature appliquée au pylore, sur des chiens, ne retardait pas sensiblement l'absorption des boissons. Le même fait a été constaté par Home et par plusieurs autres expérimentateurs.

Quels sont les vaisseaux qui effectuent l'absorption dont il s'agit? Sont-ce les veines ou les lymphatiques?

On sait que les anciens considéraient les veines comme
les agents exclusifs de toutes les absorptions qui ont lieu
dans la profondeur des parties ou à la surface de l'organisme, et que cette opinion fut admise sans contestation jusque vers le milieu du dernier siècle, époque où
la découverte des lymphatiques vint modifier sur ce
point l'état de la science. Alors, on attribua généralement à ce dernier ordre de vaisseaux la propriété absorbante, à l'exclusion des veines. Toutefois, cette doctrine,
bien qu'appuyée de quelques expériences concluantes
en apparence faites par J. Hunter, Mascagni, etc., ne
tarda pas à être renversée par les expériences contradictoires de MM. Tiedmann et Gmélin, et surtout par
celles de M. Magendie.

Les savants professeurs de Heidelberg nourrirent des
chiens et des chevaux avec des aliments auxquels ils
avaient mélangé différentes matières colorantes ou odorantes, ou des sels minéraux faciles à reconnaître ; puis,
ayant mis ces animaux à mort plusieurs heures après leur
repas, ils recherchèrent ces matières caractéristiques
dans le chyle et dans le sang des veines mésentériques.
Or, tandis qu'ils ne retrouvaient presque jamais dans le
chyle les matières colorantes et odorantes administrées
aux animaux, il était presque toujours facile d'en constater la présence dans le sang des veines mésentériques.
C'est ainsi que ce fluide sentait fortement le camphre
chez un cheval qui avait pris de cette substance, et que,
sur un autre cheval, on y reconnut manifestement l'o-
deur du musc ; que chez un troisième, auquel on avait
fait avaler une grande quantité d'indigo, le sérum prit

une teinte d'un vert jaunâtre, et que, chez un chien, il parut contenir de la rhubarbe. (Recherches sur la route que prennent diverses substances pour passer du tube digestif dans le sang.)

Les expériences de M. Magendie sur ce sujet sont encore plus précises et plus concluantes. Nous allons en rapporter quelques-unes.

La lymphe du canal thorachique fut extraite sur un chien, qui, une demi-heure auparavant, avait avalé environ 125 grammes d'une décoction de rhubarbe. Or ce fluide ne présenta aucune trace de rhubarbe, bien que la moitié à peu près du liquide eût disparu du canal intestinal, et que l'urine contînt sensiblement de la rhubarbe.

Un chien ayant bu 200 grammes d'une dissolution de prussiate de potasse dans l'eau, ce sel se retrouva dans l'urine, un quart d'heure après, tandis que la lymphe extraite du canal thorachique n'en présentait aucune trace.

125 grammes d'alcool étendu d'eau furent donnés à un chien. Au bout d'un quart d'heure, le sang de l'animal avait une odeur d'alcool prononcée; la lymphe n'offrait rien de semblable.

Le canal thorachique ayant été lié au cou sur un chien, on lui fit boire 65 grammes d'une décoction de noix vomique, liquide très-vénéneux pour ces animaux. Or, le chien mourut tout aussi promptement que si l'on avait laissé le canal thorachique intact. A l'ouverture du cadavre, on s'assura que le canal de la lymphe n'était pas double, qu'il n'avait qu'un débouché dans la veine sous-clavière gauche, et qu'il avait été bien lié.

Au moyen d'une incision pratiquée aux parois abdominales d'un chien, on tira au dehors une anse d'intestin grêle, sur laquelle deux ligatures furent appliquées, à quatre décimètres l'une de l'autre. Comme l'animal avait mangé abondamment de la viande, sept heures auparavant, les lymphatiques qui naissent de cette portion d'intestin étaient très-blancs et très-apparents à raison du chyle qui les distendait. Deux ligatures furent placées sur chacun de ces vaisseaux, à un centimètre de distance, et l'on opéra la section du vaisseau entre les deux ligatures. On s'assura en outre par tous les moyens possibles, que l'anse d'intestin sortie de l'abdomen n'avait plus de communication avec le reste du corps par les vaisseaux lymphatiques. Cinq artères et cinq veines se rendaient à cette portion intestinale ; quatre de ces artères et autant de veines furent liées et coupées de la même manière que les lymphatiques ; après quoi, les deux extrémités de l'anse d'intestin furent coupées et séparées entièrement du reste de l'intestin grêle. On eut ainsi une portion d'intestin, longue de quatre décimètres, ne communiquant plus avec le reste du corps que par une artère et par une veine mésentériques. Ces deux vaisseaux furent isolés dans une longueur de quatre travers de doigts ; et l'on enleva même la tunique celluleuse, de peur que des lymphatiques n'y fussent restés cachés. On injecta alors dans la cavité de l'anse intestinale 60 à 65 grammes d'une décoction de noix-vomique, et une ligature fut appliquée pour s'opposer à la sortie du liquide injecté. L'anse, enveloppée d'un linge fin, fut replacée dans l'abdomen. Il était une heure précise ; à une heure six minutes, les effets du poison se manifestèrent avec leur intensité ordinaire, en sorte que tout se passa comme si l'anse d'intestin eût été dans son état normal. (Précis de phys., t. 2, p. 202.)

Ces expériences, qui ont été répétées et variées de différentes manières par le docteur Ségalas et par plusieurs autres physiologistes distingués, sont on ne saurait plus concluantes relativement à l'absorption par les veines des matières introduites dans les voies digestives à l'état liquide ou de dissolution. C'est donc là un fait irrévocablement acquis à la science, et il ne saurait y avoir désormais sur ce point aucune espèce de contestation. Ainsi, ce sont les veines qui aspirent en quelque sorte toutes les boissons et toutes les matières alimentaires qui peuvent éprouver une véritable dissolution, telles que le sucre, la gomme, l'amidon, la pectine, la gélatine, etc. Comment, et en vertu de quelle force cette absorption a-t-elle lieu ? C'est ce qu'il serait difficile de démontrer rigoureusement dans l'état actuel de nos connaissances ; cependant tout porte à croire qu'il se passe ici quelque chose de fort analogue aux phénomènes d'indosmose découverts par M. Dutrochet. Quoi qu'il en soit, ce qui est positif, c'est que les veines absorbent indistinctement et sans choix toutes les matières solubles qui se présentent, lors même que ces matières sont de nature à exercer une action toxique sur l'organisme, ainsi qu'on le voit dans les différentes espèces d'empoisonnement. Immédiatement après leur absorption, toutes ces matières solubles arrivent au foie par la veine porte, et là, plusieurs d'entre elles paraissent subir une véritable

décomposition qui les dénature plus ou moins complétement, et en forme quelque nouveau produit utile à la
nutrition, tandis que le résidu est expulsé à l'état de résinoïde biliaire.

*2° Absorption, par les lymphatiques chylifères, des
matières molles ou très-divisées.* Nous avons démontré
dans un des chapitres précédents que beaucoup de substances alimentaires, telles que la fibrine, l'albumine concrète, la chondrine, etc., c'est-à-dire les substances reconnues comme possédant au plus haut degré la propriété nutritive, ne se dissolvent en aucune manière, ou
ne se dissolvent qu'en proportion insignifiante dans le
suc gastrique : or, nous ferons voir incessamment que,
chez les animaux qui ont fait usage de ces diverses substances, les matières fécales n'en renferment plus ordinairement de traces; d'où il faut conclure qu'elles ont
été absorbées à l'état mou, et sous forme de molécules
solides.

Comme les lymphatiques chylifères s'ouvrent dans
l'intestin par des orifices béants, visibles à l'œil nu, et
que, d'un autre côté, on retrouve dans le chyle une
grande quantité de molécules solides et irrégulières, semblables à celles que l'on rencontre dans le chyme, cette
simple coïncidence suffirait presque pour démontrer que
l'absorption dont il s'agit est effectuée par cet ordre de
vaisseaux.

Afin de mettre le fait à l'abri de toute contestation, il
faut d'abord étudier la nature du liquide charrié par les
lymphatiques chylifères, lorsqu'il n'est point modifié par
son mélange avec les matériaux que l'absorption des

substances alimentaires y introduit à l'état de molécules concrètes, c'est-à-dire lorsque le tube digestif est complétement vide depuis un certain temps. Ce liquide porte alors le nom de lymphe, et ne paraît pas différer de celui qui est contenu habituellement dans les lymphatiques généraux. Or, voici, d'après M. Magendie, quels sont les caractères et les propriétés de la lymphe.

Pour se procurer de la lymphe, dit cet habile expérimentateur, on peut employer deux procédés. L'un consiste à mettre à découvert un vaisseau lymphatique, à l'inciser, et à recueillir le liquide qui en sort ; mais cette méthode est très-difficile à exécuter, et d'ailleurs, comme les vaisseaux lymphatiques ne sont pas toujours remplis de lymphe, elle est peu sûre. L'autre procédé consiste à laisser jeûner un animal pendant quatre ou cinq jours, et à extraire le fluide contenu dans le canal thorachique.

Le liquide qu'on obtient de l'une ou de l'autre manière a d'abord une couleur rosée, légèrement opaline. Il a une odeur de sperme très-prononcée ; sa saveur est salée ; quelquefois il présente une teinte jaunâtre décidée, et, dans d'autres cas, il présente une couleur rouge garance.

La lymphe ne reste pas longtemps liquide ; elle se prend en masse. Sa couleur rose devient plus foncée, et il s'y développe une multitude de filaments rougeâtres, disposés en arborisations irrégulières et fort analogues, pour l'apparence, aux vaisseaux qui se répandent dans le tissu des organes.

Lorsqu'on examine avec soin la masse coagulée, on voit qu'elle est formée de deux parties, dont l'une solide forme des cellules multipliées qui contiennent l'autre, qui est liquide. Si l'on sépare la partie solide, le liquide se prend de nouveau en masse.

Soumise au microscope, la lymphe extraite, soit du canal thorachique, soit d'un vaisseau lymphatique, soit même d'une glande cervicale, présente une multitude de petits globules, qui sont semblables à ceux du sang, mais qui sont moins abondants que dans ce dernier fluide.

Du reste, la partie solide de la lymphe, et qu'on peut nommer son caillot, a beaucoup d'analogie avec celui du sang. Il devient rouge écarlate par le contact du gaz oxygène, et rouge pourpre quand on le plonge dans l'acide carbonique. (Elém. de phys., t. 2, p. 189.)

Cette description de la lymphe du chien est absolument conforme aux caractères que MM. Leuret et Lassaigne attribuent à la lymphe du cheval, recueillie par eux sur plusieurs de ces animaux. Elle s'accorde aussi, quant à l'essentiel, avec ce que j'ai observé moi-même sur quelques grammes de lymphe que je suis parvenu à obtenir sur un gros chien à jeun. On peut donc la considérer comme l'expression exacte de la vérité.

Ce point étant établi, il ne s'agit plus que de constater les caractères du liquide qui remplit les lymphatiques chylifères, lorsque le canal intestinal contient des aliments, et de le comparer à la lymphe précédemment décrite. Ce liquide porte, comme on sait, le nom de chyle. Nous citerons encore à cet égard l'opinion de M. Magendie, persuadé qu'on lui accordera d'autant plus de confiance que cet habile et consciencieux expérimentateur n'avait en vue dans ses recherches de soutenir aucune opinion préconçue.

Si, dit-il, l'animal dont on extrait le chyle a mangé des substances grasses animales ou végétales, le liquide que l'on retire du canal thorachique est d'un blanc laiteux, un peu plus pesant que l'eau distillée, d'une odeur spermatique prononcée, d'une saveur salée, happant un peu à la langue, et sensiblement alcalin.

Très-peu de temps après qu'il est sorti du vaisseau qui le contenait, le chyle se prend en masse, et acquiert une consistance presque solide ; il se sépare, au bout de quelque temps, en trois parties : l'une solide, qui reste au fond du vase : l'autre liquide, qui est placé au-dessus ; et une troisième qui forme une couche très-mince à la surface du liquide. En même temps le chyle prend une teinte rosée assez vive.

Quand le chyle provient d'aliments qui ne contiennent point de corps gras, il présente des propriétés semblables ; mais, au lieu d'être blanc et opaque, il est opalin, presque transparent : la couche qui se forme à sa superficie est moins marquée que dans la première espèce de chyle.

Jamais le chyle ne prend la couleur des substances colorantes mêlées aux aliments, comme plusieurs auteurs l'ont avancé. Hallé s'est assuré du contraire par des expériences directes ; je les ai répétées récemment, et j'ai obtenu un résultat parfaitement semblable.

Des animaux auxquels j'avais fait manger de l'indigo, du safran, de la garance, etc., m'ont fourni un chyle dont la couleur n'avait aucun rapport avec celle de ces substances.

De nouvelles expériences ont été tentées sur ce sujet par MM. Tiedmann et Gmélin, en Allemagne; Andrews, à Édimbourg ; Lawrence et H. Coates, en Amérique : et les résultats se sont partout confirmés.

Des trois substances dans lesquelles se partage le chyle abandonné à lui-même, celle de la surface, de couleur blanche opaque, est un corps gras ; le caillot ou la partie solide est formée de fibrine et d'un peu de matière colorante rouge ; le liquide est analogue au sérum du sang.

La proportion de ces trois parties varie beaucoup suivant la nature des aliments. Il y a des chyles, tels que celui du sucre, qui ne contiennent que très-peu de fibrine; d'autres, tels que celui de chair, en contiennent davantage.

Il en est de même pour la matière grasse, qui est extrêmement abondante, quand les aliments contiennent de la graisse ou de l'huile, tandis qu'on en voit à peine, quand les aliments sont tout à fait dépourvus de corps gras. (Loc. cit., t. 2, p. 172.)

Si l'on examine le chyle au microscope, on y découvre un nombre beaucoup plus considérable de globules que dans la lymphe. On peut même en distinguer de deux sortes : les uns, réguliers et presque uniformes, paraissent appartenir à ce dernier liquide, les autres, généralement plus volumineux et beaucoup plus irréguliers dans leurs contours, proviennent évidemment des molécules solides enlevées à la masse chymeuse par les orifices béants des lymphatiques. J'ai cru remarquer qu'ils sont plus volumineux dans le chyle extrait des dernières

ramifications lymphatiques que dans le canal thorachique.

Des faits qui précèdent, il résulte que le chyle comparé à la lymphe n'en diffère que par son opacité, sa
teinte blanchâtre, le nombre et le volume de ses globules, et la présence de la graisse, dans le cas où les aliments en renfermaient. Or, comme les vaisseaux chylifères contiennent toujours une certaine quantité de lymphe, on doit en conclure que les caractères communs
aux deux liquides proviennent de ce dernier, ou, autrement dit, que le chyle n'est autre chose que de la lymphe plus ou moins chargée de molécules irrégulièrement
globuleuses provenant du chyme ; aussi les aliments solubles en totalité, tels que le sucre, la gomme, l'amidon,
la pectine, etc., ne peuvent-ils jamais former de chyle,
attendu que, d'une part, ils ne sauraient donner naissance à des globules, et que, de l'autre, ils pénètrent
dans l'organisme par le système veineux exclusivement.

Il est en effet parfaitement démontré que jamais le
chyle ne contient la moindre parcelle des matières solubles renfermées dans les aliments, ainsi qu'on s'en est
assuré en l'examinant sur différents animaux auxquels
on avait fait prendre des matières colorantes ou des sels
faciles à reconnaître à l'aide des réactifs. Ce fait, constaté par Hallé, et vérifié depuis par MM. Magendie,
Tiedmann et Gmélin, Andrews, Lawrence, H. Coates,
Sandras et Bouchardat, etc., peut être considéré aujour-
d'hui comme à l'abri de toute contestation. J'en ai moi-
même reconnu l'exactitude sur plusieurs chiens que j'ai
mis à mort après leur avoir donné des aliments colorés
avec du safran ou de l'indigo.

D'après la manière dont nous venons de l'envisager, le chyle ne saurait être considéré comme un fluide sui generis, de nouvelle création, dont l'origine doive être attribuée à ces métamorphoses merveilleuses que, selon certains auteurs, les aliments subiraient dans les différentes parties du tube digestif par l'effet de réactions imaginaires ; encore une fois, c'est un simple mélange, en proportions variables, de lymphe et de particules alimentaires, qui pénétrent dans l'organisme à l'état concret, et avec toute leur intégrité de composition.

Une particularité digne de remarque, c'est que jamais le chyle ne présente ni la couleur ni l'amertume de la bile : *bilis non inficit chylum sua amaritudine* ; c'est là une sorte d'axiome en physiologie; cependant la bile, ou du moins sa matière résinoïde, se trouve dans l'intestin à l'état d'un précipité assez ténu, ce semble, pour pénétrer dans le système chylifère ; d'un autre côté, nous avons vu aussi qu'on ne rencontre pas dans le chyle les matières solubles que les aliments renfermaient, et nous verrons plus loin que ces mêmes vaisseaux n'admettent point dans leur intérieur les substances inorganiques, qui, telles que l'élément terreux des os, se présentent à leur orifice dans un grand état de division. Tous ces faits ne sauraient trouver d'explication plausible qu'en attribuant aux bouches absorbantes des chylifères un sentiment tactile, semblable à celui que nous avons été forcé de reconnaître à l'estomac ; ils ont donc pour cause cette force insaisissable que nous qualifions d'instinct, lorsqu'elle se manifeste par des actes extérieurs, et de force vitale, lorsqu'elle porte sur les phénomènes intimes de l'économie.

3° Quant à la troisième proposition qu'il nous reste à démontrer, savoir : *que les parties des aliments qui n'ont pu être dissoutes ou ramollies par le suc gastrique sortent avec les excréments,* elle se trouvera démontrée dans le chapitre suivant.

II.

FORMATION DES MATIÈRES FÉCALES.

Si l'on consulte la plupart des traités généraux de physiologie, on y trouve que les excréments ne sont pas un simple résidu des aliments mélangé au produit des sécrétions diverses qui arrivent dans le tube digestif; que c'est au contraire une matière nouvelle, toute différente des uns et des autres ; qu'en même temps qu'une partie du chyme a éprouvé, par l'action de l'appareil chylifère, l'altération spéciale qui l'a changé en chyle , en même temps aussi , et en vertu des mêmes principes, l'autre partie du chyme subit l'altération spéciale qui le change en excréments, etc.

Si , peu satisfait de ces explications hypothétiques , on consulte les travaux plus positifs des chimistes et des expérimentateurs, on arrive à des résultats qui, bien que plus accessibles à l'intelligence, ne semblent cependant pas d'abord présenter cet accord qu'on s'attend à y rencontrer. Toutefois, nous allons voir que ces divergences sont plus apparentes que réelles.

Un grand nombre de chimistes ont analysé les matières fécales des différents animaux. Nous citerons en pre-

mière ligne M. Berzelius, qui s'est particulièrement occupé des excréments de l'homme.

Sur 100 parties d'excréments, de consistance moyenne,
rendus après avoir mangé une grande quantité de pain
grossier, avec des aliments de nature animale, ce célèbre chimiste a trouvé :

Eau.   75,3

Bile. 0,9
Albumine. 0,9
Matière extractive particulière. 2,7   5, 7
Sels. 1,2

Résidus insolubles des aliments digérés. 7, 0
Matières insolubles qui s'ajoutent dans le canal intestinal, mucus, résine biliaire, graisse,
matière animale particulière. 12, 0
                                                     ─────────
                                                       100, 0

Traité de chimie, t. VII, p. 273.

D'autres chimistes ont analysé les excréments des
herbivores. Zierl, entre autres, a retiré de ceux du cheval et du mouton les matières suivantes.

	Excréments de chevaux.	de moutons.
Eau.	690	670
Résidus d'aliments.	202	140
Amidon vert.	65	128
Picromel, avec sels.	20	54
Matière biliaire avec		
extractif.	17	19
Perte.	8	9

Le même auteur, ainsi que Einhof, Morin et Penot a analysé la bouse de vache. Le tableau ci-joint indique le résultat de ces différentes analyses.

	EINHOF.	MORIN.	PENOT.	ZIEBL.
Eau	6490	7000	6358	7300
Fibre végétale	1560	2408	2693	1410
Amidon vert avec albumine et mucus				830
Matière biliaire et sels	240			
Bile indécomposée		160		
Matière amère			74	
Résine biliaire, avec picromel			93	
Matière biliaire, avec albumine		160		
Résine biliaire et graisse biliaire		152		
Picromel, avec sels				111
Matière biliaire avec extractif				109
Albumine		40	63	
Sels, terres, métal			143	
Sables	110			

Si maintenant nous analysons ces différentes analyses, et que, comparant entre eux les résultats qu'elles présentent, nous réduisons leurs termes homologues aux mêmes dénominateurs, nous trouvons que toutes les matières rencontrées dans les excréments, soit des carnivores, soit des herbivores par les différents chimistes qui s'en sont occupés, peuvent être rangées en deux catégories, savoir : 1° les matières qui n'ont point été dissoutes ou ramollies dans l'estomac ; 2° celles qui proviennent des différentes sécrétions qui aboutissent dans le tube digestif.

Dans la première catégorie, se rangent évidemment ce qui, dans l'analyse des excréments humains par M. Berzelius, est désigné sous le titre de résidus insolubles, et, dans celle des excréments d'herbivores, les matières désignées sous les dénominations de résidus d'aliments, de fibre végétale, de chlorophyle et d'amidon vert.

Dans la seconde catégorie, se trouvent d'abord la bile ou ses éléments, et ensuite les matières muqueuses. Il est en effet facile de voir qu'on doit rapporter à la bile seule tout ce qui, dans les analyses précédentes, est désigné sous les dénominations diverses de bile et de résine biliaire (Berzelius), de picromel et de matière biliaire (Zierl et Einhof), de bile indécomposée, de résine et graisse biliaires (Morin), de matière amère, de résine biliaire avec picromel (Penot). Il est également de toute évidence qu'on doit rapporter aux matières muqueuses, non-seulement ce qui, dans ces analyses, est qualifié de mucus, mais aussi ce qui y est désigné sous le nom d'albumine : car on sait combien il est difficile de distinguer ces matières, lorsqu'elles se trouvent mélangées à des produits aussi hétérogènes que les excréments. Quant à ce qui est désigné, dans ces mêmes analyses, sous le titre de matières extractives, tous les chimistes savent à quoi s'en tenir sur la valeur de ces expressions, que l'on applique indistinctement à une multitude de matières organiques, aussi complexes que mal définies.

Il résulte de cet examen comparatif que les excréments, loin d'être le produit d'une formation nouvelle, ainsi que le prétend la physiologie classique, provient exclusivement, comme nous l'avons émis en principe, de deux origines distinctes, savoir : 1° des résidus d'aliments qui ont traversé le tube digestif sans subir d'altérations; 2° du produit, également inaltéré, des sécrétions diverses qui s'épanchent dans ce canal. Les détails dans lesquels nous allons entrer nous démontreront de plus en plus l'exactitude de ce principe, qui, du reste, se trouve en parfaite harmonie avec les différents ordres de faits que nous avons observés dans le cours de cet ouvrage.

Les résidus d'aliments qui entrent pour une proportion plus ou moins considérable dans les matières fécales des différents animaux sont de deux sortes ; les uns en effet sont absolument indigestes, et les autres ne le sont que d'une manière relative.

En tête des premiers, se trouve d'abord le *ligneux*, principe immédiat que nous avons vu se montrer complétement réfractaire à l'action du suc gastrique, et que nous retrouvons ici tel qu'il a été ingéré dans l'estomac. C'est lui qui, chez les herbivores, forme la majeure partie des fèces, où il se montre si peu altéré qu'il est facile de le reconnaître à la simple inspection ; c'est ainsi que l'on retrouve, dans les excréments, la paille, les pelures de fruits, le son des graines céréales, etc. Non-seulement ces matières passent inaltérées, mais, lorsqu'elles n'ont point été dilacérées par la mastication, elles préservent les parties qu'elles recouvrent ; et c'est ainsi que l'on retrouve, dans les excréments, les graines des céréales, telles que avoine, orge, etc., celles des légumineuses, telles que haricots, pois, lentilles, etc., les pepins de fruits, des baies entières, telles que groseilles, cerises, raisins, etc., lorsqu'ils ont été avalés avec leur pellicule.

La *fécule* qui fait partie des matières alimentaires se retrouve aussi dans les excréments, lorsque les globules qui la constituent n'ont point été rompus par une coction préalable. A propos des analyses précédentes, nous avons vu Zierl et Einhof signaler l'amidon comme partie constituante des excréments chez les herbivores ; aujourd'hui les recherches microscopiques ne laissent plus de doute à cet égard, et un grand nombre d'expérimentateurs ont constaté, par ce moyen, que l'on retrouve une grande quantité de fécule dans les excréments de ces animaux, lorsque leur nourriture en contenait ; aussi les agriculteurs ont-ils généralement reconnu l'avantage qu'il y a de faire bouillir les graines et légumes féculents qu'ils donnent aux bestiaux ; on a constaté, par exemple, qu'on peut épargner un tiers de l'avoine nécessaire pour la nourriture d'un cheval, lorsqu'on la lui donne bouillie.

Il est cependant quelques animaux chez qui la fécule, avalée sans coction préalable, ne se retrouve plus dans les excréments ; tel est le cas des oiseaux granivores. Ce fait exceptionnel m'a été démontré par l'expérience suivante.

Je nourris une poule, pendant huit jours, avec un mélange fait à froid, de viande hachée et de fécule de pomme de terre, régime sous l'influence duquel l'animal se conserva en santé parfaite, et rendit des excréments semblables à ceux qu'il rendait auparavant. J'en mis quelques grammes dans un verre à expérience, avec un peu d'eau, de manière à en former une bouillie liquide, que je filtrai à travers une mousseline claire. Or, le liquide trouble qui passa ayant été examiné au microscope, je ne pus y découvrir aucun globule de fécule ; et, par l'addition de la teinture d'iode, il n'acquit en aucune manière la couleur bleue qui caractérise cette dernière substance.

Ce fait ne peut, ce me semble , être expliqué qu'en admettant que le gésier ne se borne pas à écraser grossièrement les graines, mais que son action triturante va jusqu'à briser les globules de fécule, en leur faisant subir une véritable porphyrisation entre les molettes cornées dont il est pourvu ; ce qui permettrait à l'amidon mis à nu de se dissoudre et d'être absorbé.

Je ne serais pas non plus éloigné de penser que, chez les herbivores en général, une partie plus ou moins considérable de la fécule qui entre dans la composition des céréales disparaît de même du tube digestif , par suite de la longue et minutieuse mastication que ces graines ont à subir ; de sorte qu'on ne retrouverait dans les excréments que ce qui en aurait échappé à l'action de l'appareil dentaire.

C'est un fait bien connu que, lorsque les aliments renferment des parties dont le *mucus* fait la base, elles se retrouvent toujours entières et inaltérées dans les excréments ; à moins toutefois que, ce qui revient au même, les animaux ne les rendent par une sorte de régurgitation, après que la digestion des autres substances est terminée, ainsi que cela arrive à quelques poissons carnassiers, et à la plupart des oiseaux de proie, qui, plus ou moins longtemps après leur repas, vomissent ordinairement les écailles, les poils ou les plumes des animaux qu'ils avaient avalés sans les dépecer. Hors ces cas extraordinaires, ces substances épidermoïdes se retrouvent constamment dans les matières fécales ; ce qui est conforme à notre théorie, puisqu'elles se montrent absolument réfractaires à l'action du suc gastrique.

Enfin, lorsque des *substances inorganiques insolubles* se trouvent mêlées aux aliments, sans en faire partie intégrante, elles reparaissent dans les fèces; c'est ce qui a lieu notamment pour l'enveloppe calcaire des mollusques, des crustacés, etc. ; à moins toutefois que ces matières ne soient vomies après la digestion de la substance organique qu'elles renfermaient, ce qui est le cas des coquillages avalés par quelques poissons et par un grand nombre de zoophytes.

La partie calcaire des os se trouve dans le même cas ; on sait en effet que les excréments des chiens nourris avec des os sont presque exclusivement formés d'une matière blanche, terreuse, à laquelle les anciens chimistes avaient donné le nom bizarre d'album græcum. Fourcroy, qui l'a analysée, assure qu'elle est uniquement formée de terre osseuse; et de fait, à l'exception d'un peu de matière organique, elle se dissout complétement dans l'acide chlorhydrique étendu, en produisant une effervescence semblable à celle qui a lieu lorsqu'on traite des cendres d'os par ce menstrue ; ce qui indique approximativement que le carbonate calcaire y est uni au phosphate de la même base dans la même proportion que dans les os calcinés. Du reste, lorsqu'on la traite par de l'eau convenablement acidulée avec l'acide sulfurique, la liqueur, filtrée et évaporée, fournit beaucoup de phosphate acide de chaux.

Ces faits n'ont pas besoin d'être commentés : ils confirment ce que nous avons dit ailleurs, relativement à la composition chimique et à la manière d'agir du suc gastrique ; de plus, ils font voir que l'élément terreux des os n'est point absorbé dans l'intestin, ou que du moins il ne l'est que très-imparfaitement, malgré l'état de division dans lequel il se trouve ; ce qui paraît devoir être attribué à ce que les extrémités béantes des chylifères jouissent d'un tact particulier, en vertu duquel ils admettent ou rejettent les matières qui se présentent à leur orifice.

Toutes les matières que nous venons d'indiquer, comme faisant partie des excréments, chez tous les animaux, sont absolument réfractaires à l'action du suc gastrique ; mais il arrive aussi quelquefois de rencontrer dans les fèces des matières plus ou moins digestibles : c'est ce qu'on remarque surtout chez les jeunes sujets et chez les convalescents. Lorsqu'il leur advient d'avaler des végétaux mal cuits, et encore en morceaux plus ou moins formes, tels que pommes de terre, carottes, navets, etc., ou des matières oléagineuses, incomplétement mâchées, telles que noix, noisettes, amandes, etc., il est assez ordinaire de les retrouver dans les matières fécales. Il n'est pas rare, non plus, d'y reconnaître des morceaux de tendons, d'aponévroses, et surtout des fragments d'os, avalés accidentellement. Même dans les excréments des chiens, il est assez ordinaire de trouver des morceaux d'os, à tissu compacte, qui n'ont pas subi la moindre altération ; c'est même ce qui avait conduit quelques physiologistes à refuser au suc gastrique la propriété d'attaquer les parties les plus dures du tissu osseux.

Évidemment, toutes ces substances ont traversé l'estomac sans subir le travail disgestif ; mais, ici, une question se présente : l'estomac s'en est-il débarrassé parce qu'il n'a pu, ou, pour ainsi dire, parce qu'il n'a pas voulu les digérer ? A la vérité, lorsque, à la suite d'une longue maladie, l'estomac se trouve plus ou moins compromis, il peut arriver qu'il soit incapable de réduire en bouillie les substances difficiles à élaborer, et qu'il les expulse en conséquence, comme étant relativement indigestes ; mais il est possible aussi que, mandataire de l'organisme tout entier, il ne rejette ces substances que comme impropres à fournir, dans un court espace de temps, les matériaux nécessaires à la réparation des pertes que l'économie à éprouvées ; de manière qu'il en serait ici comme dans les cas d'anus anormal, dont nous avons parlé.

Il ne faut pas croire que ce soient là de vaines subtilités, imaginées à plaisir, et sans application dans la pratique. Le fait suivant en est la preuve.

Il y a peu de temps, je fus appelé en consultation près d'une femme qui, au moment où elle semblait entrer en pleine convalescence d'une dyssenterie assez violente, fut tout à coup reprise de dévoiement avec fièvre, après avoir mangé quelques jeunes navets, que son médecin lui avait permis, à titre d'aliment léger. En interrogeant la malade, j'appris que, tandis qu'elle se sentait un appétit très-prononcé pour la viande, elle

n'avait mangé ses navets qu'avec une sorte de répugnance, et que, peu de temps après son repas, elle avait
eu plusieurs selles, dans lesquelles ce légume se reconnaissait facilement. Du reste, cet état de choses durait
depuis plusieurs jours, malgré l'emploi des opiacés, qui
avaient réussi précédemment. Je présumai, d'après ces
renseignements, que la diarrhée était entretenue par le
passage à travers le gros intestin d'aliments non digérés, que l'estomac rejetait, non parce qu'il ne pouvait
parvenir à les élaborer, mais parce qu'ils étaient impropres à réparer les pertes que l'organisme avait subies. En conséquence, et conformément au sentiment
instinctif de la malade, je substituai aux légumes, de la
viande de veau et de poulet; et la guérison ne se fit pas
attendre. Ce fait bien simple me semble digne de fixer
les méditations des médecins pour qui la pratique n'est
pas une aveugle routine.

Quoi qu'il en soit, il est certain que, sauf l'état pathologique bien prononcé, on ne rencontre jamais dans les
excréments les matières nutritives de facile digestion,
telles que la fibrine ou l'albumine légèrement coagulée.
On doit à notre célèbre compatriote, M. Braconnot, une
expérience curieuse, qui met cette vérité dans tout son
jour. En effet, cet habile chimiste ayant nourri un rossi-
gnol, pendant plusieurs mois, avec du cœur de bœuf ha-
ché, rechercha vainement la présence de la fibrine ou de
l'albumine dans les excréments rendus par cet oiseau. De
mon côté, ayant nourri mon chien, pendant huit jours,
avec de la viande de bœuf hachée, et mélangée au quart
de son poids environ d'albumine liquide, je ne pus re-

trouver ni albumine ni fibrine dans les excréments. Dans une autre expérience, je nourris le même animal, pendant quatre jours, avec des os spongieux, grossièrement triturés dans un mortier, afin qu'aucune parcelle n'en échappât à la chymification. Or, les excréments terreux qui furent rendus ayant été soumis à l'action de l'eau chauffée à une haute température, dans une marmite de Papin, le liquide ne fournit aucun indice de gélatine : preuve évidente que la partie organique des os avait disparu en totalité.

Il nous reste maintenant à examiner la portion des excréments qui provient de l'organisme, c'est-à-dire des matières sécrétées par le tube intestinal lui-même, ou par les organes éliminateurs qui y déversent leur produit.

Et d'abord, il est de toute évidence que les matières fécales renferment toujours du *mucus*. Quelquefois même ce principe s'y rencontre en si forte proportion que les fèces paraissent en être uniquement formées : c'est ce qui a lieu, par exemple, dans la plupart des diarrhées. Au surplus, la preuve que le mucus intestinal contribue pour une part plus ou moins grande à la formation des excréments c'est que, d'après la remarque du professeur Lallemand, chez les sujets affectés d'anus contre nature, lorsque aucun résidu d'aliment n'arrive dans la portion inférieure de l'intestin, les malades n'en rendent pas moins, de temps à autre, par l'anus naturel, une sorte de tampon plus ou moins dur, uniquement formé par des mucosités épaissies.

On trouve aussi dans les matières fécales les différents éléments de la *bile*. Nous n'avons rien à dire sur son eau, ni sur son mucus, qui se confondent naturellement avec l'eau et le mucus des autres principes muqueux. Sa matière colorante y est facile à constater ; c'est elle qui donne, du moins en partie, aux excréments leur teinte particulière : aussi, lorsque, dans l'ictère, la bile cesse d'arriver dans l'intestin, ces derniers offrent-ils une décoloration caractéristique. Quant à la matière résinoïde de la bile, elle a été retrouvée dans les excréments de tous les animaux, soit herbivores, soit carnivores, par tous les chimistes qui ont entrepris l'analyse de ce produit. On peut consulter sur ce point les tableaux ci-dessus ; au surplus, pour isoler ce principe, il suffit de traiter des excréments quelconques par de l'eau légèrement alcaline, de filtrer, d'évaporer jusqu'à consistance d'extrait, et de traiter le résidu par l'alcool concentré, qui dissout la matière résineuse combinée à un peu de matière colorante.

Les excréments, surtout ceux des animaux carnassiers, renferment presque toujours un *principe odorant*, plus ou moins fétide, et offrant un caractère particulier selon les espèces. Ce paraît être une huile volatile, sécrétée par quelques-uns des cryptes dont le gros intestin est parsemé, particulièrement vers l'anus. Quoi qu'il en soit, il s'évapore peu à peu à la température ordinaire, et c'est pour cette raison que les excréments ne tardent pas à perdre leur odeur, quand ils restent quelque temps exposés à l'air libre. Si l'on vient à chauffer au bain-marie, les excréments de l'homme, l'odeur qui s'exhale est extrêmement fétide, tandis que la matière

fécale ne conserve plus qu'une odeur fade, que M. Berzélius compare à celle des excréments de cochon.

Enfin, selon moi, l'on doit ranger parmi les matières
excrémentitielles provenant de l'organisme les différents
gaz que l'on rencontre quelquefois dans le tube gastro-
intestinal. On a beaucoup discuté sur l'origine de ces
gaz. Quelques auteurs les font provenir des aliments,
par suite de la transformation normale que, suivant eux,
les aliments ont à subir pour se convertir en chyle; les
autres pensent qu'ils résultent d'une altération accidentelle, ou, autrement dit, d'une véritable fermentation
putride, éprouvée par les aliments, dans certains cas
pathologiques; d'autres enfin admettent qu'ils sont exha-
lés par les parois du tube intestinal lui-même. De ces
trois suppositions, les deux premières ne sauraient soutenir un examen sérieux, puisque, d'une part, nous
avons démontré qu'aucune décomposition n'a lieu dans
le travail digestif, et que, de l'autre, on ne peut supposer
que, dans l'état pathologique, la putréfaction des substances alimentaires atteigne jamais le degré nécessaire
pour que des matières gazeuses commencent à s'en ex-
haler. La troisième supposition réunit au contraire en
sa faveur toutes les probabilités. D'abord elle explique
comment, tout à coup, sous l'influence des impressions
morales, il arrive souvent à certaines personnes de rendre une grande quantité de vents, dont la formation in-
stantanée ne peut être attribuée raisonnablement qu'à
une exhalation organique; elle s'accorde ensuite avec ce
fait incontestable, que des matières gazeuses sont fort
souvent rendues par la bouche, alors que l'estomac se

trouve complétement vide ; c'est enfin la seule manière de voir qui soit en rapport avec les différentes expériences par lesquelles nous avons démontré que toute bonne digestion s'effectue sans dégagement gazeux. On objectera peut-être qu'on a rencontré des gaz chez des animaux tués très-peu de temps après leur repas, dans l'état de santé le plus parfait; ce qu'on a également observé chez les suppliciés, mis à mort dans les mêmes conditions. A quoi il est facile de répondre que l'appréhension du supplice, et les douleurs inséparables d'une mort violente sont plus que suffisantes pour bouleverser l'économie, et amener, par suite, l'exhalation dont il s'agit. Certes, on aurait des vapeurs à moins.

Plusieurs auteurs ont analysé les gaz renfermés tant dans l'estomac que dans l'intestin : tels sont notamment MM. Chevillot, Chevreul, Lassaigne, etc. : or, tous ont trouvé que ces gaz sont principalement constitués par un mélange d'azote et d'acide carbonique, auxquels se joint quelquefois une faible proportion d'hydrogène pur ou carboné : ce qui vient encore à l'appui de notre opinion relativement à leur origine, puisque l'azote, qui en forme la majeure partie, ne se rencontre jamais à l'état de liberté dans le produit des décompositions putrides.

En résumé, il résulte des faits divers que nous avons produits, et des considérations dont nous les avons accompagnés que les excréments se composent, comme nous l'avons dit d'abord, de deux ordres de matériaux, savoir : des parties des substances alimentaires qui résistent aux efforts des organes digestifs pour les dissoudre ou les diviser, et des produits en quelque sorte usés, que

l'organisme rejette après leur avoir fait subir différentes
métamorphoses ; de sorte qu'en définitive ces dernières
se retrouvent dans ce même canal où elles ont été puisées plus ou moins longtemps auparavant, et qu'après
avoir contribué à l'entretien de la vie, elles sont expulsées du corps conjointement avec les substances impropres à l'alimentation.

RÉSUMÉ SYNTHÉTIQUE

Après avoir analysé le phénomène complexe de la digestion, et étudié séparément chacun des actes principaux
qui y contribuent , sans avoir égard à l'ordre naturel
suivant lequel ils se succèdent, il nous reste à remettre
en place chacune des pièces de ce mécanisme compliqué,
à voir leurs rapports mutuels et la manière dont elles
s'engrènent les unes avec les autres; puis , jetant un
coup d'œil général sur l'ensemble, à apprécier le résultat final des différentes opérations auxquelles la matière
alimentaire est soumise depuis son entrée dans les voies
digestives jusqu'à son incorporation dans l'organisme.

Lorsque l'économie réclame de nouvelles substances
pour réparer ses pertes ou pour subvenir à son accroissement, chaque animal en est averti par une sensation
particulière, instinctive, indéfinissable, qui a son siége
dans l'estomac, quand il s'agit d'aliments solides, et dans
toutes les parties qui constituent l'arrière-bouche, quand
il s'agit de boissons. Ces sensations, bien distinctes l'une
de l'autre, sont la faim et la soif.

La faim se manifeste à différents degrés , depuis la
simple appétence par laquelle la nature nous sollicite
doucement à prévenir l'affaiblissement de nos forces,
jusqu'à ces besoins impérieux qui commandent une
obéissance immédiate.

La cause éloignée de la faim est la perte, ou, en quelque sorte, l'usure d'une portion plus ou moins considérable de la substance solide qui constitue la machine animale ; c'est pourquoi, plus le jeu de cette dernière est actif, plus aussi elle s'use, et partant, plus elle exige pour son entretien journalier ; de là l'augmentation de la faim par l'exercice, et la différence quelquefois énorme qui existe entre la quantité d'aliments nécessaire aux hommes et aux animaux qui dépensent beaucoup de force, comparativement à ceux qui languissent dans l'oisiveté.

Quoi qu'il en soit, l'estomac, en fidèle interprète, traduit au cerveau les besoins de l'organisme entier, et parle d'autant plus haut que ces besoins sont plus pressants. Est-il fait droit à ses demandes ; il cesse peu à peu de réclamer, et se tait, chose remarquable, bien longtemps avant que les matériaux introduits dans sa cavité soient en état de pénétrer dans l'organisme pour en réparer les pertes. Une fois ses exigences satisfaites, il semble dire : C'est assez ; et le sentiment de la faim est remplacé par le dégoût, l'anorexie, sensation non moins impérieuse que la précédente.

L'estomac n'est pas seulement chargé d'avertir quand il faut prendre des aliments, et de déterminer la quantité qu'il faut en prendre ; presque toujours aussi il indique d'une manière plus ou moins précise les qualités générales de ceux qu'il faut prendre. Le fait est incontestable pour les animaux inférieurs, que leur instinct dirige seul vers tel ou tel genre d'alimentation. Chez l'homme, ce sentiment instinctif est, il est vrai, beaucoup moins explicite ; toutefois encore, soit dans l'état de santé, soit dans l'état de maladie, il est assez ordinaire que la nature nous indique, jusqu'à un certain point, le régime alimentaire qui convient à la situation où notre économie se trouve. Dans tous les cas, le sentiment instinctif de notre estomac se manifeste de la manière la plus évidente, lorsque des substances délétères, de quelque nature elles soient, viennent à être ingérées dans sa cavité ; car alors, dès que, par un contact immédiat, il a pu en faire l'appréciation, il se révolte, pour ainsi dire, et les expulse par le vomissement ou par les déjections alvines.

Tous ces faits ne sauraient trouver d'explication plausible qu'en attribuant à l'estomac un véritable instinct, semblable à celui des animaux dépourvus d'un centre encéphalique. C'est donc bien à tort que la plupart des physiologistes ont cherché ailleurs la cause prochaine de la faim, l'attribuant, les uns aux frottements éprouvés par les parois du viscère, les autres à l'accumulation du suc gastrique, soit dans l'estomac, soit dans ses vaisseaux excréteurs, ou bien encore aux tiraillements exercés par le foie sur le diaphragme, etc., futiles hypothèses, qui ne méritent plus aujourd'hui une sérieuse réfutation.

Ce que nous venons de dire de la faim peut s'appliquer à la soif, avec cette différence que ce sont les pertes en liquides qui règlent l'intensité de cette dernière ; c'est ainsi que les sueurs abondantes, les grandes pertes de sang, de sérosité, d'urine, etc., ont pour effet constant de provoquer une soif plus ou moins vive. Quant à la cause prochaine de la soif, c'est, comme pour la faim, un sentiment instinctif qui échappe à toute explication.

La faim et la soif n'ont rapport à la digestion qu'autant qu'elles en déterminent l'opportunité pour l'économie, en même temps qu'elles font connaître que les organes digestifs sont en état de l'accomplir.

La digestion proprement dite ne commence qu'au moment où les aliments sont introduits dans la bouche. Cette fonction peut être définie : l'ensemble des opérations physiques et chimiques que les aliments subissent dans le tube gastro-intestinal, opérations qui ont pour effet de dissoudre ou de diviser leurs principes nutritifs, de manière à permettre à ces derniers de pénétrer intégralement dans l'organisme par la voie de l'absorption. Il est évident d'après cela que les substances solides sont seules aptes à être digérées, les boissons n'ayant besoin d'aucune modification préalable à leur introduction dans les canaux de transport.

Les aliments solides arrivent d'abord dans la bouche, où ils sont divisés, déchirés, broyés par l'action des dents. Cette opération préliminaire ne paraît être que d'une médiocre importance chez les animaux carnassiers, pour qui les dents ne sont guère que des armes pour l'attaque et la défense : chez eux, la mastication proprement dite ne s'exerce que sur les parties très-dures, telles que les os, par exemple. Chez les herbivores au contraire, la mastication est une opération tellement majeure que tout ce qui lui échappe traverse le reste du tube digestif sans subir d'altération, et par conséquent sans rien fournir aux vaisseaux absorbants. La raison en est que toutes les matières végétales sont recouvertes d'une enveloppe ligneuse, réfractaire au fluide sécrété par l'esto-

mac, en même temps qu'elle s'oppose à la sortie des
sucs qui constituent la partie essentiellement nutritive de
la plupart des plantes. Aussi la nature a-t-elle muni la
bouche des animaux qui se nourrissent de matières végétales d'un appareil masticateur en quelque sorte plus
parfait que celui des carnassiers. C'est surtout pour cette
raison que jamais ces derniers ne sauraient devenir exclusivement herbivores, tandis qu'il est possible d'amener les herbivores à devenir exclusivement carnassiers.

En même temps que les matières alimentaires sont
triturées par la mastication, elles s'imprègnent de salive. La salive est un simple fluide muqueux, qui doit à
un peu de sous phosphate de potasse, de soude et d'ammoniaque la faible réaction alcaline qu'il manifeste,
ainsi que tous les fluides du même genre. Rien dans sa
composition ne justifie les suppositions gratuites des auteurs qui attribuent à ce fluide une action chimique de
quelque importance sur les aliments; il n'a d'autre effet
que de dissoudre quelques-uns de leurs éléments, de faciliter leur mastication en les ramollissant comme ferait
de l'eau simple, d'en expulser l'air en s'insinuant dans
leurs pores, et enfin de faciliter leur déglutition en les
invisquant au moyen de son principe muqueux. À ces
usages purement mécaniques, nous pouvons ajouter
qu'en vertu de sa propriété alcaline, il les rend peut-
être plus propres à exciter la sécrétion du suc gastrique,
dès qu'ils seront admis dans l'estomac.

Indépendamment du rôle fort secondaire que nous
leur attribuons, les opérations préliminaires de la mastication, de l'insalivation, et même de la gustation ont

encore pour résultat probable de disposer sympathiquement l'estomac à déverser avec plus d'abondance son
suc dissolvant.

Chez la plupart des animaux, la mastication et l'insalivation s'effectuent tout d'abord ; mais, chez quelques-
uns, ces opérations n'ont lieu que plus ou moins longtemps après la préhension des aliments ; en sorte qu'on
peut y distinguer deux temps plus ou moins distincts ;
c'est ce qui se voit particulièrement chez les oiseaux
granivores et chez les ruminants. Chez ces animaux,
l'œsophage offre, dans un point quelconque de sa longueur,
des dilatations variables pour le nombre et les dimensions relatives, dans lesquelles les aliments s'accumulent d'abord, pour être livrés ensuite à l'appareil triturateur.

Chez les gallinacés, cette poche, simple et unique,
porte le nom de jabot. C'est là que les aliments s'entassent pour être soumis par petites fractions à l'action triturante du gésier, qui, chez ces animaux, fait l'office
des organes masticateurs. Pendant le séjour qu'ils y
font, ils se ramollissent légèrement par l'effet d'une
simple macération semblable à celle qu'ils subiraient
dans l'eau. Presque toujours aussi ils s'y aigrissent, par
suite de la conversion en acide lactique d'une faible
portion de l'élément sucré qu'ils renferment ; du reste,
cette altération accidentelle n'est d'aucune importance
relativement à la digestion proprement dite.

Chez les ruminants, la poche œsophagienne est divisée
en plusieurs compartiments plus ou moins distincts :
c'est la panse, le bonnet et le feuillet. Cet appareil n'a

pour but ni de faciliter ou de perfectionner la mastication, ni de faire subir aux aliments une altération chimique propre à en faciliter la digestion ; ce sont simplement des organes de dépôt, dans lesquels l'animal emmagasine la nourriture qu'il peut se procurer dans les circonstances favorables, de manière à parer aux éventualités. Du reste, pendant le séjour qu'elles y font, les matières alimentaires subissent les mêmes altérations spontanées qu'elles éprouveraient en vases inertes, sous les mêmes conditions de température et d'humidité ; c'est-à-dire qu'elles éprouvent un commencement de putréfaction, et manifestent une réaction alcaline, qui provient en partie de la salive dont elles sont imprégnées, et en partie aussi de la fermentation putride qui commence à s'y développer. Le contraire n'a lieu que dans les cas exceptionnels où les aliments renferment quelque principe sucré, qui donne lieu à la production d'un peu d'acide lactique. Du reste, ces altérations ne paraissent pas plus propres que dans le cas précédent à exercer aucune influence importante sur les altérations que les matières alimentaires doivent éprouver dans le véritable estomac.

Plus ou moins triturés et insalivés, les aliments arrivent dans l'estomac, où doit se faire leur dissolution ou leur conversion en une matière pulpeuse, qui porte le nom de chyme.

L'estomac est un organe dont les fonctions sont fort complexes ; car, indépendamment du rôle essentiel qu'il remplit dans la digestion, il est un des principaux centres de l'agent inconnu, insaisissable, auquel on est convenu de donner le nom de force vitale, lorsqu'il se manifeste dans les phénomènes intimes de l'organisme, et que nous qualifions d'instinct, quand, à défaut d'intelligence ou concurremment avec elle, il sert à établir les relations de l'individu avec les objets extérieurs. Considéré dans la série zoologique, cet organe n'offre rien de constant ni dans son développement proportionnel, ni dans sa disposition relative; un seul caractère lui est propre, et peut servir à le faire distinguer des autres parties du tube digestif, c'est la sécrétion du fluide sui generis qu'il fournit. Toutefois, dans la majeure partie des animaux, l'estomac n'est point réduit à un rôle aussi simple; il remplit en même temps deux autres fonctions accessoires : la première est de loger les aliments pendant qu'ils subissent le travail chymificateur, et la seconde est d'exercer sur eux une action mécanique qui les broie et les pétrit de manière à en former une sorte de pâte plus ou moins homogène.

Pour satisfaire à ces deux conditions secondaires, l'estomac forme ordinairement un sac muni de deux ouvertures disposées de la manière la plus favorable pour retenir, autant qu'il est nécessaire, les substances introduites dans sa cavité. D'autre part, les parois du viscère offrent une couche musculaire plus ou moins puissante, dont les contractions péristaltiques achèvent de dissocier les éléments organiques, dont la cohésion a été plus ou moins détruite par l'action du suc gastrique. Ces contractions agissent donc dans le même sens que la mastication, qu'elles remplacent au besoin, ainsi qu'on le voit chez les oiseaux granivores. C'est surtout dans la région pylorique qu'elles ont le plus d'énergie; tandis que la

portion cardiaque est plus propre à se distendre passi-
vement, pour former une capacité où les aliments s'accumulent et se mettent en réserve, lorsque l'organe en
est surchargé; de sorte qu'on retrouve dans les différentes parties de l'estomac simple des animaux carnassiers les trois attributions qui, chez les gallinacés, sont
réparties entre trois ventricules distincts, savoir : le cul-
de-sac cardiaque, qui correspond au jabot et représente
la capacité, le corps même du viscère qui correspond au
ventricule succenturié et constitue l'organe sécréteur,
enfin, la portion pylorique qui correspond au gésier
et représente l'agent dynamique ou de trituration. Une
comparaison semblable peut être établie avec les ruminants et les autres animaux à estomac soi-disant mul-
tiples, à cela près que souvent deux attributions sont
réunies dans un même organe, comme on le voit, par
exemple, chez la plupart des oiseaux carnassiers, dans
lesquels le jabot et le ventricule succenturié s'entremêlent et se confondent.

Quoi qu'il en soit, la sécrétion d'un fluide particulier,
qui jouit de la propriété singulière de ramollir certains
aliments insolubles dans l'eau simple ou dans l'eau acidulée, constitue, avons-nous dit, le caractère essentiel,
fondamental de l'estomac, attendu que ce caractère se
retrouve encore dans ceux de ces organes qui, réduits
à leur état rudimentaire, s'éloignent le plus de la formule générale.

Lorsque l'estomac est en état de vacuité, ses parois
sont resserrées sur elles-mêmes; leur surface est d'un
rose pâle, et la cavité de l'organe ne renferme ordinai-

rement qu'un peu de mucus alcalin. Si, dans cet état, il vient à être stimulé par l'application immédiate d'un agent mécanique ou chimique impropre à l'alimentation, il fournit une certaine quantité de matière muqueuse, mélangée à une faible proportion de suc gastrique, qui lui communique une réaction acide.

Si, au contraire, des substances alimentaires sont ingérées dans la cavité de l'estomac, aussitôt la membrane interne de cet organe rougit, se gonfle, et un fluide clair, limpide, à réaction franchement acide, s'en écoule avec abondance. La quantité de ce fluide qui se sécrète à chaque repas varie, et se trouve généralement en rapport avec celle des matières ingérées, pourvu toutefois que ces dernières ne dépassent pas les besoins de l'organisme ; car, lorsque ces besoins sont satisfaits, ou lorsque l'économie se trouve dans un état pathologique, les aliments eux-mêmes ne peuvent provoquer cette sécrétion, et donnent lieu à des accidents plus ou moins graves.

Cette différence entre l'action qu'exercent sur l'estomac les matières alimentaires et celles qui ne le sont pas, vient à l'appui de ce que nous avons avancé relativement au sentiment instinctif que nous avons attribué à ce viscère. Du reste, dès que l'estomac est passé à l'état turgide sous l'influence des aliments, si l'on vient à le surexciter par des moyens mécaniques ou chimiques, la sécrétion du suc gastrique est singulièrement activée; ce qui explique la manière dont les différentes espèces d'épices interviennent pour faciliter la digestion. Une chose remarquable, c'est que les alcalis paraissent particuliè-

rement aptes à déterminer cet afflux, tandis que les acides produisent l'effet opposé, ce qui s'accorde parfaitement avec les résultats fournis par la pratique.

Lors donc que les aliments arrivent dans l'estomac, ils
provoquent la sécrétion du suc gastrique. C'est un fluide
clair et limpide, assez semblable, au premier aspect, à
de l'urine ; il a une légère odeur, sui generis ; sa saveur
est faiblement salée et aigrelette ; il rougit constamment
les couleurs bleues végétales. Soumis à l'analyse, il
fournit du biphosphate de chaux, qui lui communique
sa réaction acide, conjointement avec un peu de biphosphate d'ammoniaque, du chlorure de sodium, du mucus,
et enfin un principe organique particulier, très-altéra-
ble, qu'il n'a pas été possible jusqu'ici d'obtenir à l'état
d'isolement, et qui paraît être une sorte de matière muqueuse, dans un certain état de modification que nous
ne saurions comprendre, et encore moins reproduire artificiellement. Quoi qu'il en soit, cette matière fonc-
tionne à la manière des ferments, sous l'influence d'une
température convenable, qui paraît limitée entre 10 et
40 degrés centigrades ; car, au-dessus de ce terme, elle
perd complètement et irrévocablement sa vertu. Du
reste, pour qu'elle mette en jeu son action spécifique, il
lui faut absolument le concours d'un acide faible, quel
qu'il soit. Quant aux autres éléments du suc gastrique,
aucun, à l'exception de l'eau, ne paraît intervenir dans
cette action, dont la cause doit être attribuée, selon
toute apparence, à l'une de ces influences de contact
qu'on désigne sous l'expression générique de force catalytique.

Tous les principes immédiats sur lesquels le suc gastrique déploie sa vertu spéciale sont azotés et isomères, de sorte qu'ils paraissent appartenir à une même famille de produits : telles sont la fibrine, l'albumine concrète, le gluten durci par la chaleur, et les différentes matières susceptibles de fournir de la gélatine. Ces principes ou leurs composés sont les seules substances alimentaires qui exigent de toute nécessité l'intervention du suc gastrique pour être digérées. Or, le résultat de cette intervention est qu'elles perdent, en quelques heures, une partie de leur cohésion, de manière à pouvoir être réduites en une pâte molle et homogène, dans laquelle le microscope fait voir une multitude de molécules concrètes et irrégulières ; en même temps, et par le fait simultané de cette même action, l'affinité de composition paraît y acquérir un surcroît d'énergie, qui les soustrait, pendant un temps plus ou moins long, à la fermentation putride.

La matière calcaire des os est la seule substance inorganique qui soit sensible à l'action catalytique exercée par le suc gastrique ; sous son influence incompréhensible, cette matière se délite et se réduit en poudre, sans se dissoudre ou se décomposer aucunement.

Les substances alimentaires simples ou composées qui se dissolvent dans l'eau ordinaire ou dans l'eau légèrement acidulée ne font également que se dissoudre dans le suc gastrique, telles sont le sucre, la gomme, la pectine, etc. Aucune de ces substances n'éprouve d'altération dans l'estomac, et le sucre lui-même, qui manifeste une si grande tendance à se métamorphoser, y conserve toute son intégrité de composition.

Il est aussi des substances qui, à peu près insolubles dans l'eau, et complétement réfractaires à l'action spécifique déployée par le suc gastrique, ne se convertissent pas moins dans l'estomac en une sorte de pulpe, par l'action combinée de l'eau acidulée, de la chaleur, et de l'action comminutive mise en jeu par les mouvements péristaltiques du viscère : tel paraît être notamment le cas des végétaux parenchymateux.

Enfin, toutes les substances absolument impropres à être attaquées par le suc gastrique, telles que celles dont le ligneux où le mucus forme la base, ne subissent aucune altération dans l'estomac.

On donne le nom de chyme au mélange hétérogène de toutes les substances que nous venons de mentionner ; ce n'est point, comme on l'admet généralement, un produit à part, ayant des caractères propres et toujours identiques ; c'est la matière alimentaire à l'état de division, mais conservant du reste toutes ses propriétés physiques et chimiques.

Ce n'est pas seulement à l'aide du menstrue chimique qu'il secréte que l'estomac accomplit la dissolution ou la division de la masse alimentaire ; l'action mécanique exercée par ses parois y coopére aussi pour une part plus ou moins grande.

Lorsque l'estomac est en état de vacuité, il garde un repos absolu, ou du moins il n'est agité que par les mouvements généraux que lui communiquent la respiration et les battements artériels ; mais aussitôt que les aliments y arrivent, ses parois commencent à se mouvoir de ce mouvement lent et ondulatoire qui constitue le mouvement péristaltique.

Dans le principe, ce mouvement est à peine sensible, et paraît s'exercer également sur tous les points du viscère ; mais peu à peu il acquiert plus d'énergie vers la région pylorique ; tandis qu'il semble se ralentir dans le grand cul-de-sac. Quelquefois aussi, l'estomac semble se partager en deux portions par un rétrécissement médian ; l'une de ces portions, celle qui communique avec l'œsophage, reste alors à peu près immobile, tandis que celle qui communique avec le duodenum redouble au contraire l'énergie de ses contractions.

Le but des mouvements péristaltiques de l'estomac est d'abord de mélanger le suc gastrique avec les aliments, peut-être aussi de favoriser l'espèce toute particulière de fermentation que ce fluide fait subir à quelques-uns des principes qui constituent ces derniers ; mais c'est surtout de dissocier les éléments nutritifs dont la cohésion a été plus ou moins affaiblie par l'action préalable du suc gastrique.

C'est principalement dans la région pylorique que s'exerce la trituration dont il s'agit ; de sorte que cette partie du viscère se transforme, pendant le travail digestif, en une espèce de gésier dont l'action dynamique, bien que généralement assez faible, se trouve cependant en rapport avec le peu de résistance que lui opposent les aliments déjà réduits en pulpe grossière par l'appareil masticateur ; aussi cette action devient-elle très-énergique chez les espèces zoologiques, telles que les oiseaux granivores, qui avalent des matières dures et encore entières ; car alors le gésier, qui représente la région pylorique chez les autres animaux, supplée par son incroyable énergie au défaut de mastication.

Plusieurs auteurs ont essayé de déterminer les différentes directions suivant lesquelles l'estomac exécute ses mouvements péristaltiques ; mais ces tentatives n'ont abouti à aucun résultat satisfaisant ; ce qu'il est facile de concevoir, attendu que ce viscère modifie les contractions de ses parois selon l'effet qu'il veut produire. Or, il arrive que tantôt il tend simplement à mélanger les matières qu'il renferme avec le suc qui doit les dissoudre ou les ramollir ; que tantôt, il tend à pénétrer et à broyer ces matières déjà ramollies ; que, d'autres fois, il s'agit pour lui de les expulser ; d'autres fois, de les garder, ou même de les mettre en réserve, soit en totalité, soit en partie, en les confinant en quelque sorte dans la région cardiaque, qui remplit alors le même office que le jabot chez les gallinacés, ou que la panse chez les ruminants. On conçoit, d'après cela, combien les mouvements péristaltiques de l'estomac doivent offrir de variété dans leur caractère et dans leur direction, selon une foule de circonstances qu'il est impossible d'apprécier.

Enfin, les mouvements propres de l'estomac ont encore pour effet de déterminer la sortie des matières renfermées dans cet organe, après qu'elles ont subi une élaboration convenable, ou même, dans quelques cas pathologiques, avant qu'elles aient subi aucune altération ; ce qui a lieu, lorsque le ventricule veut se débarrasser des substances inutiles ou nuisibles. A part ces cas exceptionnels, les aliments n'abandonnent l'estomac qu'à mesure qu'ils sont complétement élaborés, c'est-à-dire convertis en une sorte de bouillie claire, essentiellement composée de molécules concrètes tenues en suspension dans un liquide plus ou moins abondant.

La durée du séjour que les aliments font dans le ventricule ne saurait être déterminée, même d'une manière approximative, à raison des circonstances nombreuses qui viennent y apporter des modifications. Toutefois, on peut dire que généralement, dans l'état normal, la digestion d'un repas proportionné aux besoins de l'économie dure environ trois heures.

C'est en raison du sentiment instinctif dont il est doué, que l'estomac, et particulièrement la région pylorique de ce viscère, apprécie le degré d'élaboration que les aliments doivent avoir éprouvé avant de passer dans les intestins, ce qui justifie la dénomination de portier (πυλωρός), qui lui a été imposée.

En partie dissoutes, en partie ramollies, divisées et réduites en une sorte de bouillie claire, les matières alimentaires pénètrent peu à peu dans l'intestin; et là, en raison de l'acidité qu'elles ont acquise, elles ne tardent pas à provoquer la sécrétion de la bile et du suc pancréatique.

La bile est un fluide dont les propriétés physiques sont trop connues pour qu'il soit nécessaire de les rappeler ici. Il est loin d'en être de même relativement à sa composition chimique, et l'on s'entend d'autant moins sur ce point que chaque auteur a suivi dans ses investigations une méthode différente et plus ou moins compliquée.

Soumise à l'analyse, au moyen de procédés très-simples, la bile nous a paru constituée par les éléments de tous les autres fluides muqueux, plus un principe colorant, et une matière sui generis, à laquelle elle est redevable de sa grande amertume. Cette matière forme la partie essentielle et caractéristique de la bile. Nous lui avons donné le nom de résinoïde biliaire, parce qu'elle se rapproche beaucoup des résines sous plusieurs rapports, tandis qu'elle s'en éloigne sous certains autres, notamment par sa grande solubilité dans l'eau pure. Un de ses caractères les plus remarquables est que la plupart des acides la précipitent de sa dissolution aqueuse.

Dans tous les temps, le fluide pancréatique a beaucoup exercé l'imagination des physiologistes. Pour nous, nous n'avons pu y voir qu'un simple fluide muqueux, destiné à étendre la bile et à atténuer l'âcreté qu'elle présente avant que la matière résinoïde n'en ait été précipitée par l'acide qui prédomine dans la pâte chymeuse.

Cette précipitation du principe caractéristique de la bile, aussitôt après son mélange avec les matières qui arrivent de l'estomac, semble déjà prouver que ce fluide n'exerce aucune action chimique sur les matières alimentaires, puisque, privée de son élément résinoïde, la bile se réduit à un simple fluide muqueux, aussi inerte que les autres fluides du même genre.

Cette manière de voir, à laquelle nous avons été conduit d'abord par voie d'induction, se trouve pleinement justifiée par l'expérience directe, qui prouve que la bile peut cesser d'arriver dans l'intestin, par suite de l'occlusion du canal cholédoque dans certains cas pathologiques, ou par la ligature immédiate de ce conduit, sans que, pour cela, le chyle cesse de se produire, et la nutrition de s'effectuer.

La bile et le suc pancréatique ne sont donc que des

produits excrémentitiels, dont l'économie se débarrasse en profitant, en quelque sorte, du passage, dans le canal intestinal, des autres éléments qui vont constituer les fèces.

Comme la bile et le mucus pancréatique renferment quelques sous-phosphates alcalins, le mélange de ces fluides avec le chyme fait déjà perdre à ce dernier une partie de son acidité, sans que, pourtant, il se dégage aucun produit gazeux. Ce n'est qu'en parcourant les nombreuses circonvolutions du canal intestinal que la bouillie alimentaire achève de se neutraliser, et finit même souvent par offrir une légère réaction alcaline, par suite de son mélange avec les autres sucs muqueux, que les parois de l'organe y déversent plus ou moins abondamment.

Toutes ces matières traversent lentement le tube digestif, par l'effet des contractions péristaltiques de cet organe, qui les agitent d'une sorte de mouvement ondulatoire fort irrégulier. Pendant ce trajet, elles sont peu à peu dépouillées de leurs éléments nutritifs, absorbés, savoir, les éléments solubles, par les veines, qui les transportent au foie, où ils ont à subir quelque métarmorphose encore inconnue; tandis que les éléments ramollis, émulsionnés et divisés, le sont par les orifices béantes des vaisseaux chylifères, sous forme de molécules concrètes, plus ou moins régulières, qui, plus tard, et après quelques modifications, deviendront des globules sanguins.

La matière qui chemine dans le petit intestin, ainsi dépouillée de ses parties nutritives, et de plus en plus

surchargée des sucs muqueux qui ne cessent d'y affluer,
se rapproche de plus en plus de la nature des excréments. Toutefois, ce n'est que dans le gros intestin
qu'elle acquiert complétement le caractère des matières
fécales.

Le gros intestin est séparé du précédent par une espèce de replis valvulaire, dont les fonctions ne sont pas
encore bien déterminées, mais paraissent être fort analogues à celles du pylore. Après avoir franchi cette espèce de barrière, le mélange excrémentitiel, qui alors ne
renferme plus ordinairement qu'une faible proportion de
matière absorbable, s'entasse dans le gros intestin, et
particulièrement dans le renflement en cul-de-sac que
l'on désigne sous le nom de cœcum.

Cet intestin offre des parois plus fortes et plus épaisses
que celles de l'intestin médian : aussi exerce-t-il sur son
contenu une pression beaucoup plus énergique, par
suite de laquelle ce qui peut encore rester de matière
liquide ou ramollie dans la masse excrémentitielle est peu
à peu amené à la périphérie, où il est immédiatement
absorbé par les vaisseaux veineux et chylifères.

Ainsi épuisée, et réduite à une consistance plus ferme,
la matière fécale s'imprègne peu à peu d'un principe
volatil particulier, espèce d'huile essentielle, sécrétée ou
exhalée par quelques cryptes folliculaires, qui lui communique une odeur fétide, aussi variable que les espèces
animales.

Durant le séjour qu'elles font dans le gros intestin,
particulièrement dans le cœcum, il n'est pas rare de voir
les matières reprendre un certain degré d'acidité ; cela a

lieu quand elles renferment encore quelques traces de principe sucré, qui se convertit alors en acide lactique : ce qui explique pourquoi il arrive quelquefois au contenu du cœcum d'être acide, lors même que celui de la portion inférieure de l'intestin grêle était neutre ou alcalin.

Ce fait explique aussi les dissidences qui existent entre les auteurs relativement au mode de réaction que les excréments des différents animaux présentent, les uns décrivant comme alcalins ceux que d'autres considèrent comme acides. La vérité est que, chez les mêmes espèces zoologiques, les matières fécales peuvent être tour à tour acides, neutres, ou alcalines, selon la nature de l'alimentation, et selon une foule de circonstances qu'il est facile d'apprécier d'après les données qui précèdent.

En définitive, ces matières ne sont autre chose qu'un mélange, en proportions variables, de la partie des aliments qui a résisté au travail digestif et du produit des sécrétions diverses qui affluent dans les différentes sections du tube gastro-intestinal.

Telle est la digestion. — Considérée relativement à son but, cette opération est destinée à mettre les substances alimentaires dans des conditions physiques qui leur permettent de s'insinuer dans l'intérieur de l'organisme à travers l'enveloppe poreuse qui le revêt, mais non à porter atteinte à la composition chimique de ces substances ; de sorte que celles-ci pénètrent toutes formées, et avec tous leurs éléments constitutifs, dans le nouvel être, à l'individualité duquel elles doivent désormais participer. Etrange migration, qui semble réaliser, dans l'ordre matériel, l'antique système des Pythagoriciens. Ici, ce n'est point seulement d'un individu à un autre individu, d'une espèce ou d'une famille à une autre espèce, à une autre famille que la transmission s'établit; elle a lieu aussi d'un règne à l'autre. En effet, des végétaux où elle s'est constituée, la matière organique passe, sans métamorphose aucune, dans le corps des herbivores, qui, à leur tour, la transmettent aux carnassiers, dans un certain état d'épuration, qui la rend plus propre à l'entretien de la vie.

Relativement à la nature des agents qui concourent à la digestion, nous avons vu que les forces vitales n'y prennent aucune part directe, attendu que les phénomènes digestifs s'accomplissent en dehors de l'organisme, c'est-à-dire hors de la sphère d'activité de toute influence vitale, et, que d'ailleurs, des différents éléments organiques qui se donnent en quelque sorte rendez-vous dans le tube digestif, les uns, venus du dehors, ne vivent point encore, tandis que les autres, matériaux usés dont l'économie se débarrasse, ne vivent réellement plus.

Les forces physiques et chimiques sont donc les seules qui coopèrent à la digestion; et, bien que plusieurs des phénomènes qui la constituent échappent encore aux explications de la science, cette fonction tout entière n'en reste pas moins exclusivement subordonnée aux lois générales qui régissent la matière inerte. Toutefois, si l'on demandait à quelle classe de phénomènes, soit physiques, soit chimiques, on doit spécialement la rapporter, nous répondrions que ce n'est ni une coc-

tion, comme le voulait Hippocrate, ni une fermentation ou une dissolution telle que l'entendent certains
chimistes, ni enfin une trituration mécanique dans le
sens restreint que l'on accorde généralement à cette expression ; mais que c'est un peu de tout cela, et que la
nature fait contribuer alternativement à son œuvre les
forces physiques et chimiques de manière qu'elles se
prêtent une mutuelle assistance.

Au surplus, n'en est-il pas de même pour la plupart
des procédés employés dans les arts ou dans l'industrie,
procédés grossiers en comparaison de ceux que la nature met en usage dans le laboratoire où elle prépare les
matériaux qui doivent s'incorporer dans l'économie animale ? Par exemple, que fait le chimiste dans la simple ex-
traction des sucs que renferment les végétaux herbacés
ou parenchymateux ? Ne commence-t-il pas par faire
agir sur eux les forces mécaniques, en les écrasant dans
un mortier, avant de les soumettre, dans une cornue, à
l'action chimique de quelque menstrue ? Ne les passe-
t-il pas ensuite à travers un filtre ou un tamis ? Enfin, ne
termine-t-il pas son opération en soumettant le résidu à
une pression plus ou moins forte, pour en retirer les
dernières parcelles de matière soluble ? Eh bien, toutes
ces opérations successives, tant mécaniques que chimiques, ont lieu dans le tube digestif, avec un degré de perfection que l'art ne saurait imiter que
de fort loin : ici, en effet, le mortier où les matières
éprouvent d'abord une trituration grossière, ce sont les
dents ; la cornue où s'opèrent les réactions chimiques,
c'est l'estomac ; l'intestin grêle est bien un tamis ou un

long filtre à travers les parois duquel s'échappent les
éléments dissous ou très-divisés; enfin, le gros intestin
représente assez exactement la presse qui exprime des
marcs ce qui peut rester encore de matériaux utiles,
tandis que le résidu, épuisé de ses sucs, est réjeté, de
part et d'autre, à l'état de fèces ou d'excrément.

FIN.

TABLE DES MATIÈRES.

III. PHÉNOMÈNES CHIMIQUES DE LA DIGESTION.

FIN DE LA TABLE.